edition suhrkamp

Redaktion: Günther Busch

Die in diesem Band versammelten Studien sind in zweifacher Weise wichtig und aufschlußreich: sie überprüfen den traditionellen psychoanalytischen Begriff von der weiblichen Sexualität, wie er von Freud geprägt worden ist, und sie begründen, ausgehend von klinischen Daten, ein neues Verständnis der psychosexuellen Entwicklung der Frau, das die gesellschaftlichen Mythen und die überlieferten Rollenbilder in den Beziehungen der Geschlechter zueinander hinter sich läßt. – Der Band enthält Beiträge von J. Chasseguet-Smirgel (über die kontroversen Interpretationen weiblicher Sexualität in der Psychoanalyse und über den »weiblichen Ödipuskomplex«), von Christian David (über die männliche Mythologie der Frau), von Béla Grunberger (über Narzißmus und weibliche Sexualität), von Maria Torok (über das Theorem des »Penisneids«), von Joyce McDougall (über weibliche Homosexualität) und von Catherine Luquet-Parat (über den »Objektwechsel«).

Psychoanalyse der weiblichen Sexualität

Herausgegeben von
Janine Chasseguet-Smirgel

Suhrkamp Verlag

Titel der Originalausgabe: *La sexualité féminine.*
Aus dem Französischen übersetzt von Grete Osterwald.

edition suhrkamp 697
Erste Auflage 1974
 Satz, in Linotype Garamond, Druck und Bindung bei Wagner GmbH, Nördlingen, Gesamtausstattung Willy Fleckhaus.

10 11 12 13 14 – 97 96

Inhalt

Janine Chasseguet-Smirgel, Einleitung

Vorbemerkung

Wenn man die psychoanalytische Literatur im Hinblick auf die weibliche Sexualität untersucht, dann stellt man unweigerlich eine gewisse Diskrepanz zwischen der bedeutenden Stellung, die dieser Gegenstand in der klinischen Arbeit einnimmt – die Hälfte der Analysierten sind weiblichen Geschlechts –, und dem weitaus bescheideneren Platz der theoretischen Studien zu diesem Thema fest. Verläßt man den klinischen Rahmen und bezieht sich auf die anthropologischen Ambitionen der Psychoanalyse, so wird die Diskrepanz noch krasser.

Man könnte behaupten, Freuds Entdeckungen auf diesem Gebiet seien definitiv, und die gesamte Problematik sei erfaßt. Das hieße freilich, daß man Freuds Arbeiten zu diesem Thema höher einschätzt als er selbst. Freud hat das Problem der Weiblichkeit, den »schwarzen Kontinent«, wie er es nannte, stets mit größter Vorsicht formuliert und die Unvollständigkeit der damals vorliegenden Forschungen betont. Obwohl seine Einstellung konstant blieb, ließ er die Frage offen. Am Ende seiner Vorlesung über *Die Weiblichkeit*, einer seiner letzten Arbeiten zu diesem Thema, heißt es: »Wollen Sie mehr über die Weiblichkeit wissen, so befragen Sie Ihre eigenen Lebenserfahrungen, oder Sie wenden sich an die Dichter, oder Sie warten, bis die Wissenschaft Ihnen tiefere und besser zusammenhängende Auskünfte geben kann.«

Tatsächlich wurde das Problem schon seit langer Zeit diskutiert. Die ersten Arbeiten von Freud über die Weiblichkeit hatten heftige Repliken von Analytikern hervorgerufen, die selbst einem rein »orthodoxen« Konzept folgten, die aber trotz der Anwendung der Freudschen Methode zur Erforschung des Unbewußten oft zu anderen Ergebnissen kamen als Freud selbst. Zahlreiche andere Analytiker berichteten über ihre klinischen Erfahrungen, aus denen sie neue theoretische Hypothesen entwickelten; wieder andere übernahmen die Freudsche Konzeption vollständig, versuchten, sie zu bestätigen und durch eigene Beiträge zu bereichern.

Besondere Aufmerksamkeit erregte die Position von Ernest Jones. Jones ist einer der ersten und treuesten Schüler Freuds, sein späterer Biograph, Begründer der englischen Psychoanalyse, und war mehrere Male Präsident der »Internationalen Psychoanalytischen Vereinigung«. Er hielt sich keineswegs an die Freudschen Hypothesen, sondern unterstützte die Ansichten der »Opposition«. In seinen eigenen Ergebnissen bezeugte er Freud seine Anerkennung, brachte aber zugleich tiefe Meinungsverschiedenheiten zum Ausdruck. Die Untersuchung derjenigen psychoanalytischen Texte, die diese Auseinandersetzung widerspiegeln, soll uns eine Reflexionsbasis vermitteln und zugleich Licht auf einen wichtigen Abschnitt in der Geschichte der psychoanalytischen Bewegung werfen. Leider haben die Auseinandersetzungen, so vielfältig und lebhaft sie auch gewesen sind, nie zu einer wirklich fruchtbaren Gegenüberstellung oder gar zu einer Synthese geführt, die die positiven Beiträge aller Parteien berücksichtigt hätte. So endete die Kontroverse schließlich in einer Sackgasse. Von den Analytikern, die sich gegen die Freudschen Ansichten von der weiblichen Sexualität gewandt haben, hat sich nur Karen Horney vom »Freudianismus« gelöst; doch selbst bei ihr ist es schwierig, die Nichtübereinstimmung in ihrer Endposition genau festzumachen. Die Klein-Schüler haben selbstverständlich die Auffassungen Melanie Kleins von der Entwicklung des Mädchens, die fester Bestandteil eines umfassenden theoretischen Systems sind, beibehalten. Unter den »unabhängigen« Analytikern, das heißt der Mehrheit der Praktiker, gab es einige, die sich sowohl in ihrer theoretischen Vorstellung als auch in ihrer Praxis auf die Freudschen Hypothesen bezogen; viele ließen sich jedoch in ihrer klinischen Arbeit von verschiedenen Konzepten beeinflussen, die sie, den Umständen entsprechend, modifizierten, ohne sich zu einer bestimmten Lehre zu bekennen.

Seit das letzte Echo auf die Diskussionen über die weibliche Sexualität verhallt ist, sind etwa dreißig Jahre vergangen; die Analytiker haben weiterhin Frauen analysiert; das Material, über das die Protagonisten der Auseinandersetzung seinerzeit verfügten, wurde durch reichhaltige klinische Erfahrungen erweitert – dennoch sind die Beiträge zum Problem der weiblichen Sexualität immer seltener, sporadischer, fragmentarischer geworden.

Man kann versuchen, Gründe für diesen relativ starken

Schwund ausfindig zu machen: Die Rigidität der theoretischen Konzepte führt wahrscheinlich zur Herausbildung deutlich subjektiver Positionen. Die Lehranalyse schützt den Analytiker nicht völlig vor Engagement auf einem Gebiet, das insbesondere Angstgefühle und Angstvorstellungen weckt; das gilt sowohl für den Theoretiker, der sein Konzept entwickelt, als auch für den, dem es zugedacht ist. Die Gründe für diese Annahme hoffen wir in diesem Buch darlegen zu können.
Es wäre ziemlich einfach, bestimmte Lehrmeinungen über die Weiblichkeit einmal im Lichte dessen, was wir von den unbewußten Phantasien über die Weiblichkeit selbst wissen, zu überarbeiten. In diesem Fall ist es klar, daß ein Analytiker, der sich in die Diskussion über diese Probleme begibt oder seine eigenen Ansichten ausdrückt, sich direkt in Frage stellt. Er ist gezwungen, bestimmte externe und interne Schwierigkeiten auf sich zu nehmen – ein Risiko, das die Generation der zwanziger und dreißiger Jahre, der Jugendphase der psychoanalytischen Bewegung, ohne Zögern eingegangen ist. Inzwischen befindet sich die psychoanalytische Bewegung in ihrer Reifezeit; die Psychoanalytiker sind keine Pioniere mehr, sie haben das Bürgerrecht erworben. Um dieses Ziel innerhalb einer spontanen und anscheinend notwendigen Bewegung zu erreichen, neigte man dazu, diejenigen theoretischen Meinungsverschiedenheiten, die dem Zusammenhang der jungen Bewegung hätten schaden können, in den Hintergrund zu rücken. Natürlich ist auch die Tatsache, daß die Vorstellungen des Begründers der Psychoanalyse in derlei Auseinandersetzungen notwendigerweise in Frage gestellt werden, nicht schuldlos an dieser Verdunkelung. Die Periode, in der eine solche Einstellung eine Funktion hatte, ist vorbei; sie weiter auszudehnen wäre unsinnig und eher ein Zeichen von Schwäche. Die Kraft einer Lehrmeinung gründet ja vor allem in der Möglichkeit, bestimmte Aspekte noch einmal zu bedenken, ohne daß das gesamte Gebäude ins Wanken gerät.
Die Autoren des vorliegenden Bandes haben den Wunsch gemeinsam, die Untersuchungen über die weibliche Sexualität unter verschiedenen Gesichtspunkten in Anwendung der Freudschen Methode zur Erforschung des Unbewußten wiederaufzunehmen, in ihrem Vorgehen jedoch den direkten Weg zu wählen. Es handelt sich darum, ein Hindernis, das einer der

Autoren des Bandes aufgezeigt hat[1], zu vermeiden, nämlich die Probleme der Weiblichkeit auf dem Umweg über die der Männlichkeit zu bestimmen. Ein solches Verfahren, mit dessen Motivation ich mich in diesem Band beschäftigen werde, unterbände jeden Versuch, das Wesen der Weiblichkeit selbst zu erfassen.

Daraus geht hervor, daß das gemeinsame Vorhaben der Autoren unter anderem darin besteht, ihre theoretischen Ansichten und klinischen Interpretationen so weit wie möglich von den unbewußten Phantasien, die ihre wissenschaftliche Objektivität einschränken könnten, zu befreien. Christian David wird anhand klinischer Beispiele die männlichen Mythen über die Weiblichkeit dechiffrieren. Catherine Luquet-Parat wird sich unter einem besonderen Gesichtspunkt mit dem »Objektwechsel« befassen; in dem Prozeß, in dem das Mädchen vom mütterlichen zum väterlichen Objekt überwechselt, spricht sie dem »weiblichen Masochismus« eine bedeutende Rolle zu. Béla Grunberger wird die Besonderheiten des Narzißmus der Frau näher bestimmen, und Joyce McDougall wird darstellen, daß die weibliche Homosexualität nicht nur eine Perversion, eine Flucht vor dem Mann, eine Rivalität mit ihm, sondern ein regulärer Bestandteil der Entwicklung sein kann, ein Trieb, der integriert werden muß. Die Bedeutung des Männlichkeitskomplexes, des Penisneides, wird von Maria Torok neu eingeschätzt. Ich selbst werde versuchen, die Beziehung des Mädchens zum Vater zu beschreiben und einige Aspekte herauszustellen, die spezifisch weibliche Schuldgefühle hervorrufen.[2]

Die Einheit des Vorgehens impliziert jedoch keine Identität der Vorstellungen; jeder wird zu der gemeinsamen Untersuchung die Ergebnisse seiner eigenen Gedanken und Erfahrungen beisteuern.

Vorweg wollen wir kurz die wichtigsten Arbeiten von Freud und denen, die seine Ansichten teilen, sie erweitern oder aber im Gegensatz zu ihnen stehen, umreißen. Wir beschränken uns dabei auf die signifikantesten theoretischen Positionen, die Gegenstand von Kontroversen geworden sind.

Freuds Ansichten über die weibliche Sexualität

Drei Abhandlungen zur Sexualtheorie (1905; überarbeitet in den folgenden Auflagen: 1910, 1915, 1920, 1922 und 1924)

In den *Drei Abhandlungen zur Sexualtheorie* formuliert Freud die Grundlagen für seine Konzeption von der Weiblichkeit, das heißt, er behauptet die Existenz eines *sexuellen Monismus* bei beiden Geschlechtern bis zur Pubertät. »Die Annahme des nämlichen [männlichen] Genitales bei allen Menschen ist die erste der merkwürdigen und folgenschweren infantilen Sexualtheorien.« Für die Weiblichkeit liegt die Besonderheit des sexuellen Monismus darin, daß das vom Kinde beiderlei Geschlechts anerkannte Sexualorgan das männliche Organ ist: der Penis beim kleinen Knaben, die Klitoris beim kleinen Mädchen. Freud zufolge ist die Klitoris für das Mädchen ein Homolog für Penis. Knaben und Mädchen denken, die Welt sei nach ihrem Bild geschaffen, und wissen nichts von der Existenz der Vagina. »Die Sexualität der kleinen Mädchen hat durchaus männlichen Charakter.« Das (psychische) Fehlen der Vagina ist freilich noch nicht alles; hinzu kommt, daß die Klitoris in diesem Stadium sogar im Vergleich mit den anderen externen Genitalzonen eine exklusive Rolle spielt. Beim kleinen Mädchen wie beim Knaben gibt es drei wichtige Masturbationsphasen: im Säuglingsalter, im Alter von etwa 4 Jahren (diese fällt, wie Freud später sagt, mit dem Ödipuskomplex zusammen) und in der Pubertät. Es kommt jedoch der Augenblick, und anscheinend sieht Freud ihn mit der zweiten Phase der infantilen Masturbation zusammen (das heißt mit dem Alter von etwa 4 Jahren), in dem das männliche Kind bemerkt, daß die Mädchen anders sind als es, daß sie keinen Penis besitzen, während das Mädchen bemerkt, daß ihm etwas *fehlt*. Der Knabe erschrickt, wenn er feststellt, daß es Wesen ohne Penis gibt; er interpretiert diesen Mangel als eine Kastration, fürchtet diese Möglichkeit für sich selbst und entwickelt daraus eine »anhaltende Geringschätzung der Frau«. Das kleine Mädchen glaubt ebenfalls, es sei kastriert worden, und wünscht, ein Knabe zu sein.

In den *Drei Abhandlungen zur Sexualtheorie* unterstellt Freud also die Existenz des *Kastrationskomplexes* bei beiden Geschlechtern, den *Penisneid* indes nur beim Mädchen. Gleichzeitig behauptet er, daß es bis zur Pubertät keinen wirklichen Unterschied zwischen den Geschlechtern gibt, kein »weiblich« und kein »männlich«. In der Pubertät weist »das Vordrängen des erigiert gewordenen Gliedes beim Manne gebieterisch auf das neue Sexualziel [...], auf das Eindringen in eine die Genitalzone erregende Körperhöhle« hin. Zur gleichen Zeit verdrängt das Mädchen seine Klitorissexualität, das heißt das männliche Element seiner Sexualität; beide Geschlechter entdecken die Vagina.

Obwohl Freud den Ödipuskomplex als den »Kern der Neurose« faßt (in seiner *Traumdeutung* hat er davon gesprochen), ist die Beziehung dieses Komplexes zum Kastrationskomplex bei ihm nicht genau erklärt. Er spricht zwar schon von der »Inzestschranke«, aber noch nicht vom Über-Ich (diese psychische Instanz nennt er erst 1914 in seinem Aufsatz *Zur Einführung des Narzißmus*); andererseits weist er bereits auf die mütterliche Objektwahl in der frühen Kindheit und die Verlängerung der kindlichen Bindung bei der Frau hin.

Bestätigung des phallischen sexuellen Monismus für beide Geschlechter: bis zum Kastrationskomplex ist das kleine Mädchen ein kleiner Mann. Von dieser Zeit (etwa im Alter von 4 Jahren) bis zur Pubertät hat es nur einen kastrierten Penis und weiß nichts von der Existenz seiner Vagina.

Die infantile Genitalorganisation (1923)

(Eine Einschaltung in die Sexualtheorie)

In diesem Aufsatz sucht Freud, seine Ansichten über die infantile Sexualität, die er in den *Drei Abhandlungen zur Sexualtheorie* dargestellt hat, zu vervollständigen. Nach jahrelanger psychoanalytischer Erfahrung und Beobachtung ist er zu dem Schluß gekommen, daß zwischen der infantilen und der erwachsenen Sexualorganisation ein relativ geringer Unterschied besteht. Beide implizieren eine Objektwahl und eine auf dieses Objekt zielende Triebrichtung. Der Unterschied ist, daß die Organisation der Erwachsenen *genital* ist, während die infantile Organisation *phallisch* ist.

Ein einziges Genitalorgan ist bekannt: das männliche. Die damit zusammenhängenden Prozesse können nur beim Knaben beschrieben werden, »in die entsprechenden Vorgänge beim kleinen Mädchen fehlt uns die Einsicht«. In der phallischen Phase weiß der Knabe zwar, daß es Männer und Frauen gibt, aber er bringt dieses Wissen nicht mit Unterschieden des Geschlechtsapparates in Verbindung. Er glaubt, jeder habe einen Penis wie er, einen Penis, den er in allen Dingen und Wesen zu entdecken sucht. Eines Tages stellt er dann bei einem Mädchen seiner Umgebung fest, daß es keinen Penis hat, er leugnet diesen Mangel zunächst; später, wenn er sich der Tatsache stellen muß, glaubt er, der Mangel sei das Ergebnis einer Kastration. Er beginnt dann angstvoll, eine solche Möglichkeit für sich selbst zu erwägen. Darin wurzelt der Kastrationskomplex, dessen Bedeutung nur in Verbindung mit der Phase des Phallusprimats richtig eingeschätzt werden kann.
Der kleine Junge nimmt an, daß nicht alle Frauen kastriert sind, sondern nur diejenigen, die sich der gleichen unerlaubten Regungen schuldig gemacht haben wie er selbst. Diese Annahme bleibt noch lange erhalten. Erst wenn er versteht, daß nur Frauen gebären können, läßt er von ihr ab.
Aus dem Glauben des Knaben, die Frau sei penislos, können Mißachtung, »Grauen vor dem Weib«, ja Homosexualität hervorgehen. Erst mit der Pubertät setzt das genitale Stadium ein; bis zu diesem Zeitpunkt bleibt die Vagina unentdeckt. Männlichkeit geht einher mit »Subjekt«, »Aktivität«, »Penis«, Weiblichkeit mit »Objekt« und »Passivität«.
Im Hinblick auf die Objektbeziehung unterscheidet sich die infantile Genitalorganisation nicht von der der Erwachsenen. »Männlich« und »weiblich« bedeuten jedoch bis zur Pubertät »phallisch« und »kastriert«; die Vagina ist unentdeckt.

Der Untergang des Ödipuskomplexes (1924)

Im *Untergang des Ödipuskomplexes* untersucht Freud die Ursachen des Ödipuskomplexes und die Modalitäten für seine Bewältigung bei beiden Geschlechtern. Hier wird die Phase der phallischen Organisation der Libido unter Ausschluß der Vagina in bezug auf beide Geschlechter noch einmal bestätigt. Die

Gleichzeitigkeit mit dem Ödipuskomplex wird hervorgehoben. Die Vorstellung, daß die wirkliche Genitalorganisation bis zur Pubertät noch nicht herausgebildet sei, wird aufrechterhalten. Beim Knaben vollzieht sich der »Untergang des Ödipuskomplexes« unter der Einwirkung des Kastrationskomplexes. Die Ursache für diesen Komplex erblickt Freud in realen Traumata; das männliche Kind wird in der Regel von seiner Mutter mit dem Penisverlust bedroht, wenn es onaniert. Da die sexuelle Erregung, die Antriebskraft der Onanie, eng mit seinen ödipalen Wünschen verknüpft ist, bringt der Knabe die Kastrationsdrohung mit diesen Wünschen in Zusammenhang. Die Drohung hat allerdings keine unmittelbare Wirkung; erst der Anblick der penislosen weiblichen Genitalien verleiht der Kastration eine konkrete Gestalt: die Möglichkeit des Penisverlusts. Diese Möglichkeit ist in seinen Augen um so wahrscheinlicher, als sie mit früheren Erfahrungen korrespondiert: dem endgültigen Entzug der Mutterbrust und der täglich geforderten Abtrennung des Darminhalts (ursprünglich wird die Mutterbrust als Teil des eigenen Körpers erlebt). Das männliche Kind erlebt also einen Konflikt zwischen seinen libidinösen Wünschen, die sich im Falle des positiven Ödipuskomplexes auf die Mutter beziehen, und dem narzißtischen Interesse an seinem Penis; normalerweise siegt *das narzißtische Interesse.*

Beim Mädchen dagegen wird der Kastrationskomplex durch den Anblick des Penis beim Knaben geweckt. Er führt zu Minderwertigkeitsgefühlen und dem Wunsch, den Mangel durch den Penisneid (Männlichkeitskomplex) zu kompensieren. Statt wie der Knabe die ödipalen Wünsche aufzugeben, bewirkt der Kastrationskomplex beim Mädchen die Zuwendung zum Vater. Es will den fehlenden Penis durch ein Kind ersetzen; *der Wunsch, als Substitut für den Penis vom Vater ein Kind zu bekommen, ist die Antriebskraft des weiblichen Ödipuskomplexes.* Man hat den Eindruck, daß das Mädchen sich langsam vom Vater zurückzieht, weil der Wunsch nie erfüllt wird. Da es wegen der schon vollzogenen Kastration die Kastrationsangst nicht kennt, nimmt der Ödipuskomplex bei ihm kein plötzliches Ende. Diese Tatsache ist für die Genese und Stärke des Über-Ich von zentraler Bedeutung. Beim Knaben endet der Kastrationskomplex mit der Introjektion der väterlichen oder elterlichen Autorität in Gestalt des Über-Ich; die Objektbesetzungen werden ersetzt durch eine Identifizierung mit der väterlichen Autorität, die sich besonders auf die Aufrechterhaltung des Inzestverbotes bezieht. Dieser Prozeß hat den Penis gerettet und ihn in seiner Funktion zugleich lahmgelegt. Das Kind kommt nun in die Latenzzeit.

Obwohl Freud die Existenz des Über-Ich auch für das Mädchen anerkennt, vermutet er, daß die Ausbildung des Über-Ich, weil die Kastrationsängste fehlen, erheblich erschwert ist. Externe Faktoren (im Gegensatz zu der Interiorisierung der Verbote, die das Über-Ich beim Knaben ausmacht), wie die Erziehung, die Einschüchterung und die Angst, nicht geliebt zu werden, sind beim Mädchen ausschlaggebend.

Während also der Kastrationskomplex beim Knaben den »Untergang des Ödipuskomplexes« bewirkt, ist er beim Mädchen die Antriebskraft der ödipalen Wünsche. In der ödipalen Situation hegt der Knabe keinen Wunsch, in die Mutter einzudringen, da er von der Existenz der Vagina nichts weiß; die Vagina der Mutter wird vom Knaben nicht sexuell besetzt. (Der Ödipuskomplex verläuft gleichzeitig mit der phallischen Phase.) Das Über-Ich der Frau ist bei weitem nicht so mächtig wie das des Knaben.

Einige psychische Folgen des anatomischen Geschlechtsunterschiedes (1925)

Beim Knaben ist der Ödipuskomplex leicht zu entdecken und zu verstehen; vom Säuglingsalter bis in die folgenden Phasen seiner Entwicklung bleibt immer die Mutter das gewünschte Objekt. Freud verweist auf die Beschreibung, die er vom Untergang des Ödipuskomplexes gegeben hat. Trotzdem ist auch beim Knaben der Ödipuskomplex doppelsinnig angelegt, aktiv und passiv, der bisexuellen Anlage entsprechend; zu einem bestimmten Zeitpunkt in seiner Entwicklung will der Knabe die Mutter durch den Vater ersetzen (feminine Einstellung).

In der Vorgeschichte des Ödipuskomplexes freilich ist noch keineswegs alles klar; anscheinend macht das männliche Kind eine Phase zärtlicher Identifikation mit dem Vater durch, ohne jedoch ein Rivalitätsgefühl gegenüber der Mutter zu entwickeln.

Freud meint, daß die Masturbation des Knaben nicht unbedingt mit seinen ödipalen Wünschen zusammenhängen muß. Er wirft die Frage auf, welche Rolle die Beobachtung des elterlichen Geschlechtsverkehrs und die »Urphantasien« bei beiden Einstellungen des Ödipuskomplexes spielen. Der Ödipuskomplex des Mädchens birgt ein Problem mehr als der des Knaben: Was bringt das Mädchen dazu, seine anfängliche Objektbeziehung zur Mutter aufzugeben und den Vater zum Objekt zu nehmen? Wir wissen zwar schon, daß das Mädchen den Wunsch hat, vom Vater ein Kind zu bekommen, aber diese Phase hat eine lange Vorgeschichte. Freud erörtert, ob die Entdeckung der Genitalzone (Klitoris oder Penis) nicht mit dem Entzug der mütterlichen Brustwarze zusammenhängt, wie wenn eine Quelle der Lust durch eine andere ersetzt wird – spätere Phantasien (Fellatio) mögen darauf hindeuten; aber Freud ist der Meinung, daß die ersten Erregungen der Genitalzone nicht unbedingt mit einem psychischen Inhalt unterlegt sein müssen. Der entscheidende Augenblick in der Entwicklung des kleinen Mädchens ist die Entdeckung eines größeren sexuellen Organs bei einem Bruder oder Gespielen. Wenn der Knabe die Genitalzone des Mädchens zum ersten Mal sieht, reagiert er ziemlich gleichgültig; erst wenn er einen Zusammenhang zwischen den Kastrationsdrohungen, die ihm gelten, und der Wahrnehmung der weiblichen Geschlechtsteile herstellt, wendet er sich mit »Abscheu« oder mit »triumphierender Geringschätzung« ab. Demgegenüber bildet sich das Mädchen sein Urteil im Nu, »sie hat es gesehen, weiß, daß sie es nicht hat, und will es haben«. Dieser Prozeß liegt seinem Kastrations- und Männlichkeitskomplex zugrunde. Mehrere Möglichkeiten stehen ihm offen. Es kann die Hoffnung behalten, eines Tages einen Penis zu bekommen, es kann seine Kastration verleugnen und sich in der Überzeugung versteifen, daß es doch einen Penis besitzt. Es leidet unter einer narzißtischen Wunde und entwickelt Minderwertigkeitsgefühle. Zuerst denkt das Mädchen, es sei bestraft worden, dann stellt es fest, daß alle Frauen in der gleichen Lage sind und will ein Mann werden.

Der Penisneid kann zu einer weiblichen Charaktereigenschaft werden: der Eifersucht. Das kleine Mädchen nimmt seiner Mutter übel, daß es ohne Penis zur Welt gekommen ist. Es beschuldigt seine Mutter, andere Kinder (die einen Penis haben) mehr zu lieben, und nimmt dies zum Anlaß, sich von ihr abzuwenden. Enttäuscht von seiner Klitoris, hört es auf zu masturbieren.

Freud hält die Masturbation im allgemeinen für eine männliche Betätigung. Die Anerkennung des Geschlechtsunterschiedes zwingt das Mädchen, auf die Männlichkeit zu verzichten und Weiblichkeit auszubilden. Vom Ödipuskomplex war bisher nicht die Rede, nun aber gibt das Mädchen den Wunsch nach dem Penis auf, setzt den Wunsch nach einem Kind an seine Stelle (Kind = Penis) und wendet sich *in dieser Absicht* dem Vater zu. Die Mutter wird zur Rivalin, aus dem Mädchen ist ein kleines Weib geworden.

Freud hält den Ödipuskomplex beim Mädchen für eine *sekundäre Bildung.* Er bestätigt noch einmal: »während der Ödipuskomplex des Knaben am Kastrationskomplex zugrunde geht, wird der des Mädchens durch den Kastrationskomplex ermöglicht und eingeleitet«. In beiden Fällen wirkt der Kastrationskomplex »hemmend und einschränkend für die Männlichkeit, befördernd auf die Weiblichkeit«. Die Differenz der Auswirkungen des Kastrationskomplexes bei beiden Geschlechtern ist eine Folge der anatomischen Verschiedenheiten. Beim Mädchen ist die Kastration vollzogen, es hat nichts mehr zu befürchten; für den Knaben stellt sie eine Bedrohung dar. Bei ihm werden die ödipalen Wünsche *nicht einfach* durch den Kastrationskomplex *verdrängt,* sondern der gesamte Komplex *»zerschellt« förmlich;* seine libidinösen Besetzungen werden aufgegeben, desexualisiert, zum Teil sublimiert, seine *Objekte* dem Ich einverleibt, wo sie den Kern des *Über-Ich* bilden: »Im normalen, besser gesagt im idealen Falle *besteht dann auch im Unbewußten kein Ödipuskomplex mehr. Das Über-Ich ist sein Erbe geworden.«* Der gesamte Prozeß wird beim Knaben durch die narzißtische Besetzung des Penis ausgelöst; beim Mädchen entfällt das Motiv für die Zertrümmerung des Ödipuskomplexes, da die Kastration ihre Wirkung schon getan hat. Der Ödipuskomplex kann allmählich oder durch Verdrängung bewältigt werden oder seine Wirkungen tief in die Psyche der Frau verschieben. Das weibliche Über-Ich »ist niemals so unerbittlich, so unpersönlich, so unabhängig von seinen affektiven Ursprüngen, wie wir es vom Manne fordern«. Freud wendet sich gegen die Feministen, die »uns eine völlige Gleichstellung und

Gleichschätzung der Geschlechter aufdrängen wollen«; die Bisexualität des Mannes und der Frau erlaube theoretische Nuancierungen.

Beim Knaben ist der Ödipuskomplex eine primäre Bildung; beim Mädchen ist er eine sekundäre Bildung: das Mädchen wünscht zuerst seine Mutter, dann einen Penis, dann ein Kind vom Vater, wobei der Wunsch nach einem Kind nur ein Substitut des Peniswunsches, die Bindung an den Vater nur eine Folge des Penisneides ist.

Über die weibliche Sexualität (1931)

I. Kapitel

Diese Arbeit handelt im wesentlichen von der Bedeutung der *präödipalen Phase beim Mädchen.* Das vorherrschende ödipale Problem beim Mädchen liegt in der Notwendigkeit eines *Objektwechsels* (wann und warum macht es sich von der Mutterbindung los?) und eines *Organwechsels* (wie tauscht es die Klitoris gegen die Vagina aus?). Der Bindung an den Vater geht eine starke Bindung an die Mutter voraus. In vielen Fällen reicht die Mutterbindung weit über das Alter von 4 oder 5 Jahren hinaus. »Ja, man müßte die Möglichkeit gelten lassen, daß eine Anzahl von weiblichen Wesen in der ursprünglichen Mutterbindung steckenbleibt und es niemals zu einer richtigen Wendung zum Manne bringt.« Die präödipale Phase der Frau ist viel bedeutsamer, als wir angenommen hatten. »Da sie für alle Fixierungen und Verdrängungen Raum hat, auf die wir die Entstehung der Neurosen zurückführen, scheint es erforderlich, die Allgemeinheit des Satzes, der Ödipuskomplex sei der Kern der Neurose, zurückzunehmen.« Während der Mutterbindung (negative Ödipussituation) ist der Vater der Rivale für das Mädchen, obgleich die Feindseligkeit gegen ihn nie die für den Knaben charakteristische Intensität erreicht. Es gibt keinen glatten Parallelismus zwischen der weiblichen und der männlichen Ödipussituation. Die erste Mutterbindung des Mädchens ist analytisch schwer zu fassen, da sie archaisch, schattenhaft, kaum wiederbelebbar, gleichsam einer besonders unerbittlichen Verdrängung erlegen ist. In dieser Phase scheint der Keim für die weibliche Hysterie und Paranoia zu liegen.

II. Kapitel

Die Bisexualität tritt bei der Frau deutlicher hervor als beim Mann. Die Klitoris ist dem männlichen Glied homolog; anscheinend ist die Vagina, die bis zur Pubertät psychisch nicht existiert, zu keiner Regung fähig. Die weibliche Sexualität zerfällt in zwei Phasen: eine männliche und eine weibliche. Eine Komplikation entsteht daraus, daß sich die Funktion der Klitoris auch im weiteren sexuellen Leben der Frau aktiv fortsetzt. Gleichzeitig mit dem Geschlechtswechsel der Frau findet ein Wechsel im Geschlecht des Objekts statt. Freud lehnt es ab, den weiblichen Ödipuskomplex Elektrakomplex zu nennen, da es keine Analogie zwischen der weiblichen und der männlichen Ödipussituation gibt. »Die schicksalshafte Beziehung von gleichzeitiger Liebe zu dem einen und Rivalitätshaß gegen den anderen Elternteil stellt sich nur für das männliche Kind her.« Der Anblick des weiblichen Genitals begründet beim Knaben den Kastrationskomplex, der die Zertrümmerung des Ödipuskomplexes, die Ablösung von der Mutter, die Ausbildung des Über-Ich »und [...] all die Vorgänge einleitet, die auf die Einreihung des Einzelwesens in die Kulturgemeinschaft abzielen«. Eine der Auswirkungen des Kastrationskomplexes beim Mann ist die Geringschätzung der als kastriert wahrgenommenen Frau; das Mädchen dagegen erkennt die Tatsache seiner Kastration und damit auch die Überlegenheit des Mannes, aber es sträubt sich gegen diesen Sachverhalt. Drei Entwicklungsrichtungen leiten sich daraus ab: Abwendung von der Sexualität, Festhalten an der Hoffnung, einen Penis zu bekommen, oder die Weiblichkeit akzeptieren. Die Rolle des Kastrationskomplexes prägt den Charakter der Frau als soziales Wesen.
Aus verschiedenen Gründen wendet das Mädchen sich von der Mutter ab:
– es ist eifersüchtig auf alle, denen die Mutter ihre Liebe schenkt;
– diese Beziehung ist ziellos und kann nicht vollständig befriedigt werden;
– die Mutter verbietet die Masturbation;

– zur Zeit des Kastrationskomplexes entwertet das Mädchen seine kastrierte Mutter und die Weiblichkeit im allgemeinen;
– es wirft ihr Verführung vor und macht sie dafür verantwortlich, daß es keinen Penis hat.

Die Beziehung zwischen dem Mädchen und der Mutter ist notwendigerweise ambivalent, während der Knabe seinen Haß auf den Vater richten kann.

III. Kapitel

Freud stellt die Frage, welches die Sexualziele des Mädchens in der Zeit der ausschließlichen Mutterbindung sind. Entsprechend den Libidophasen sind sie aktiver und passiver Natur. Auf allen Gebieten (auch außerhalb der Sexualität) ruft ein passiver Eindruck aktive Reaktionen hervor. Das Kind versucht selbst zu tun, was vorher mit ihm gemacht wurde. Dies ist ein Versuch, die Außenwelt zu bewältigen, der allerdings auch zur Wiederholung schmerzlicher Erlebnisse führen kann. Auch das Kinderspiel wird in den Dienst dieser Absicht gestellt, ein passives Erlebnis durch eine aktive Handlung zu ergänzen (das Doktorspiel). An dieser Stelle setzt Freud »Aktivität-Passivität« mit »Männlichkeit-Weiblichkeit« gleich; die ersten sexuellen Erlebnisse des Kindes bei der Mutter sind natürlich passiver Natur. Ein Teil der Libido des Kindes versucht jedoch sehr bald die Umwendung zur Aktivität: so wird das »Gesäugtwerden« durch das aktive »Saugen« abgelöst. Das Kind sucht *die Mutter zum Objekt* zu machen, wobei es selbst als tätiges *Subjekt* auftritt. »Das letztere [...] erschien mir lange Zeit hindurch unglaublich, bis die Erfahrung jeden Zweifel daran widerlegte.« Das Kind sagt zur Mutter: Jetzt wollen wir spielen, daß du das Kind bist und ich die Mutter bin. Vor allem beim Puppenspiel können diese aktiven Bestrebungen beobachtet werden. Es ist »die Aktivität der Weiblichkeit, die sich hier äußert«. Beim Puppenspiel spielt nur die Mutterbindung eine Rolle; es ist eine Beziehung zwischen Mutter und Kind, in die der Vater nicht interveniert.

In der Zeit der Mutterbindung entwickelt das kleine Mädchen orale, sadistische und phallische Wünsche gegenüber der Mutter. Freud betont, daß Frauen mit starker Mutterbindung stets berichtet haben, sie hätten auf die Klistierungen, die die Mutter bei ihnen vornahm, mit Wutausbrüchen reagiert. Freud stimmt in diesem Punkt mit Ruth McBrunswick überein, die in diesen Vorgängen ein Äquivalent zum Orgasmus sieht; die Mutter ist die erste Verführerin im Leben des Kindes (Körperpflege). Die aktiven Strebungen in der phallischen Phase sind beim Mädchen und beim Knaben gleich. Die Frustration der aktiven Strebungen verstärkt die passiven Regungen; falls diese ebenfalls stark frustriert sind, werden die Sexualstrebungen des Mädchens mehr oder weniger vollständig blockiert. Bei alledem darf nicht vergessen werden, daß es nur eine einzige Libido gibt, ganz gleich, ob die Ziele aktiv oder passiv sind.

IV. Kapitel

Im letzten Kapitel erörtert Freud die Vorstellungen verschiedener psychoanalytischer Autoren. Mit der Studie von Abraham über die Ausdrucksformen des weiblichen Kastrationskomplexes von 1921 stimmt Freud überein, er bedauert jedoch, daß Abraham die ausschließliche Mutterbindung des Mädchens nicht erörtert hat. Lampl-de Groot (1927) gibt eine genaue Darstellung von der präödipalen Phase des Mädchens, hat jedoch die in dieser Phase hervortretende Feindseligkeit nicht hinreichend bestimmt, anders als Helene Deutsch: sie hat diese Feindseligkeiten zwar voll erfaßt, konnte sich aber nicht von dem Ödipusschema freimachen und hat deshalb die phallische Aktivität des Mädchens als Identifizierung mit dem Vater gedeutet. Freud lehnt die von Melanie Klein (1918) vorgenommene Vorverlegung der Ödipussituation zwar ab, vermutet allerdings, daß es derlei Fälle geben kann. Karen Horney (1926) vertritt die Meinung, der primäre Penisneid werde weit überschätzt, ein *sekundärer* Penisneid wehre die weiblichen Regungen gegenüber dem Vater ab. »Das entspricht nicht meinen Eindrücken.« »Und wenn die Abwehr gegen die Weiblichkeit so energisch ausfällt, woher kann sie sonst ihre Kraft beziehen als aus dem Männlichkeitsstreben, das seinen ersten Ausdruck im Penisneid des Kindes gefunden hat?« Die Vorstellungen von Jones (1927), denen zufolge die phallische Phase beim Mädchen eher eine sekundäre Schutzreaktion sein soll als ein wirkliches Entwicklungsstadium, entsprechen, wie Freud sagt, »weder den dynamischen noch den zeitlichen Verhältnissen«.

Die weibliche Ödipussituation ist nicht gleichzustellen mit der männlichen Ödipussituation. – Die präödipale Mutterbindung spielt eine wesentliche Rolle in der Entwicklung des kleinen Mädchens.

Die Weiblichkeit (1932)

(in: *Neue Folge der Vorlesungen zur Einführung in die Psychoanalyse)*

In diesem Text behandelt Freud das Problem der Bisexualität. Anatomisch ist ein Individuum weder ausschließlich männlich noch ausschließlich weiblich; einzig die Geschlechtsprodukte sind eindeutig: die Spermatozoen und das Ei. Die Psychologie beweist, daß die Verhaltensqualifikationen »männlich« und »weiblich« bloße Gefügigkeiten gegenüber der Anatomie und der Konvention sind; »männlich« wird häufig als Synonym für »aktiv« und »weiblich« für »passiv« gebraucht. Auf diese Weise wird Männlichkeit auf Aggressivität reduziert. Die Verhaltensgewohnheiten mancher Tierklassen stehen dieser Auffassung entgegen. »Selbst auf dem Gebiet des menschlichen Sexuallebens merken Sie bald, wie unzureichend es ist, das männliche Benehmen durch Aktivität, das weibliche durch Passivität zu decken.« So ist zum Beispiel in der Mutter-Kind-Beziehung die Mutter das aktive Element. Es ist also falsch, Weiblichkeit mit Passivität und Männlichkeit mit Aktivität gleichzusetzen. »Man könnte daran denken, die Weiblichkeit psychologisch durch die Bevorzugung massiver Ziele zu charakterisieren. Das ist natürlich nicht dasselbe wie die Passivität; es mag ein großes Stück Aktivität notwendig sein, um ein passives Ziel durchzusetzen.« »Dabei müssen wir aber achthaben, den Einfluß der sozialen Ordnungen nicht zu unterschätzen, die das Weib gleichfalls in passive Situationen drängen. Das ist alles noch sehr ungeklärt.« »Die dem Weib konstitutionell vorgeschriebene und sozial auferlegte Unterdrückung seiner Aggression begünstigt die Ausbildung starker masochistischer Regungen, denen es ja gelingt, die nach innen gerichteten destruktiven Tendenzen erotisch zu binden. Der Masochismus ist also, wie man sagt, echt weiblich.« Freud stellt sich also die Frage, wie sich aus dem bisexuell veranlagten kleinen Mädchen eine Frau entwickelt. Obwohl das Mädchen sich weniger aggressiv und deutlicher abhängig verhält als der Junge, verlaufen die ersten Entwicklungsstadien gleich.

Die Analyse des Kinderspiels zeigt, daß die aggressiven Impulse in der anal-sadistischen Phase beim Mädchen ebenso stark sind wie beim Knaben. Zu Beginn der phallischen Phase gibt es keinerlei Unterschied zwischen dem Knaben und dem Mädchen: »Wir müssen nun anerkennen, das kleine Mädchen sei ein kleiner Mann.« Die Masturbation ist zu dieser Zeit bei beiden Geschlechtern phallisch; die Vagina ist für beide Geschlechter unentdeckt.

Die Wendung zur Weiblichkeit erfordert einen Wechsel der erogenen Zone, einen Übergang von der Klitoris zur Vagina. Er geht einher mit einem Wechsel in der Objektwahl, da das kleine Mädchen seine erste Bindung zur Mutter aufgeben und seinen Vater zum Objekt nehmen muß. *Freud leugnet eine natürliche, gegengeschlechtliche Anziehung:* »Wir wissen kaum, ob wir an jene geheimnisvolle, analytisch nicht weiter zersetzbare Macht [...] im Ernst glauben dürfen.« Er nimmt an, daß der Vater anfänglich ein Rivale für das Mädchen ist und die Mutterbindung über das vierte Lebensjahr hinaus dauern kann. Die präödipale Bindung an die Mutter spielt eine zentrale Rolle in der Entwicklung des kleinen Mädchens. Sie nimmt die Charaktere aller einzelnen Phasen an, die sie durchläuft: orale, anale, phallische, aktive und passive; sie ist durch starke Ambivalenz gekennzeichnet.

Die Sexualwünsche gegenüber der Mutter lassen sich nur schwer definieren. Im phallischen Stadium ist es der Wunsch, der Mutter ein Kind zu machen und eines von ihr zu gebären. Und hier liegt der Keim für eine paranoische Erkrankung des Mädchens. Nach der phallischen Phase entwickelt das Mädchen einen tiefen Haß gegenüber der Mutter, der den Objektwechsel begünstigt. Der spezifisch weibliche und Haupt-Faktor dieses Hasses liegt im *Kastrationskomplex*. Nachdem der Kastrationskomplex durch den Anblick der männlichen Genitalien ausgelöst worden ist, macht das Mädchen die Mutter für seinen Penismangel verantwortlich. So entsteht der Penisneid, der das ganze Leben hindurch anhält. Der Wunsch, einen Penis zu bekommen, ist häufig sogar ein Motiv, in die Analyse zu gehen. Was die Frau von der Analyse erwarten kann, z. B. die Fähigkeit, einen intellektuellen Beruf auszuüben, läßt sich oft als sublimierte Abwandlung dieses verdrängten Wunsches erkennen.

Freud wendet sich gegen die Analytiker, die in dem Penisneid eine *sekundäre Bildung* sehen. *»Die Entdeckung seiner Kastration«* ist eine Wende für das Mädchen, die seine Entwicklung entweder zur Neurose (mit Sexualhemmung), zur Charakterveränderung (Männlichkeitskomplex) oder zur normalen Weiblichkeit prägt. Sie bestimmt auch die Ablösung von der Mutter, denn die Liebe galt einer phallischen, nicht einer kastrierten Mutter. »Das heißt also, daß durch die Entdeckung der Penislosigkeit das Weib dem Mädchen ebenso entwertet wird wie dem Knaben und später vielleicht dem Manne.«

Die Entdeckung der Kastration veranlaßt das Mädchen, auf die klitoridische Masturbation zu verzichten, also auf seine phallische Aktivität. Nun steht der Weg zur Passivität und zur Vaterbindung offen. Zunächst ist der Wunsch, mit dem das Mädchen sich an den Vater wendet, mit dem Penisneid verknüpft, das heißt mit dem Wunsch, den Penis von dem zu bekommen, der ihn hat; die normale ödipale Situation »ist aber erst hergestellt, wenn sich der Wunsch nach dem Penis durch den nach dem Kind ersetzt, das Kind also [...] an die Stelle des Penis tritt.« Das Spiel mit der Puppe bedeutet anfangs eine aktive Mutteridentifizierung für das Mädchen, später repräsentiert die Puppe das Kind des Vaters, noch später kann der Penisneid durch das wirkliche Gebären eines Kindes befriedigt werden, vor allem dann, wenn dieses Kind männlichen Geschlechts ist. Die ödipale Situation wird also durch den Kastrationskomplex eingeleitet und bedeutet für das Mädchen eine »Ruheposition«. »Der Kastrationskomplex bereitet den Ödipuskomplex vor anstatt ihn zu zerstören, durch den Einfluß des Penisneides wird das Mädchen aus der Mutterbindung vertrieben und *läuft in die Ödipussituation wie in einen Hafen ein.«* Freud zufolge kennt das Mädchen, dessen Kastration eine vollzogene Tatsache ist, keine Kastrationsangst, während diese Angst beim Knaben die ausschlaggebende Motivation für den »Untergang des Ödipuskomplexes« ist. Das Mädchen bleibt lange, wenn nicht sogar immer, der ödipalen Situation verhaftet und kann deshalb kein *starkes* und *unabhängiges* Über-Ich ausbilden.

Aufgrund der weiblichen Bisexualität bleiben manche Frauen an die Mutter fixiert, treffen eine homosexuelle Objektwahl oder zeigen sich abwechselnd männlich und weiblich. Die Libido indessen bleibt stets männlich, da sie stets aktiv ist, auch wenn sie passive Ziele verfolgt. Die weibliche Frigidität scheint damit zusammenzuhängen, daß der Libido der größte Zwang angetan wird, wenn sie in den Dienst der weiblichen Funktionen gepreßt wird.

Nach Freud stehen viele Charaktereigenschaften und Verhaltensweisen der Frau im Zusammenhang mit ihrer »ursprünglichen Minderwertigkeit«, dem »Defekt des Genitals« und dem Bedürfnis, diesen zu überwinden oder zu verbergen. Sie kann erst durch die Geburt eines Sohnes, der sie über den alten Penisneid und die Minderwertigkeitsgefühle hinwegtröstet, vollständig befriedigt werden. Das Eheleben unterliegt den gleichen Imperativen: »Die Ehe ist nicht eher versichert, als bis es der Frau gelungen ist, ihren Mann auch zu ihrem Kind zu machen.« Freud beschließt seinen Aufsatz mit der Feststellung, daß die sich in Analyse befindlichen Frauen eine besondere Starrheit der Libido gezeigt haben. »Ein Mann um die Dreißig erscheint als ein jugendliches, eher unfertiges Individuum, von dem wir erwarten, daß es die Möglichkeiten der Entwicklung [. . .] kräftig ausnützen wird. Eine Frau um die gleiche Lebenszeit aber erschreckt uns häufig durch ihre psychische Starrheit und Unveränderlichkeit. [. . .] Wege zu weiterer Entwicklung ergeben sich nicht; es ist, als wäre der ganze Prozeß bereits abgelaufen, bliebe von nun an unbeeinflußbar, ja als hätte die schwierige Entwicklung zur Weiblichkeit die Möglichkeiten der Person erschöpft.« In seinem letzten Aufsatz über die Weiblichkeit bestätigt Freud also seine früheren Ansichten über die psychosexuelle Entwicklung der Frau und hebt die Rolle des Kastrationskomplexes noch stärker hervor.

Die Freud verwandten psychoanalytischen Ansichten über die weibliche Sexualität

J. Lampl-de Groot
Zur Entwicklungsgeschichte des Ödipuskomplexes der Frau (1927)

Nach J. Lampl-de Groot benimmt sich das Mädchen bis zur phallischen Phase »in körperlicher Hinsicht genauso wie der kleine Knabe«. Sie vermutet, »daß auch im Psychischen die Kinder beiderlei Geschlechts sich bis dahin vollkommen gleich entwickeln«. Mit Eintritt in die Ödipussituation will das Mädchen genau wie der Knabe seine Mutter erobern und den Vater, der als Rivale empfunden wird, beseitigen, um sich des ausschließlichen Besitzes der Mutter zu vergewissern. Zu dieser Zeit ruft der Anblick des Penis Minderwertigkeitsgefühle beim Mädchen hervor. Es glaubt, es habe einmal einen Penis gehabt, dieser sei ihm jedoch zur Strafe für das verbotene Liebesverlangen nach der Mutter genommen worden. In diesem Stadium hat der Kastrationskomplex für das Mädchen die gleichen Auswirkungen wie für den Knaben, denn es empfindet nicht nur eine narzißtische Kränkung aufgrund seiner körperlichen Minderwertigkeit, sondern muß auch auf die Erfüllung seiner Liebessehnsucht gegenüber der Mutter verzichten. In beiden Fällen endet der Kastrationskomplex mit dem »Untergang des Ödipuskomplexes« (dem negativen Ödipuskomplex beim Mädchen). Während allerdings die Kastration für den Knaben nur eine Drohung darstellt, ist sie für das Mädchen ein Faktum.

Die libidinöse Beziehung wird in eine Identifizierung umgewandelt; der Vater, der ehemalige Rivale, wird in der Absicht zum Liebesobjekt gewählt, den verlorengegangenen Penis durch ein Kind von ihm zu ersetzen. Auf diese Weise wird der Narzißmus des Mädchens wiederhergestellt, denn nur die Frau kann ein Kind bekommen, niemals der Mann. Zugleich wird die Masturbation an der Klitoris sowie die aktive, erobernde Tendenz des Liebesstrebens aufgegeben. Der negative Ödipuskomplex beim Mädchen endet jedoch nicht immer mit dem normalen »Untergang«; das Mädchen kann sehr wohl an der Mutterbindung festhalten, die Kastration nicht annehmen und sie verleugnen. Wird die Liebessehnsucht durch den Vater enttäuscht, so versucht das Mädchen oft, zu seiner früheren Einstellung zurückzukehren, die männliche Haltung wieder anzunehmen. In extremen Fällen führt das zur Homosexualität, von welcher Freud in *Über die Psychogenese eines Falles von weiblicher Homosexualität* eine Darstellung gibt.

Noch häufiger kommt es vor, »daß das Mädchen die Kastration nicht vollkommen verleugnet«, seine körperliche Minderwertigkeit jedoch auf nicht-sexuellem Gebiet, z. B. durch eine berufliche Tätigkeit, in der es mit dem Manne konkurriert, zu kompensieren sucht. Eine weitere Möglichkeit ist die, daß das Mädchen sich zwar dem Mann zuwendet, aber frigide bleibt, da sein eigentliches Objekt die Mutter bleibt.

J. Lampl-de Groot stimmt mit Freud darin überein, daß der Kastrationskomplex den Ödipuskomplex beim Mädchen einleitet; sie hält den Kastrationskomplex jedoch für eine sekundäre Bildung, da er einen Vorläufer in der negativen Ödipuseinstellung findet und diese sowohl in bezug auf ihren Ursprung (Reizung der Klitoris) als auch auf ihr Objekt (die Mutter) und ihr Ziel (sexuell aktiv) analog der des Knaben ist.

J. Lampl-de Groot schrieb diesen Aufsatz vier Jahre vor Freuds *Über die weibliche Sexualität.* Ansatzweise lassen sich Freuds Vorstellungen über die präödipale Phase beim Mädchen schon in dieser Arbeit erkennen.

Zu den Problemen der Weiblichkeit (1933)

Der Unterschied zwischen Mann und Frau beruht vorwiegend auf dem Unterschied zwischen Aktivität und Passivität: aktiv nennt man ein Individuum, das sein Sexualobjekt angreift, es erobert, passiv dagegen ist dasjenige, das sich dem Partner hingibt. Nicht nur im Bereich der Sexualität spricht man von Aktivität und Passivität. In *Über die weibliche Sexualität* schreibt Freud, »daß auf jedem Gebiet des seelischen Erlebens, nicht nur auf dem der Sexualität, ein passiv empfangener Eindruck beim Kind die Tendenz zu einer aktiven Reaktion hervorruft.« Auch in der Liebe findet man diesen Gegensatz zwischen

»aktiv« und »passiv« wieder: der Mann liebt, die Frau *läßt sich lieben*.

Der normale Mann überwindet seine narzißtischen Kränkungen und den Kastrationskomplex, so daß er wirkliche Objektbesetzungen zustande bringen kann. Seine Aggressionen werden bei der Liebeswerbung eingesetzt und sublimiert; seine passiven Strebungen werden den aktiven untergeordnet.

Die Sexualität der normalen Frau verlangt Passivität. Ihr Aggressionstrieb wendet sich in Form des Masochismus nach innen; wichtige Ereignisse im Leben der Frau wie Defloration und Geburt gehen in aller Regel mit Schmerzlust einher (Helene Deutsch): »Die passive, ›weibliche‹ Form zeigt auch auf anderen Lebensgebieten kaum nach außen gewendete Aggressionstendenzen.«

Die Autorin macht noch einmal darauf aufmerksam, daß es beim Mann und bei der Frau nur eine einzige Libido gibt. Warum ist aber das Verhalten der Frau passiv und das des Mannes aktiv? In den ersten Lebensjahren ist das Mädchen aktiv wie der Knabe; die Mutter ist das Objekt, und das Mädchen tritt mit der gleichen aktiv gerichteten Liebe an das Objekt heran, wie es der Knabe tut. Wie kommt es dazu, auf diese Aktivität zu verzichten, und was wird aus den aktiven Strebungen? Bis zum Alter von fünf Jahren und noch darüber hinaus ist das Mädchen aktiv und hat eine aktiv gerichtete Liebesbeziehung zur Mutter; dieses Verhalten ändert sich im Alter von etwa sechs Jahren, wenn die ödipale Phase und die Wendung zum Vater einsetzt. »Die Vater-Beziehung war bis dahin keine andere gewesen, als die zu den anderen Hausgenossen oder zu dem Hause nahestehenden Personen, manchmal freundlich, manchmal ablehnend, je nach der Laune der Kleinen.« Was ist der Anlaß für die Wendung von der Mutter- zur Vaterbeziehung? Enttäuschungen und Kränkungen des Narzißmus (Penismangel) bewegen das Kind dazu, seine Libido von dem Mutterobjekt abzuziehen, einen narzißtischen Rückzug zu beginnen, der den Wunsch erzeugt, sich passiv vom Vater lieben zu lassen.

Die (psychische) Differenz zwischen Knaben und Mädchen entsteht in dem Augenblick, in dem sie den Unterschied der Geschlechtsorgane entdecken. Das Mädchen ist enttäuscht, daß es über kein Organ verfügt, um von der Mutter Besitz zu ergreifen; es bleibt ihm keine Libido für seine aktiven Strebungen; die nach außen gerichtete Aggressivität wird stillgelegt und ein Teil des Aggressionstriebes nach innen gewendet (masochistische Phantasien und Verhaltensweisen, untersucht von Helene Deutsch).

– Was kann die psychoanalytische Theorie zur Erklärung der folgenden biologischen Tatsache beitragen: Das männliche Sexualleben wird mit Hilfe von aktiv gerichteten Libidostrebungen, das weibliche mit passiv gerichteten bestritten?

– Wie verhalten sich die aktiv und passiv gerichteten Libidostrebungen zu den gleichen Strebungen in anderen Bereichen? Die Autorin sagt, das aktive und passive Verhalten zur Außenwelt sei ähnlich wie in der Sexualität. Das Individuum läßt die Reize und Eindrücke von außen auf sich einwirken, es verhält sich dann passiv. Wenn es gegenüber der Außenwelt mit einem Bewältigungs- oder Bemächtigungsversuch reagiert, ist es aktiv. Die ersten sexuellen Empfindungen des Kindes sind gewiß passiver Natur. Es reagiert lustvoll auf angenehme Reizungen, trachtet, sie zu wiederholen; das Ich realisiert eine libidinöse Objektbeziehung mit der Mutter. Das passive Erleben enthält also eine aktive Reaktion, das Objekt wird mit Hilfe aggressiver Strebungen libidinös besetzt (per definitionem ein aktiver Vorgang). Das Individuum strebt also aktiv nach einer Objektbeziehung. Weshalb ist in diesem Falle der Mann aktiv und die Frau passiv? Sexualität hängt für den Mann mit der biologischen Notwendigkeit zusammen; er muß die Keimzellen bei der Frau einführen (Aktivität), während die Frau die Zellen empfängt (Passivität).

– »Zuerst halten wir uns noch einmal vor Augen, daß in der rein weiblichen Liebeseinstellung der Frau zum Mann für die Aktivität kein Platz ist.«

– »Die weibliche Liebe ist passiv, ist ein narzißtischer Vorgang.«

– »[. . .] die weibliche Frau liebt nicht, sondern sie läßt sich lieben.«

– »Dort, wo sie eine Objektliebe zustande bringt, sind es ihre aktiv gerichteten Libidokomponenten, die diese Liebe bewerkstelligen.«

Frauen, die Männer aktiv lieben, sind männlich; die Liebe, die sie in ihrer Mutterrolle entfalten, ist aktiv und somit mit

Männlichkeit verknüpft. Frauen, die sich beruflich mit Kindern beschäftigen, finden darin eine männliche Befriedigung. »Mütterliche Frauen, die ›in ihren Kindern aufgehen‹, [...] leiden an Frigidität.« Der Überschuß der narzißtischen Libido wird für aktive Ziele und die Objektbesetzung verwendet.
Die Überich-Bildung, die auf Introjektion beruht, steht in Zusammenhang mit der ersten oralen Objektbeziehung; die Introjektion ist ein aggressiver und aktiver Prozeß; »anders steht es um die passiven Libidokomponenten. Diese finden keine Verwendung im Mechanismus der Überichbildung«. Beim Knaben hängt der »Untergang des Ödipuskomplexes« mit der aggressiven Introjektion des gehaßten Vaterobjekts zusammen; die aktiven Libidostrebungen sichern das Fortbestehen der geliebten oder bewunderten Vaterimago in Gestalt des Über-Ich. Da die Mutter keine Rivalin ist, gibt es zur Vernichtung, das heißt zur Introjektion, ihrer Person, keinen Anlaß; sie bleibt das zärtlich geliebte Objekt in der Außenwelt. Die Überich-Bildung erfordert die Mobilisierung aktiver und aggressiver Strebungen, »bei der rein weiblichen, nur passiven Frau findet also eine Überichbildung nicht statt.« Weiblichkeit wird hier vollständig mit Passivität, Männlichkeit mit Aktivität gleichgesetzt.

Helene Deutsch
Psychologie des Weibes in den Funktionen der Fortpflanzung (1925)

Helene Deutsch formulierte ihre Vorstellungen in dem zweibändigen Werk *Psychologie der Frau.* Die Aufsätze, auf die wir hier eingehen wollen, bilden den Kern des Werkes von Helene Deutsch.
Helene Deutsch stellt fest, daß die Entwicklung des kleinen Knaben nach der phallischen Phase einen geradlinigen Verlauf nimmt; die Hauptaufgabe besteht darin, die Ödipuseinstellung zu bewältigen. Das Mädchen dagegen muß auf die an die Klitoris gebundene Männlichkeit verzichten und von der phallischen Phase in die vaginale Phase überwechseln, das heißt: ein neues Genital entdecken. Nach H. Deutsch erreicht der Mann »die endgültige Stufe, indem er die Vagina in der

Außenwelt entdeckt und sadistisch erobert«. Die Frau muß die Vagina an ihrem eigenen Körper entdecken, »und zwar vollzieht sich diese Entdeckung im Akte des masochistischen Bewältigtseins durch den Penis, der zum Wegweiser zu dieser neuen Lustquelle wird.«

H. Deutsch untersucht in diesem Aufsatz, wie die Umwertung der erogenen Zone beim Mädchen vor sich geht. Sie geht davon aus, daß die heterosexuelle Libido einen frühen oralen Ursprung hat. Unbewußt setzt das kleine Mädchen die Brust mit dem Penis gleich. Diese Gleichsetzung geht einher mit der für diese Phase maßgebenden oralen Theorie des Geschlechtsverkehrs (Fellatio) sowie mit Vorstellungen von einer oralen Befruchtung. In der nächsten, der anal-sadistischen Phase verliert der Penis seine orale Bedeutung und wird zum Organ der Bemächtigung. Der Koitus wird als sadistischer Akt aufgefaßt. Das Mädchen identifiziert sich entweder aktiv mit dem Vater oder es erleidet eine masochistische Identifizierung mit der Mutter. Die Schwangerschaftsphantasie in dieser Phase ist die vom »analen« Kinde; der Anus spielt eine passive Rolle, analog zu der des Mundes in der oralen Phase, die Brust, der Penis oder die Kotsäule eine aktive. So müßte eigentlich der Weg für eine passive Besetzung der Vagina, der dritten Öffnung des weiblichen Körpers, gebahnt sein; doch die weibliche Bisexualität steht diesem Wechsel entgegen, die Klitoris bindet die Libido. Auch der Übergang von der »phallischen« zur »vaginalen« (postambivalenten) Phase wird dadurch erschwert. In Wirklichkeit hat die Vagina bis zum ersten Geschlechtsverkehr keine erogene Funktion.

Die libidinöse Besetzung vollzieht sich beim kleinen Mädchen gleichmäßig am ganzen Körper: der gesamte Körper und die Klitoris im besonderen sind die Quellen, von denen aus die Libido der Vagina zugeführt wird. Wie die Brust der Mutter in den Mund des Kindes, so transponiert der Penis die Libido auf die Vagina. Die Vagina übernimmt also die oral-passive Saugtätigkeit des Mundes, die Klitoris gibt ihre Aktivität an den Penis ab, und die Frau (die Vagina) gewinnt diese Aktivität durch die Identifizierung mit dem Penis des Partners zurück. Die orgastische Tätigkeit der Vagina steht weitgehend in Analogie zu der des Penis. (Das ist der Fall bei Sekretionen und Kontraktionen.) Wie beim Mann gibt es einen »amphimiktischen Vorgang« (Ferenczi) analer und urethraler Tendenzen. Die Identifizierung der Funktion der Vagina mit der des Penis, der als Teil des eigenen Körpers betrachtet wird, ermöglicht die Bewältigung des *Kastrationstraumas.*

Die wirklich passive, feminine Einstellung der Vagina bedeutet eine nachambivalente Wiederholung der vorambivalenten oralen Phase, in der das Subjekt mit dem Objekt verschmilzt. Der vaginale Koitus ermöglicht die Bewältigung des *Entwöhnungstraumas.* Durch den Koitus wird die Mutter-Kind-Beziehung wiederhergestellt; zugleich wird der Partner mit dem Vater identifiziert, der Vater wird in der Phantasie einverleibt und zum Kinde gemacht, das sich im Uterus befindet.

Bei der Erörterung der Vorstellungen Ferenczis, denen zufolge sich durch den Koitus der Wunsch des Mannes nach der Rückkehr in den Mutterleib erfüllt, behauptet H. Deutsch, daß diese Rückkehr in den Mutterleib durch die völlige Identifizierung zwischen der Mutter und dem Kind, das sie in sich trägt, von der Frau gleichermaßen realisiert wird: Gebären bedeute für die Frau die aktive Bewältigung des Traumas der Geburt. Die Vagina wird nicht zum Behälter des Penis, sondern des Kindes; unbewußt übernimmt sie sogar selbst die Funktion des Kindes. »Gelingt es dem Weibe, diese mütterliche Funktion der Vagina herzustellen, indem sie auf den Penis-Anspruch der Klitoris verzichtet, dann hat sich die Entwicklung zum Weibsein vollzogen.«

Mit der Ejakulation endet für den Mann die Fortpflanzungsfunktion; die weibliche Funktion dagegen erfüllt sich in zwei Phasen. H. Deutsch nimmt an, »daß der Geburtsakt die Akme« (den Gipfelpunkt) »der sexuellen Lust enthält.« Sie glaubt, daß die beim Koitus empfundene Lust hauptsächlich daher rührt, daß er das Vorspiel zum Gebärakt darstellt. Der Geburtsakt selbst gestaltet sich zu »einer Orgie der masochistischen Lust«.

Erst der Gebärakt bezeichnet den wirklichen Abschluß des Sexualaktes; er bedeutet die endgültige Befriedigung des Eros ähnlich wie beim Manne, bei dem sie mit der Trennung vom Soma und Keimplasma einhergeht. Das Kind im Leib der Mutter repräsentiert einen Bestandteil ihres Ichs und zugleich die *Inkarnation des väterlichen Ichideals.* Durch diesen Prozeß wird die Libido entsexualisiert, das Kind gibt den Anstoß für den Sublimierungsvorgang bei der Mutter. Während der Mann die Sublimierungstendenzen im sozialen und geistigen Bereich erfüllt, ist das Kind für die Frau eine Sublimierung an sich.

Wenn aber das Kind im Uterus ein Bestandteil des Ichs der Mutter ist, ist es außerdem noch ein Objekt. Es erfährt eine zweifache Besetzung, eine narzißtische einerseits und eine konflikthafte andererseits. Die durch die Geburt unterbrochene Einheit wird durch die Laktation wiederhergestellt. Der Saugakt ist indes auch das Abbild eines Koitus, bei dem die Brust dem Penis entspricht. Der Laktationsakt bietet der Mutter eine weitere Möglichkeit, das Entwöhnungstrauma zu bewältigen.

Alle Tätigkeiten, die der weiblichen Funktion inhärent sind, ermöglichen der Frau nach Auffassung der Autorin, eine Reihe von Traumata zu verarbeiten. Sie schließt mit den Worten: »Wäre nicht die dem Weib feindselige bisexuelle Anlage und die Klitoris mit ihren männlichen Tendenzen, wie einfach und klar wäre für das Weib der Weg zur harmonischen Bewältigung des Daseins!«

Der Prototyp der weiblichen Genitalität ist die Oralität der Vagina und des Mundes. Die Vagina bleibt allerdings bis zum Koitus unentdeckt (Penis = Wegweiser). Bei der Frau ist Sexualität nicht von den Funktionen der Fortpflanzung zu trennen; diese ermöglichen die Bewältigung verschiedener Traumata. – Die Klitoris spielt eine hemmende Rolle, sie ist ein überflüssiges Organ.

Der feminine Masochismus und seine Beziehung zur Frigidität (1930)

»In diesem Vortrag versuche ich, auf die Genese der ›Weiblichkeit‹ einzugehen und meine damit die feminin-passiv-masochistische Einstellung im Seelenleben des Weibes.« Helene Deutsch hofft, einige Klarheit über die Probleme der Frigidität zu gewinnen. In bestimmten Punkten übernimmt sie Freuds Vorstellungen: das Auftauchen des Kastrationskomplexes im Alter von etwa vier Jahren, die Notwendigkeit, die Besetzungen an der Klitoris aufzugeben, und die Nichtwahrnehmung der Vagina bis zur Pubertät. Sie meint wie Freud, daß das kleine Mädchen den Penisneid in den Wunsch umwandelt, vom Vater ein Kind zu bekommen, daß dieser Wunsch konstitutiv für den Ödipuskomplex ist; sie versucht aber darüber hinaus die Frage zu beantworten, welche Rolle nun die erotischen Triebe spielen, die aktiv auf die Klitorisbesetzung gerichtet waren. Der Autorin zufolge nehmen die aktiv-sadistischen erotischen Triebe eine masochistische Wendung; an die Stelle des maskulin-narzißtischen Wunsches nach einem Penis tritt der entgegengesetzte Wunsch, durch eine Vergewaltigung vom Vater kastriert zu werden. Das Leben der Frau wird demnach von einer *masochistischen Trias* bestimmt: *Kastration – Vergewaltigung – Entbindung*. Die Trias entspricht einer bestimmten Phase in der libidinösen Entwicklung und hängt mit dem Kastrationskomplex zusammen. Die Frigidität entsteht aus den masochistischen Tendenzen. Die Bedrohungen, die aus den masochistischen Tendenzen für das Ich entstehen, können als Verstärkung des weiblichen Narzißmus wirken; die Vateridentifizierung kann eine Flucht vor den Gefahren einer masochistischen Identifikation mit der Mutter bedeuten. Auch die Objektwahl ist bisweilen von den verdrängten masochistischen Tendenzen bestimmt. Nach Ansicht der Autorin ist es in manchen Fällen, wenn die sexuelle Befriedigung an nicht rückgängig zu machende masochistische Bedingungen gebunden ist, Aufgabe des Analytikers, den Verzicht auf sexuelle Befriedigung zu erleichtern und der Patientin den Weg zur sogenannten »männlichen Linie« zu ebnen. Wenn die Minderwertigkeitsgefühle mit dem Penisneid zusammenhängen, ist die Therapie, nämlich den Penisneid in den Wunsch nach einem Kind zu verwandeln, viel einfacher. Es gibt indes auch frigide Patientinnen, die keinerlei neurotische Symptome aufweisen und die auf Betreiben ihres durch die Frigidität ihrer Frau narzißtisch gekränkten Ehemannes zur Analyse kommen. Bei ihnen gibt es kaum Möglichkeiten einer erfolgreichen Behandlung, weil sie durch ihren Masochismus ein für allemal auf sexuelle Befriedigung verzichtet haben. Auch in der Mutter-Kind-Beziehung spielt der Masochismus eine wichtige Rolle (ein extremer Fall ist die Mater dolorosa).

Es besteht ein enger Zusammenhang zwischen der weiblichen Sexualität und den Funktionen der Fortpflanzung; die Frau sieht in ihrem Vater und in ihrem Sexualpartner ein Kind.

Das Mädchen wird (potentiell) gleichzeitig Frau und Mutter, und zwar in dem Augenblick, in dem die masochistischen Tendenzen auftauchen. Es wünscht sich alles zugleich: vom Vater kastriert und vergewaltigt zu werden und von ihm ein Kind zu bekommen.

Die Autorin ist der Meinung, daß es eine Anzahl von Frauen gibt, die keinen Orgasmus beim Geschlechtsverkehr erleben, jedoch psychisch völlig »normal« sind. Sie haben ein positives Verhältnis zu ihrer Umwelt und sind beim Koitus glücklich, weil sie ihrem Sexualpartner Freude spenden; sie sind überzeugt, daß der Sexualakt nur für den Mann wichtig ist. »Die Frau ist glücklich in der zärtlich-mütterlichen Spende auch im Koitus.« »Dieser Frauentypus ist im Absterben, und es scheint, daß die moderne Frau neurotisch ist, wenn sie frigid ist.« Die Autorin glaubt, daß diese Entwicklung mit der »Vermännlichung der Frau« einhergeht.

Helene Deutsch bezieht den weiblichen Masochismus auf die Reproduktion der Gattung und deutet ihn als einen Sublimierungsakt. Sie schließt mit den Worten: »Nie hätte es die Frau den sozialen Ordnungen gestattet, sie durch geschichtliche Epochen fern von Sublimierungsmöglichkeiten einerseits, von Sexualbefriedigungen andererseits zu halten, wenn sie nicht in der Fortpflanzungsfunktion eine grandiose Befriedigung für beides gefunden hätte.«

Der weibliche Masochismus entsteht durch die Wendung der Triebe, die aktiv auf die Klitorisbesetzung gerichtet waren. Er eröffnet den Weg zur Weiblichkeit, kann aber auch Ursprung der Frigidität sein, da das Ich sich durch den Masochismus bedroht fühlt.

Ergebnisse eines Symposiums über die Frigidität, das im Dezember 1960 unter Vorsitz von Helene Deutsch in New York stattfand (1960)

Dr. Burness Moore faßte die von Helene Deutsch geäußerten Ansichten zusammen (*Journal of the American Psychoanalytic Association,* Vol. 9, Nr. 3, Juli 1961). Helene Deutsch berichtete über ihre Erfahrungen und Überlegungen nach dem Erscheinen ihres Buches über die Psychologie der Frau von

1944. »Sie ist erstaunt über die Häufigkeit weiblicher Frigidität und enttäuscht von den therapeutischen Ergebnissen in diesem Bereich. In Fällen schwerer Neurosen wurden Verbesserungen erzielt, aber dieses Problem blieb ungelöst. Sie hat Erfahrungen mit psychotischen Frauen und aggressiven maskulinen Frauen gemacht, die einen intensiven vaginalen Orgasmus erlebten, andererseits sind ihr aufopfernde, mütterliche, glückliche Frauen begegnet, die keinen Orgasmus kannten und dennoch vollständig befriedigt waren.« »Koitus und Mutterschaft aktivieren den Kampf zwischen den narzißtischen Selbsterhaltungselementen und den entgegengesetzten Anforderungen der Fortpflanzung, die eine Gefahr für die Sicherheit und Stärke des Ich darstellen.« »Helene Deutsch fragt sich, ob der Vagina tatsächlich von Natur aus eine sexuelle Funktion zugedacht war.« »Die Klitoris ist das Sexualorgan, die Vagina ist in erster Linie ein Organ für die Fortpflanzung.« »Der Übergang der sexuellen Erregungen von der Klitoris auf die Vagina ist eine Veränderung, die zum größten Teil durch die aktive Intervention des männlichen Sexualorgans vollzogen wird.« »Statt sich zu fragen, warum die Frauen frigid sind, sollte man eher danach fragen, wie und warum bestimmte Frauen einen vaginalen Orgasmus erreichen.« »Die typische Funktion der Vagina beim Koitus ist eine passiv-rezeptive, ihre Bewegungen bestehen im Saugen und Entspannen und passen sich dem Rythmus des Partners an.« »Bei der überwiegenden Mehrheit der Frauen, die psychisch nicht gestört sind, gipfelt der Sexualakt nicht in einer Verkrampfung der Vagina, sondern er endet glücklich in einer sanften, langsamen Entspannung.« Helene Deutsch behauptet, daß dies die typische und feminine Form des weiblichen Orgasmus sei. »Träume nach dem Geschlechtsverkehr sind nach dem vaginalen Orgasmus meist angstbeladen. Demgegenüber folgt auf eine Befriedigung, die durch die passiv-rezeptive Funktion der Vagina erreicht wird, ein friedlicher Schlummer, der typisch für die sexuelle Entladung ist.« »Wenn man dieses Modell der passivrezeptiven Befriedigung für das Normale hält, ist die Frigidität nicht so weit verbreitet, wie man gemeinhin annimmt. Es ist auch nicht die Frigidität, die immer stärker zunimmt, sondern die Forderung nach einer Art sexueller Befriedigung, die mit der konstitutionellen Beschaffenheit der Vagina nicht ganz

in Einklang zu bringen ist, nimmt zu. [...] Derartige sexuelle Ambitionen können das normale Funktionieren der Vagina behindern.«
Der Orgasmus ist männlich. Die ›weibliche‹ Frau kennt keinen orgastischen Höhepunkt. – Die Vagina ist das Fortpflanzungsorgan, die Klitoris das Lustorgan.

Ruth Mack Brunswick
Die präödipale Phase in der libidinösen Entwicklung (1940)

I. Der Ödipuskomplex und die präödipale Phase

»Unter dem Ödipuskomplex verstehen wir nicht nur die positive Bindung des Kindes an den andersgeschlechtlichen Elternteil, sondern vor allem *die Dreiecksituation.*« Bei beiden Geschlechtern besteht in der präödipalen Phase eine Mutterbindung, ehe der Vater als Rivale erscheint (dualistische Beziehung).
Beim Knaben dauert die präödipale Phase nur kurze Zeit. Es folgt eine ödipale Mutterbindung mit dem Vater als Rivalen. Danach entsteht der Kastrationskomplex und zerstört den Ödipuskomplex.
Beim Mädchen verwandelt sich die präödipale Phase in eine ödipale Mutterbindung mit dem Vater als Rivalen, genau wie beim Knaben. Aber die Entdeckung der Kastration führt das kleine Mädchen zu einer passiven positiven Ödipuseinstellung gegenüber dem Vater, während die Mutter als Rivalin gesehen wird. »Am Anfang ihres Sexuallebens ist das kleine Mädchen in all ihren Absichten und Zielen ein kleiner Knabe.« Gegenüber der Mutter vertritt es aktive und passive Ziele zugleich. »Nach Erreichen der (positiven) Ödipuseinstellung besteht bei der normalen Frau die Tendenz, darin zu verharren.« »Der Widerstand, den der weibliche Ödipuskomplex seiner Zerstörung entgegensetzt, erklärt sich durch die unterschiedlichen männlichen und weiblichen Überich-Strukturen.« Die Frau hat zwei Objekte und zwei Sexualorgane; der Knabe dagegen muß einzig seine Einstellung gegenüber der Mutter verändern, d. h. die Passivität aufgeben, um aktiv zu werden.

Das Kind trifft keine sexuelle Unterscheidung bei den Individuen seiner Umgebung. »Bis zum Alter von drei Jahren wird den prägenitalen Zonen viel größere Bedeutung beigemessen als den Genitalzonen.«

II. Die antithetischen Paare

Die Kindheit wird von zwei antithetischen Paaren bestimmt: »aktiv – passiv«, »phallisch – kastriert«; die Adoleszenz von: »maskulin – feminin«.

»Aktiv – passiv«
Anfangs ist das Kind passiv. Jede Entwicklung von Aktivität beruht auf einer Identifikation mit der aktiven Mutter. Das Kind spielt schließlich die Rolle der Mutter, nicht nur für sich, sondern auch gegenüber Dritten und gegenüber der Mutter selbst. Die aktiv-passive Phase ist präphallisch; das Kind stellt sich vor, daß alle anderen ihm sexuell gleich sind. Die Genitalzonen sind unwichtig. Die Mutter spielt in diesem Stadium keine feminine, sondern eine aktive Rolle.

»Phallisch – kastriert«
Der Knabe entdeckt die Kastration des Mädchens. Zunächst glaubt er noch, die Mutter sei »phallisch«. »Mit der endgültigen Anerkennung der Kastration der Mutter und der Möglichkeit, selbst vom Vater kastriert zu werden, wird der Ödipuskomplex des Knaben zerstört.« Das normale Kind gibt seine Mutterbindung auf und entgeht auf diese Weise der Kastration. Der Neurotiker schafft es nicht, auf seine Liebe zur Mutter zu verzichten, oder aber er akzeptiert die Vorstellung, vom Vater kastriert zu werden, gibt diesem eine libidinöse Bedeutung und wählt den Vater zum Liebesobjekt (das ist die passive oder negative Ödipuseinstellung).
Um noch einmal auf das antagonistische Paar »aktiv – passiv« einzugehen: Das Kind verhielt sich Anfangs passiv zu der aktiven Mutter. Bei einer normalen Entwicklung gewinnt die Aktivität gegenüber der Passivität die Oberhand. »Wir wissen nicht, ob die Passivität aufgegeben oder nur umgewandelt wird.« Diese Aktivität ist beim Knaben viel stärker als beim Mädchen. Die Identifikation mit der aktiven Mutter ist die

früheste Form der Identifikation. *In dem Maße, in dem das Kind sich mit der Aktivität der Mutter identifiziert, kann es auf die Mutter verzichten; es macht sich von ihr unabhängig.* Die einmal der Mutter abgerungene Aktivität wird eifersüchtig verteidigt. Jede Einmischung der Mutter weckt Aggressivität. »Bis zu der auf die Kastration folgenden Abwertung wird sie nicht nur als aktiv phallisch, sondern sogar als omnipotent empfunden.«

Sodann beschreibt Ruth M. Brunswick das Freudsche Schema von der phallischen Phase bei beiden Geschlechtern, die Entstehung des Kastrationskomplexes und seine Auswirkungen auf den Untergang des Ödipuskomplexes, die Überich-Bildung und die Sublimationsfähigkeit des Knaben, »dem die leichte Verachtung gegenüber dem kastrierten Geschlecht zweifellos eine Hilfe ist.« Beim Mädchen zerstört die Entdeckung der Kastration der Mutter alle Hoffnungen, jemals einen Penis zu besitzen. Es wendet sich deshalb dem Vater zu, überträgt all seine passiven Tendenzen auf ihn und identifiziert sich mit der kastrierten Mutter. »Ihre aktiven Tendenzen werden in dieser Zeit sublimiert. Sie erreichen erst viel später in der Beziehung der Frau zu ihrem eigenen Kind und der vollständigen, endgültigen Identifikation mit der aktiven Mutter ihr eigentliches Ziel.«

Das antagonistische Paar »maskulin – feminin« erscheint erst in der Pubertät. »Erst in der Pubertät weckt der männliche Libidofluß beim Knaben zum ersten Mal den Wunsch, in die neu entdeckte Vagina einzudringen.«

III. Die präödipale Phase

Ruth M. Brunswick erläutert ihre Ansichten über das Konzept von der phallischen Mutter: »Während die aktive und die kastrierte Mutter tatsächlich existieren, ist die phallische Mutter reine Phantasie.« Diese Phantasie entsteht, wenn das Kind nicht mehr ganz sicher ist, ob die Mutter wirklich einen Phallus besitzt; sie ist also kompensatorischer Natur. »Der Begriff phallische Mutter ist der beste Ausdruck für die allmächtige Mutter, die Mutter, die alles kann und alle Wertattribute besitzt.«

Die infantile Masturbation hat ihr auslösendes Moment in der Körperpflege durch die Mutter. Noch zu Anfang der phalli-

schen Phase möchte das Kind, daß seine Genitalien von der Mutter berührt werden; wenig später möchte es die Genitalorgane der Mutter sehen und berühren.
Die beobachtete oder phantasierte Urszene spielt ebenfalls eine wichtige Rolle bei der Masturbation. Das Interesse am elterlichen Geschlechtsverkehr bildet sich zur gleichen Zeit wie der Ödipuskomplex. Dabei ist zu beachten, daß in diesem Stadium noch keine sexuelle Differenzierung zwischen den Eltern getroffen wird. Die Phantasie von der Urszene kann eine anale, orale oder phallische sein; im letzteren Fall stellt das Kind sich gegenseitige Berührungen vor, da es von der Vagina und dem Eindringen in sie noch nichts weiß.

IV. Die Entwicklung von Kindeswunsch und Penisneid

»Entgegen unserer früheren Vermutung« entsteht der Kindeswunsch lange vor dem Penisneid. Bei beiden Geschlechtern handelt es sich um den Wunsch, das zu besitzen, was die omnipotente Mutter besitzt, also vor allem ein Baby.
Beim Penisneid dagegen finden wir eine *objektbezogene* und zugleich eine narzißtische Wurzel. Tatsächlich will das kleine Mädchen auch einen Penis haben, um die Mutter besitzen zu können. Wenn es bemerkt, daß es die Mutter ohne Penis nicht befruchten kann, gibt es die Mutterbindung auf.

V. Die phallische Masturbation beim Mädchen

»Einer der wichtigsten Geschlechtsunterschiede ist die weit verbreitete Unterdrückung der infantilen Sexualität beim Mädchen.« Nach Freud hängt die Unterdrückung der Masturbation beim Mädchen mit der narzißtischen Kränkung durch die Kastration zusammen. Man kann allerdings auch annehmen, daß die Entdeckung der Kastration der Mutter, die beim Knaben eine »normale Verachtung« hervorruft, sich auf das Mädchen anders auswirkt: es kann zwar die Person, in der es sich selbst wiedererkennt, nicht verachten, gibt aber die Mutterbindung und damit die phallische Masturbation auf. – Im übrigen scheint es eine frühe Erregbarkeit analen Ursprungs an der Vagina tatsächlich zu geben.

VI. Der Bruch mit der Mutter

Die Kastration der Mutter bedeutet für das Mädchen ein Trauma, das tiefe Feindschaft gegen die Mutter zur Folge hat. Das Mädchen wirft ihr vor, es ohne Penis zur Welt gebracht zu haben. Der Knabe leitet aus diesem Erlebnis eine »normale Verachtung« seiner Mutter und aller anderen Frauen ab. Das Mädchen wendet sich dem Vater zu, es »macht aus der Not eine Tugend« und wartet auf eine erotisierte Kastration.

VII. Der präödipale Einfluß auf die spätere Weiblichkeit

Nach Ansicht der Autorin gibt es eine große Anzahl Frauen, bei denen die »normale Ödipussituation vollkommen fehlt«. Sie suchen nur weibliche Analytiker auf, da sie »zu Männern überhaupt keinen Kontakt finden«. Die meisten Frauen bleiben partiell an ihre Mutter fixiert.

VIII. Die präödipale Phase beim Knaben

Beim Knaben verläuft die präödipale Phase kürzer und weniger dramatisch als beim Mädchen. Es kann eine positive Vaterbindung entstehen, analog der positiven Ödipuseinstellung beim Mädchen, die zur *»typisch maskulinen Neurose«* führt. Der Hauptgrund für eine solche Vaterbeziehung ist die Existenz eines »passiven Kerns«, dessen Bedeutung vielleicht auf konstitutionelle Faktoren zurückzuführen ist. *Eine stark ausgeprägte Aggressivität gegenüber der Mutter* aufgrund externer, aber auch konstitutioneller Faktoren verstärkt die Vaterbindung.

Auch die Unfähigkeit, die Kastration der Mutter zu akzeptieren, kann eine homosexuelle Objektwahl oder eine Identifikation mit der Mutter (somit eine passive Haltung gegenüber dem Vater) auslösen. Solche Individuen haben große Schwierigkeiten, ihre Passivität zu integrieren; es besteht die Gefahr schwerer Störungen (Paranoia, Neurosen).

Diese Erklärungen sind das Ergebnis einer Zusammenarbeit mit Freud. Trotzdem zeichnen sich einige Unterschiede zu den uns bekannten Ansichten Freuds ab:

– Der Kindeswunsch entsteht früher als der Penisneid; er hängt mit der omnipotenten Mutter zusammen.
– Es gibt auch objektbezogene Gründe für das Entstehen des Penisneids. Zwischen Penisneid und der Mutterbindung des Mädchens besteht ein Zusammenhang.
– Die präödipale Bindung des Knaben an die Mutter kann deutlich aggressiv sein.

Marie Bonaparte
Die Sexualität der Frau (1951)

Marie Bonaparte versucht in dieser Arbeit, die Gründe herauszufinden, warum viele Frauen mit ihrer erotischen Funktion nicht zurechtkommen. Obgleich ihre Ansichten von der psychosexuellen Entwicklung den Freudschen nahe kommen, begreift sie das Problem der Weiblichkeit unter einem besonderen Gesichtspunkt. Die *biologischen* Wurzeln dieses Problems stehen im Vordergrund – die Frage der konstitutionellen Bisexualität bildet die Achse ihrer Überlegungen. In Übereinstimmung mit Freud und den Freud nahestehenden Autoren hält sie den »Männlichkeitskomplex« bei der Frau für eine primäre Bildung. Begründet wird diese Annahme anatomisch: mit der Existenz eines verkümmerten männlichen Organs, der Klitoris. Marie Bonaparte unterstützt die Auffassung von Maranon, die Frau sei als ein in der Entwicklung steckengebliebener Mann anzusehen. Die Existenz der Klitoris determiniert das psychosexuelle Schicksal. Allerdings muß die Frau auf die mit diesem Organ verknüpfte Erotik verzichten: »Die Klitoris, der kleine Phallus der Frau, erleidet das Schicksal aller vergänglichen Organe, wie z. B. des Thymus. Nachdem sie vorübergehend eine Rolle gespielt haben, müssen sie den Wirren erliegen.« Dem Mädchen muß es also gelingen, um seine Klitoris zu »trauern«. Im Gegensatz zu Freud glaubt die Autorin jedoch, daß es bei Mädchen schon ziemlich früh psychische Hinweise auf die spätere Vaginalerotik gibt. Sie ist überzeugt, daß das Mädchen im analen Stadium die *Kloake* (Anus und Vagina gehen synästhetisch ineinander über) passiv besetzt. Die Vagina spielt zwar erst in der Pubertät wirklich eine Rolle, aber die passive

Kloakenerotik ist ihr Prototyp. Zunächst ist das Mädchen, genau wie der Knabe, vorwiegend passiv; es erwartet von der Mutter Befriedigungen (Klitoris und Kloake). Das heißt, die Klitoris ist anfangs passiv besetzt; später steht die klitoridische Erotik unter einem anderen Vorzeichen – die Mutterbindung des Mädchens wird aktiv (negative Ödipuseinstellung). Diese Phase unterliegt schon sehr bald dem *Kastrationskomplex*. Er leitet eine zweite passive kloakale Phase ein, in der das Mädchen sich dem Vater zuwendet und die Klitoris ausschließt: die positive Ödipuseinstellung. In der Pubertät schließlich wird die Vagina, nicht mehr das »Kloakenloch«, erotisch besetzt.

Auf dem Wege zur Genitalität stößt die Frau auf drei Hindernisse. Nach Meinung der Autorin *verfügt die Frau über quantitativ weniger Libido als der Mann*. Andererseits bedarf die komplexere Entwicklung der Frau eines hohen libidinösen Aufwandes. Da es ihr an Libido mangelt, kann es leicht zu Unterbrechungen der psychosexuellen Entwicklung der Frau kommen. Außerdem wirkt sich die Fortpflanzungsfunktion aus: die Frau gelangt zu einer Art psychobiologischem »Vitellismus«, ihre Berufung zum Ernährer des Fötus weitet sich auf das post-natale Leben des Kindes und der gesamten Familie aus; ihre Verhaltensweisen und sogar ihre Libido tragen den Stempel einer »relativen dynamischen Trägheit«. Der weibliche Libidomangel läßt sich definieren als »die rein weibliche Bedingung der weiblichen Frigidität«. Wir haben schon weiter oben gesehen, daß die »stark ausgeprägte konstitutionelle Bisexualität« der Frau Adaptationsschwierigkeiten für die feminine vaginale Passivität bereitet; »das ist die rein männliche Bedingung der weiblichen Frigidität.« Es kommt hinzu, daß die patriarchalische Zivilisation die weibliche Sexualität erheblich stärker unterdrückt als die männliche; »das ist die rein kulturelle, moralische Bedingung der weiblichen Frigidität.« Marie Bonaparte versucht, die Einsichten in die Gegebenheiten und Konsequenzen der Bisexualität zu vertiefen. Die vaginale Funktion bei der »konkaven« Erotik entsteht durch den »grundlegenden femininen Masochismus«, der den Weg ebnet, um die hinderliche »konvexe« Klitoriserotik zu überwinden. Die Passivität muß die Oberhand über Aktivität und Sadismus gewinnen, die beide mit der phallischen Klitoris verbunden sind. »Der Mann muß gegen die passive und masochistische

Haltung im allgemeinen protestieren, da sie ihm biologisch nicht vorgeschrieben ist; die Frau dagegen muß sie akzeptieren.« Eingehend auf Freuds Aufsatz *Ein Kind wird geschlagen* mißt Marie Bonaparte einer bestimmten Phantasie besondere Bedeutung bei: Im Unbewußten des Mädchens erscheint der geschlagene Knabe als die eigene Klitoris, die vom Penis des Vaters geschlagen wird – ein wichtiger Schritt auf dem Wege zur Weiblichkeit, da die Klitoris zur Phase der *passiven* erotischen Reizung zurückkehrt, nachdem sie das Objekt gewechselt hat. Die Phantasie drückt jetzt den Wunsch aus, vom Vater kastriert zu werden, und in diesem Stadium ist die Kastration erotisiert. Marie Bonaparte zufolge besteht ein enger Zusammenhang zwischen den erotischen und Fortpflanzungs-Funktionen der Frau sowie tiefen Ängsten um die Integrität des eigenen Körpers, d. h. die narzißtische Besetzung des Körpers. Nur die Wendung der aktiv-sadistischen Strebungen in passiv-masochistische ermöglicht den libidinösen Wünschen, die Ängste vor dem »biologischen Zusammenbruch« zu bewältigen, da sie die Frau in eine rezeptive Rolle vor der »bei jedem Geschlechtsakt neu aufreißenden Wunde« versetzt.
Im übrigen, meint die Autorin, verfüge die Frau über weniger Aggressivität als der Mann, sie habe jedoch größere Schwierigkeiten, die libidinösen und aggressiven Triebe auseinanderzuhalten. Aufgrund seiner anders verlaufenden ödipalen Entwicklung wendet der Knabe quasi die Gesamtheit seiner Aggressivität dem Vater und seine Liebe der Mutter zu. Am Ende richtet er seine vatermörderische Aggressivität gegen sich selbst, die dann, interiorisiert, das Über-Ich bildet. Beim Mädchen verläuft dieser Prozeß anders, da seine aktive, negative Ödipuseinstellung gegenüber der Mutter befristet ist und den aggressiven Trieben keine Möglichkeit gibt, an der Mutter haften zu bleiben. Die aggressiven und libidinösen Triebe bleiben miteinander verquickt und werden im Laufe der Herausbildung der positiven Ödipuseinstellung beide auf dasselbe Objekt, den Vater, gerichtet. Weil die Aggressivität die »konkave Erotisierung« der Vagina behindert, muß sie vom Vater abgezogen und gegen das Subjekt selbst gekehrt werden, um sich dann in Form des Masochismus zu erotisieren. Drei Gesetze bestimmen die libidinöse Entwicklung der Frau:
– »ein Objektgesetz: die Mutter-Vater-Äquivalenz«; die er-

sten passiven Strebungen begründen die weibliche Einstellung gegenüber dem Vater;
– »ein Triebgesetz: die Sadismus-Masochismus-Äquivalenz«;
– »ein Zonengesetz: die Klitoris-Vagina-Äquivalenz«.
Diese drei Gesetze prägen die Art des Übergangs
– *von der männlichen konvexen Erotik zur weiblichen konkaven Erotik*. Innerhalb des Problemkreises der Bisexualität untersucht Marie Bonaparte die Bräuche der Klitorisbeschneidung bei bestimmten Völkern. Ihre therapeutische Prognose zur vaginalen Frigidität der »Klitoriden« ist pessimistisch.
Die konstitutionelle weibliche Bisexualität ist das entscheidende Hindernis für die Entwicklung einer normalen Sexualität.

Freud widersprechende psychoanalytische Ansichten über die weibliche Sexualität

Josine Müller
Ein Beitrag zur Frage der Libidoentwicklung des Mädchens in der genitalen Phase (1925; veröffentlicht 1932)

Die Autorin vertritt die Meinung, daß die Vagina schon sehr früh libidinös besetzt wird und für das kleine Mädchen die wichtigste erogene Zone darstellt, insbesondere bei denjenigen Frauen, die sich später als frigide im Geschlechtsverkehr, klitorisbetont und mit starkem Kastrationskomplex behaftet erweisen. Die Beobachtung an Kindern während ihrer Tätigkeit in Krankenhäusern und in ihrer Allgemeinpraxis haben Josine Müller von einem »frühen Erwachen der Vagina« im Zusammenhang mit masturbatorischer Betätigung überzeugt. Sie nimmt an, daß diese frühe Besetzung zugunsten der Klitoris unterdrückt wird. Das Selbstgefühl jedes Menschen ist in hohem Grade von seiner Fähigkeit abhängig, zentrale Triebregungen zu befriedigen. Durch die Unterdrückung der vaginalen Triebe entsteht eine narzißtische Kränkung, die den Penisneid verstärkt und vorantreibt. Diejenigen Frauen, die ihre Vagina libidinös besetzen können, haben ein deutlicher ausgeprägtes Selbstgefühl, und ihr Penisneid verliert an Bedeutung.
Die Vagina ist das erste Sexualorgan, das libidinös besetzt wird. Die Besetzung der Klitoris ist ein sekundärer, defensiver Vorgang. Der Penisneid hängt mit der narzißtischen Kränkung – Nichtbefriedigung der verdrängten genitalen Triebregungen – zusammen.

Karen Horney
Die Angst vor der Frau (1932)

Die Autorin nennt verschiedene Mythen und Legenden, die Angst und Abscheu vor der Frau ausdrücken: Lorelei, Sirenen, Hexen. Auch bestimmte Symbole wie Wasser und Meer beziehen sich auf diese Ängste und Tabus. Sie hält Freuds Erklärung des Tabus der Virginität (als Antwort auf die unbewußten Kastrationsimpulse gegenüber dem Mann) für unzulänglich. Die Ängste des Mannes vor der Frau haben tiefere Wurzeln. Die Mutter war das Objekt der aggressiven Strebungen des kleinen Jungen; durch die von ihr erteilten Triebverbote und ihre Rolle als Erzieherin fühlte sich der Knabe beherrscht und frustriert. Außerdem drängen die phallischen Impulse den Knaben naturgemäß, eine Körperöffnung zu suchen, in die er eindringen kann; er vermutet (bewußt, vorbewußt oder unbewußt) dieses ergänzende Genital bei seinem Objekt, der Mutter. Sobald er jedoch bemerkt, daß er klein, unzulänglich und schwach vor der Mutter erscheint, unfähig, in sie einzudringen, fühlt er sich erniedrigt. Er empfindet eine starke narzißtische Kränkung, die in ihm heftige Minderwertigkeitsgefühle und aggressive Vergeltungswünsche hervorruft; zugleich weckt die Projektion seiner Feindseligkeit auf die Mutter und ihre Vagina seine Angst. Daher zieht er seine Libido von der Vagina ab (narzißtisch-phallischer Rückzug) und verdrängt sein Wissen von der Existenz der Vagina.

Die phallische Einstellung mit der Verleugnung der Vagina ist also *eine sekundäre Bildung*. Um seine erste Kränkung durch die Mutter zu kompensieren und seine Ängste zu bewältigen, stehen dem Mann verschiedene Lösungsmöglichkeiten offen: entweder er idealisiert das Objekt oder er versucht, es herabzuwürdigen, viele Frauen zu besitzen oder aber den Kontakt mit Frauen zu vermeiden (homosexuelle Objektwahl); schließlich kann sich seine Verachtung auf das weibliche Geschlecht insgesamt ausweiten.

Die angebliche Unentdecktheit der Vagina ist eng verknüpft mit der Angst vor der Mutter, der die auf sie projizierten aggressiven Wünsche und die den ödipalen Wünschen inhärente narzißtische Kränkung zugrunde liegen. Die narzißtisch-phallische Phase ist eine sekundäre Bildung.

Die Verleugnung der Vagina (1933)

In diesem Aufsatz erläutert Karen Horney ihre Vorstellungen nicht mehr von einem männlichen, sondern vom weiblichen

Standpunkt aus. Sie bemüht sich um das Verständnis der Ängste der Frau, die mit dem weiblichen Sexualorgan zusammenhängen. Sie geht auf Freuds Ansichten von der phallischen Phase ein:

– diesen Ansichten zufolge müßte auch die »normale Frau« auf jeder Stufe ihrer Entwicklung zur Weiblichkeit (Menstruation, sexueller Verkehr, Schwangerschaft, Geburt, Menopause) männlich gerichtete Impulse überwinden;
– weibliche Homosexualität müßte ungleich häufiger vorkommen als männliche. Die weibliche Regression müßte sehr schnell zur Homosexualität führen;
– Freud zufolge müßte auch die Mutterschaft als »Ersatz«, nicht als Instinkterfüllung angesehen werden;
– die Frau müßte ihr Leben lang von einem starken Ressentiment geprägt sein.

In Wirklichkeit ist das weibliche Kind von Anfang an eine Frau – nicht, wie Freud behauptet, erst nach der Pubertät. Entsprechend dem Penisneid beim Mädchen finden wir beim Knaben den Wunsch, ein Kind und weibliche Attribute zu besitzen. Diese Wünsche schließen jedoch ein mit dem tatsächlichen Geschlecht des Kindes übereinstimmendes Verhalten nicht aus. Kann man daraus auf ihre Instinkthaftigkeit schließen? Man muß auf jeden Fall zwischen den sehr frühen, spielerisch geäußerten Wünschen und denen, die in der Latenzzeit artikuliert werden, unterscheiden.

Zu der Frage, ob bis zur Pubertät die Vagina unentdeckt bleibe, erhielten die Autorin und Josine Müller von Kinderärzten die Auskunft, daß vaginale Onanie in den frühen Kinderjahren bei kleinen Mädchen sehr häufig vorkommt. Diese These ist also ebenso zweifelhaft wie die angebliche Nichtkenntnis von der Existenz der Klitoris. Man darf nicht vergessen, daß die Frauen, die zur Analyse kommen, ein begründetes Interesse haben, sich nicht an ihre vaginale Vergangenheit zu erinnern. In den Masturbationsphantasien und Träumen der kleinen Mädchen nämlich ist ein instinktives Wissen von der Vagina unverkennbar.

Bei dem Problem der Frigidität geht es nicht um den Übergang der Klitoriserregung auf die Vagina, sondern um die Verdrängung der vaginalen Erregung. Die nächstliegende Erklärung sind Kastrationsimpulse der Frau gegenüber dem Vater, die mit der ödipalen Versagung und der Vergeltungsangst im Sinne des Talion zusammenhängen. Diese Ängste sind beim Knaben sehr ähnlich; es gibt allerdings noch andere, spezifisch weibliche:

– die Angst vor dem Mißverhältnis zwischen dem großen Penis des Vaters und dem kleinen Organ des Mädchens. Der Knabe fürchtet, sich mit seinem kleinen Penis vor der Mutter lächerlich zu machen, während das Mädchen die körperliche Zerstörung durch den ödipalen Koitus befürchtet;

– die Beobachtungen der Menstruation, der Geburt, der Defloration und des Aborts bestätigen die inneren Ängste des Mädchens;

– da sein Genital unsichtbar ist, hat das Mädchen keine Möglichkeit, sich von der Unbegründetheit seiner Befürchtungen zu überzeugen. Beim Mädchen wie beim Knaben bezeichnet das »Unentdecktsein der Vagina eine Verleugnung der Vagina«.

Das kleine Mädchen fürchtet vor allem Eingriffe in das Innere seines Körpers; es verdrängt die vaginalen Triebe und überträgt sie mit defensiv gerichteten Zielen auf sein äußeres Organ, die Klitoris.

Melanie Klein
Die Psychoanalyse des Kindes (1932)

(Die Vorstellungen, die ich hier zusammenfassend darstellen will, stehen im 11. Kapitel des Buches *Die Psychoanalyse des Kindes* unter dem Titel *Die Auswirkungen früher Angstsituationen auf die weibliche Sexualentwicklung*. In Wirklichkeit ist dieses Kapitel eine von Melanie Klein selbst erarbeitete Synthese ihrer eigenen Ansichten über das Problem der Sexualentwicklung beim Mädchen, die verstreut in verschiedenen älteren Studien nachzulesen sind.)

Melanie Klein befaßt sich in ihrer Untersuchung mit dem *weiblichen Äquivalent der Kastrationsangst*. Sie weist darauf hin, daß sie die *Angstsituation* des Mädchens schon 1928 in ihrem Aufsatz *Frühstadien des Ödipuskomplexes* beschrieben hat. Die tiefste Angst des Mädchens bezieht sich auf das Körperinnere. Nach den ersten oralen Versagungen durch die Mutter wendet das Mädchen sich von der Brust ab und sucht die Befriedigung beim väterlichen Penis, den es sich einverleiben will. Zugleich beginnen genitale Regungen gegenüber dem väterlichen Penis eine Rolle zu spielen. *Dieser Übergang von der Brust, die die Wünsche nicht erfüllt hat, zur Besetzung des Penis bildet den Kern des frühen ödipalen Konfliktes.* Der Penis des Vaters wird zu dieser Zeit als ein Objekt wahrgenommen, das sich im Innern des mütterlichen Körpers befindet und von der Mutter vorenthalten wird. Deshalb richtet das Mädchen sadistische Angriffe auf den Körper der Mutter, um ihr das begehrte Objekt zu rauben; zugleich fürchtet es die Umkehrung dieser Angriffe durch die Mutter, die sein eigenes Körperinnere zerstören könnten.

Nach Freud veranlaßt der Kastrationskomplex das Mädchen, seine Mutter zu hassen, denn sie ist schuld am Fehlen des Penis. Melanie Klein gibt die gleichen Gründe für diesen Haß gegenüber der Mutter an; während jedoch Freud behauptet, daß das Mädchen Penisneid entwickelt, einen eigenen Penis haben will (aus vorwiegend narzißtischem Interesse), vertritt Melanie Klein die Auffassung, daß es den Penis als libidinöses Objekt begehrt: »Demnach würde das weibliche Kind nicht auf dem Umweg über Männlichkeitstendenzen und Penisneid, sondern aus der dominierenden weiblichen Komponente heraus unter die Herrschaft der Ödipusstrebungen geraten.« (Melanie Klein kommt damit den Ansichten von Karen Horney sehr nahe.) Darüber hinaus wird das orale Begehren nach dem väterlichen Penis zum Prototyp des genitalen, vaginalen Begehrens nach diesem Penis. Dem dermaßen begehrten Penis werden magische Fähigkeiten zugesprochen, die ihn in die Lage versetzen, alle durch die orale mütterliche Verweigerung hervorgerufenen Triebregungen zu befriedigen. Aber auch der Penis kann aufgrund der Versagung, die er dem kleinen Mädchen zufügt, zum Objekt intensiver Aggressionen werden. Wenn die Aggressivität einmal auf den Penis projiziert ist, wird dieser zu einem überaus gefährlichen, grausamen und bedrohlichen Objekt. Die Introjektion dieses Penis bildet den Kern des väterlichen Über-Ich (bei beiden Geschlechtern), und der mit dieser Phase zusammenhängende Sadismus macht dieses Über-Ich zu einem äußerst grausamen.

Das Mädchen hat wegen seiner rezeptiven weiblichen Strebungen eine viel stärkere Tendenz, sich den Penis des Vaters, das

heißt das ödipale Objekt, einzuverleiben und zu behalten. Da das Mädchen sich dem introjizierten Vater nachhaltig unterwirft, wächst die Macht seines Über-Ich; dieses ist mächtiger und strenger als das des Knaben.
Die Ambivalenz gegenüber dem introjizierten Penis kann das Mädchen und später die Frau zu realen und phantasierten Sexualerlebnissen antreiben. Es soll der »gute« Penis introjiziert und zum Kampf gegen den interiorisierten »bösen« Penis eingesetzt werden. Der Koitus soll die Angst vertreiben; er kann auch die Funktion einer »Überprüfung« haben. Das Mädchen hat Angst, durch seine eigenen sadistischen Wunschphantasien zerstört zu werden, es hat Angst vor der »Aphanisis« (siehe Jones). Der Koitus kann es beruhigen (ebenso wie die Geburt eines schönen Kindes oder die Fähigkeit, mit guter Milch zu stillen).
Die weibliche Objektwahl hängt von der Bewältigung der infantilen Angst ab. Das Mädchen kann einen »guten« Penis wählen, der die Ängste in bezug auf seinen Körper beruhigt. Der Lustgewinn, der beim Sexualakt erzielt wird, ist also viel größer als die rein libidinöse Befriedigung; die Beruhigung der Angst bildet über den Sexualakt hinaus »die Grundlage für dauernde und befriedigende Liebesbedingungen«. Wenn die Angst vor dem introjizierten bösen Penis überwiegt, kann die Realitätsprüfung nur mit Hilfe eines sadistischen Penis, der imstande ist, die introjizierten bösen Objekte zu vernichten, stattfinden. Melanie Klein zufolge ist also der *feminine Masochismus* keine Wendung des Sadismus gegen sich selbst, sondern gegen die *introjizierten bösen Objekte*. Eine solche Realitätsprüfung kann bei der Frau zu zwanghafter Sexualbetätigung führen.
Ist das Ich allerdings nicht in der Lage, die Angst zu überwinden, so kann daraus Frigidität entstehen. Dem Ich können sich diese Ängste so darstellen, daß der Penis als äußeres Objekt ebenso gefürchtet ist wie als inneres, so daß alle destruktiven Triebe gleichzeitig mobilisiert werden. Die Angriffe des kleinen Mädchens gegen den Körper der Mutter erzeugen starke Schuldgefühle, die den Antrieb zu *Wiedergutmachungsversuchen* bilden. Dieser Wunsch der Wiedergutmachung ist zugleich Quelle der weiblichen *Sublimierungen*. Das Mädchen versucht, dem Talionsprinzip zu entgehen. Wenn es eine Umkehrung seiner

Angriffe auf das Körperinnere der Mutter befürchtet, vermag das Mädchen, im Gegensatz zum Knaben, nicht, sich durch Realitätsprüfung von der Grundlosigkeit seiner Ängste zu überzeugen; es besitzt in der Tat kein sichtbares Organ. Offenbar wird die Vagina zugunsten der Klitoris »verdrängt«, da die Vagina mit allen Ängsten, die sich auf das Körperinnere beziehen, besetzt wird. Allerdings haben Mädchen schon sehr früh eine zumindest unbewußte Kenntnis von der Vagina. Der Klitoris, dem sichtbaren Organ, kommt die »Verdrängung« der Vagina zugute; gleichwohl ist die Vagina von Anfang an weiblich besetzt. Die Phantasien bei der Klitorismasturbation spiegeln den Wunsch nach der Einverleibung des väterlichen Penis wider und rufen vaginale Erregungen hervor. Dem Kastrationskomplex und dem Penisneid liegen also im wesentlichen zwei Motive zugrunde:

– Das Mädchen wünscht sich ein Sexualorgan, das es der Realitätsprüfung unterziehen kann;
– die Unbefriedigtheit, die mit dem Wunsch der Einverleibung des väterlichen Penis zusammenhängt, veranlaßt das Mädchen zur Identifikation mit dem phallischen, sadistischen Vater, um so die versagende Mutter, die sowohl die Brust verweigert hat als auch den väterlichen Penis vorenthält, zu zerstören. In dieser Periode spielt häufig das Nässen eine wichtige Rolle (den mütterlichen Körper mit Hilfe eines sadistischen Penis ertränken oder zerstören); damit hängt auch das aggressive Moment der Homosexualität zusammen. Das Ziel der Identifikation mit dem Vater kann jedoch auch darin bestehen, das an der Mutter begangene Unrecht wiedergutzumachen, ihr den geraubten Penis zurückzugeben.

Die genannten Positionen können die Sexualentwicklung des Mädchens definitiv beeinflussen. Das Verhältnis des Mädchens zu seinen Objekten, die rezeptive Funktion des weiblichen Genitalapparates und damit die wichtige Bedeutung der oralen Triebe haben zur Folge, daß die Introjektion des Über-Ich beim kleinen Mädchen entscheidend wird. Das Fehlen eines aktiven Penis verstärkt die Abhängigkeit vom Über-Ich. Der Knabe besetzt seinen eigenen Penis mit narzißtischer Allmächtigkeit, das Mädchen den introjizierten väterlichen Penis. Die weibliche Abhängigkeit von äußeren sowie inneren Objekten bewirkt eine intensive Angst vor dem Über-Ich. Bei der Über-

Ich-Bildung, die auf der Introjektion des gleichgeschlechtlichen Elternteils beruht, hat das Mädchen größere Hindernisse zu überwinden als der Knabe. »Die mütterliche Über-Ich-Bildung beim Mädchen wird dadurch erschwert, daß die Möglichkeit zur Identifizierung mit der Mutter auf Grund der anatomischen Gleichartigkeit durch den Umstand behindert ist, daß die den weiblichen Funktionen dienenden inneren Organe [...] der Erforschung und Überprüfung nicht zugänglich sind.« Dabei darf jedoch die Tatsache nicht vergessen werden, daß die Beziehung des Mädchens zu seinem Vater, also zum väterlichen Über-Ich, von der frühen Mutter-Kind-Beziehung (von der Mutter-Imago) abhängig ist.

Beim Mädchen tritt die Ödipussituation sehr früh ein. Sie entwickelt sich sofort nach der oralen Phase, wenn die Brust durch den väterlichen Penis ersetzt wird (Peniswunsch). Die Ängste, die mit dem Körperinnern zu tun haben, drängen das Mädchen zur Flucht vor dem Weiblichwerden (Penisneid). Der Penisneid ist ein sekundäres, die orale und vaginale weibliche Empfangsbereitschaft ein primäres Phänomen. Das weibliche Über-Ich ist strenger als das männliche Über-Ich.

Ernest Jones
Die erste Entwicklung der weiblichen Sexualität (1927)

Jones befaßt sich zunächst mit den Vorurteilen der Analytiker über die weibliche Sexualität. Die männlichen Analytiker neigen zu »phallozentrischen« Gesichtspunkten und unterschätzen die Bedeutung der weiblichen Organe, während die Frauen offenkundig ein größeres Interesse am männlichen Glied nehmen. Die analytische Forschung sollte das Wesen dieser Vorurteile aufklären.

In seinem Aufsatz stützt sich Jones auf die Analyse von 5 Fällen weiblicher Homosexualität. Er versucht die folgenden zwei Fragen zu beantworten:

1. Was ist bei der Frau das exakte Äquivalent für die Kastrationsangst beim Mann?
2. Wie unterscheidet sich die Entwicklung der homosexuellen von jener der heterosexuellen Frau?

Im Mittelpunkt beider Fragen steht der Penis. Jones stellt fest, daß die Frauen ebenso schreckliche Ängste auf die Zukunft projizieren wie die Männer. Wie läßt sich das erklären, wenn doch die Kastration für die Frauen eine Tatsache ist? Jones meint, daß die Angst vor dem Penisverlust sicherlich sehr wichtig ist, daß sie aber keineswegs eine völlige Vernichtung der Sexualität impliziert – manche Männer möchten aus erotischen Gründen sogar kastriert werden. In Wirklichkeit profiliert sich hinter der Kastrationsangst bei beiden Geschlechtern die Furcht vor der totalen und endgültigen Vernichtung der Sexualität: »der Aphanisis«; die Vorstellung vom Penisverlust ist nur eine Verkörperung dieser fundamentalen Angst. Die Furcht vor Aphanisis tritt bei beiden Geschlechtern in unterschiedlicher Weise auf. Da die Frau aus psychologischen Gründen in ihrer Befriedigung viel stärker von ihrem Partner abhängig ist als der Mann von der Frau, fürchtet sie die Aphanisis vorwiegend in Form der *Trennung*. Daraus erklärt sich die weibliche Angst vor dem »Verlassenwerden«.

Jones ist der Ansicht, daß man die Genese des Über-Ich, d. h. *das Verhältnis zwischen Entbehrung und Schuldgefühl*, bei der Frau besser verfolgen kann als beim Mann. Er nimmt an, daß das Kind ein Über-Ich ausbildet, um die Gründe für die eigenen Entbehrungen auf die Außenwelt abwälzen zu können. Entbehrung oder Versagung können alleinige Gründe für die Entstehung von Schuldgefühl und Über-Ich sein, mit dem Ziel, das Kind vor dem Leid der Entbehrung oder Versagung zu schützen. Kurz gesagt, *das Über-Ich wehrt alle zur Nichtbefriedigung verurteilten Wünsche ab.*

Bei der Untersuchung der verschiedenen Entwicklungsstadien der Mädchen kommt Jones in Übereinstimmung mit Melanie Klein zu dem Schluß, daß es einen direkten Übergang von der oralen zur Ödipusstufe gibt. Das kleine Mädchen wechselt von seiner oralen Beziehung zur Mutterbrust über in ein orales Verhältnis zu Penisphantasien (Fellatiophantasien) und der klitoridischen Masturbation, die als autoerotische Ersatzbefriedigung zu verstehen ist. Bei der normalen, zur Heterosexualität führenden Entwicklung setzt die sadistische Phase so spät ein, daß die sadistische Besetzung der Klitoris nicht zu einer übermäßigen Entwicklung maskuliner Einstellungen (Vorwärtsstoßen) oder zu aggressiven, mit oralen Kastrationswünschen verbundenen Fellatiophantasien führt.

Die Besetzung der erogenen Mundzone verschiebt sich später, in Übereinstimmung mit der Freudschen Theorie, auf die Anusöffnung. Es besteht eine sehr komplexe, aber außerordentlich nebelhafte Verbindung zwischen *der analen und der vaginalen Besetzung. In dieser Phase stehen Sadismus und Ödipusverhältnis zur gleichen Zeit in voller Entwicklung.* Auf der »Mund-Anus-Vagina«-Stufe identifiziert das kleine Mädchen sich mit der Mutter; die anfängliche orale Einstellung zum Penis ist rein positiv, doch schon sehr bald taucht der Penisneid auf. Jones unterstützt die Vorstellungen von Karen Horney über die autoerotischen Gründe dieses Wunsches, die sie in Zusammenhang mit der Rolle des männlichen Organs beim Urinieren, dem Exhibitionismus und der Masturbation sieht. Wie Melanie Klein, Karen Horney und Helene Deutsch hält auch Jones es für unerläßlich, zwischen dem autoerotischen präödipalen Penisneid und dem erotischen ödipalen zu unterscheiden (man könnte auch sagen, zwischen dem Penisneid und dem Peniswunsch); der letztere äußert sich in dem Wunsch, in einem koitusähnlichen Akt durch Mund, Anus oder Vagina am Penis teilzuhaben. Jones nimmt an, daß der Penisneid (der Wunsch nach einem eigenen Penis) nichts weiter ist als eine regressive Verteidigungsmaßnahme gegen den Wunsch, in einer Art von ödipalem Koitus am Penis des Vaters zu partizipieren. Die ödipale Enttäuschung kann auf dem Wege der Regression den früheren Wunsch des Mädchens nach dem Besitz eines eigenen Penis reaktivieren. Das Schuldgefühl und der Aufbau des Über-Ich sind eine erste und niemals fehlende Verteidigungsmaßnahme gegen die unerträgliche ödipale Versagung, die die Furcht vor Aphanisis weckt. Für das kleine Mädchen gibt es zwei Auswege: Es kann entweder das Objekt oder den Wunsch wechseln; es muß entweder auf den Vater oder auf die Vagina (einschließlich der prägenitalen Vaginen) verzichten. Im ersten Falle kann es auf der Stufe des Erwachsenseins eine positive Einstellung zur Weiblichkeit gewinnen, die Vagina in die Sexualität einbeziehen und die libidinöse Beziehung zum Vater auf andere Männer übertragen; im zweiten Fall wird die Bindung zum Vater beibehalten, aber in Identifikation umgewandelt (Peniskomplex). – Der Knabe befindet sich in der gleichen Situation: Er muß entweder auf seinen Penis oder auf seine Inzestwünsche verzichten. Bei beiden Geschlechtern wird der ganze Prozeß durch die Nichterfüllung der ödipalen Wünsche und die daraus folgende Bedrohung durch Aphanisis ausgelöst.

Bei den homosexuellen Frauen lassen sich zwei Gruppen unterscheiden: Die, die zwar ihr Interesse am Mann beibehalten, aber von den Männern als einer der ihren angesehen werden wollen, und die, die kein Interesse an Männern nehmen und sich anderen Frauen zuwenden; für die letzteren stellen die anderen Frauen die eigene Weiblichkeit, die sie nicht direkt genießen können, dar.

Es läßt sich unschwer erkennen, daß die erste Gruppe von Frauen ihr Geschlecht aufgegeben, aber das Objekt beibehalten hat. In diesem Fall identifiziert die Frau sich mit dem Vater und möchte in der Liebe des Vaters ihre Männlichkeit anerkannt wissen. Die Frau der zweiten Gruppe hat den Vater, nach vorhergegangener Identifikation mit ihm, als Objekt aufgegeben; in Wirklichkeit ist allerdings ihre Objektbeziehung mit einer anderen Frau sehr unvollkommen, da die Partnerin nur die auf sie projizierte Weiblichkeit ausdrückt, die durch das interne Objekt (den einverleibten Vater, ihr Identifikationsobjekt) befriedigt werden soll. Im zweiten Fall verleugnet die Frau ihren Peniswunsch; sie will zeigen, daß sie selbst einen besitzt.

Jones ist der Ansicht, daß Freuds Beschreibung eines bei Mädchen und Knaben identischen phallischen Stadiums bei gleichzeitiger Unkenntnis von der Vagina nichts anderes ist als eine abgeschwächte Form solcher Verteidigungsmaßnahmen homosexueller Frauen und damit eine vorwiegend *sekundäre* Bildung. Daß die Verteidigungsmaßnahmen solche Ausmaße annehmen können und so manchmal zur Homosexualität führen, scheint mit einer besonderen Verstärkung des Sadismus in der oralen Phase zusammenzuhängen.

1. *Die fundamentale Angst bei beiden Geschlechtern ist die Furcht vor der Vernichtung der Sexualität (Aphanisis); sie ist stärker als die Kastrationsangst. Die Versagung der ödipalen Wünsche ist der alleinige Grund dieser Angst. Schuldgefühl und Über-Ich stellen weniger einen Schutz vor Einflüssen der Außenwelt als vielmehr eine interne Verteidigung gegen diese Angst dar.*

2. *»Das ›phallische Stadium‹ beim Mädchen ist wahrscheinlich*

mehr eine defensive Schutzkonstruktion als ein wirkliches Entwicklungsstadium.«

Die phallische Phase (1932)

In den verschiedenen psychoanalytischen Beiträgen der letzten zehn Jahre zum Problem der männlichen und weiblichen Sexualität stellt Jones starke Meinungsverschiedenheiten fest. Diese Disharmonie wird meist durch das Bemühen der Autoren verschleiert, ihre Übereinstimmung zu betonen. Jones beabsichtigt, die Unterschiede rückhaltlos ans Licht zu bringen, und zwar am Beispiel der Deutungen der phallischen Phase. Er verweist auf seinen Aufsatz aus dem Jahre 1927, in dem er die Auffassung vertreten hat, die phallische Phase bei der Frau sei ein *defensives* und *sekundäres* Phänomen. (»Im vergangenen Jahr hat Professor Freud diesen Vorschlag als unannehmbar bezeichnet.«) Schon 1927 hatte Jones vermutet, daß die phallische Phase beim Knaben keine natürliche Entwicklungsphase ist. Er beruft sich auf die Arbeit von Karen Horney, in der sie auf die defensive Natur dieser Phase eingeht *(Die Angst vor der Frau).*

In der Entwicklung gibt es zweifellos eine Periode, in der der Gegensatz »penisbesitzend – kastriert« im Vordergrund steht. In der Auseinandersetzung geht es einzig und allein um die Deutung dieser Tatsache. Die von Freud beschriebene phallische Phase läßt sich offenbar in zwei Teile zerlegen: die eine, von Jones »protophallische Phase« genannt, ist durch die Vorstellung eines einheitlichen Genitalorgans gekennzeichnet; die Vagina ist noch nicht entdeckt; der Knabe nimmt an, daß jeder einen Penis hat, während das Mädchen glaubt, daß jeder eine Klitoris hat. Dieser Glaube erzeugt in diesem Stadium keinen Konflikt. In der zweiten, von Jones »deuterophallische Phase« genannt, meinen Knaben und Mädchen, die Welt sei in zwei Klassen geteilt – nicht in »männlich« und »weiblich« im eigentlichen Sinne, sondern in »penisbesitzend« und »kastriert«. Diese Phase geht bei beiden Geschlechtern mit Angst und Konflikten einher. Der Übergang von einer Phase zur anderen hängt mit der Kastrationsangst zusammen, die, wie Freud sagt,

durch den aktuellen Anblick der gegengeschlechtlichen Genitalien hervorgerufen wird.
Beim Knaben ist die deuterophallische Phase durch eine Überbewertung seines Gliedes gekennzeichnet, außerdem durch einen partiellen Rückzug von Objektbeziehungen zugunsten einer narzißtischen Beziehung. Das könnte den Verdacht rechtfertigen, daß es sich um eine Flucht, nicht um ein regelrechtes Entwicklungsphänomen handelt. Bleibt die phallische Phase in das Leben des Erwachsenen hinein bestehen, so bestätigt sich dieser Verdacht. Wenn charakteristische Eigenschaften der phallischen Phase das klinische Bild des Erwachsenen bestimmen, hängen sie mit tiefen Ängsten zusammen. Der Erwachsene ist, wie der Knabe, in der deuterophallischen Phase vorwiegend mit Größe und Qualität seines Gliedes und übertriebener narzißtischer Kompensation beschäftigt. Es ist bemerkenswert, daß der Knabe sich in dieser Zeit kaum mit weiblichen Wesen befaßt und seine sexuelle Neugierde auf den Vergleich mit anderen Männern lenkt. Gerade in dem Augenblick, in dem die ganze Aufmerksamkeit des Subjektes auf sein eigenes Organ gerichtet ist, fehlt der Impuls, in etwas einzudringen – also das Hauptcharakteristikum des funktionierenden Organs. Es ist einleuchtend, daß die Durchdringungslust eine Suche nach dem Gegenstück, also nach einem Organ zum Eindringen, auslöst. Jones stimmt mit der Feststellung von Karen Horney überein, daß »die unentdeckte Vagina eine verleugnete Vagina« ist. Offenbar hat das Kind eine unbewußte Kenntnis von der Vagina.
Freud spricht von der »Abscheu« des Knaben vor dem weiblichen Geschlecht. Diese Abscheu impliziert eine schon lange vorhandene Kastrationsangst. Nach Jones sieht der Knabe »in den schrecklichen Dingen, d. h. Kastration, die den Frauen zustoßen«, das Schicksal, das ihn selbst erwartet, wenn er seine femininen Wünsche beibehält. Zwei kindliche Phantasien sind dafür entscheidend: der Koitus ist gleichbedeutend mit der Kastration des einen Partners. Feminine Wünsche führen nicht nur zum Abschneiden des Penis, sondern auch zur Öffnung einer Wunde (nach der kindlichen Theorie ist die Vulva eine Wunde). Der Autor vermutet, daß dieser Zusammenhang zwischen Koitus und Kastration durch feminine Wünsche des Knaben gegenüber dem Vater hergestellt wird, und daß die »Abscheu« vor den weiblichen Genitalien als die »vor dem Ort, wo solche

Wünsche erfüllt worden sind«, verstanden werden muß. Unter »femininen Wünschen« versteht Jones destruktive Impulse bei der oralen (Schluck- und Beißphantasien) oder analen (Kastration des väterlichen Penis beim homosexuellen Verkehr) Einverleibung. Daß der Ort, an dem diese Wünsche befriedigt werden, die Vagina der Mutter ist, hängt mit der infantilen Vorstellung – einer Entdeckung von Melanie Klein – zusammen, der zufolge der Penis beim Verkehr in die Mutter eingedrungen und von ihr verschluckt worden ist. In die Vagina der Mutter einzudringen bedeutet, vom Penis des Vaters zerquetscht zu werden. Der väterliche Penis ist infolge der Projektion der sadistischen femininen Wünsche des Knaben bedrohlich geworden (an dieser Stelle meint Jones mit »femininen Wünschen« die Einverleibung des väterlichen Penis mit Kastrationsabsichten). Die femininen Wünsche haben mit der ödipalen Rivalität zu tun: In der ödipalen Situation will der Knabe seinen Vater kastrieren, und aus diesem Wunsch entsteht die Kastrationsangst – das Eindringen in die Vagina bedeutet die Zerstörung des väterlichen Penis und, durch Projektion oder Umkehrung, seines eigenen Penis. Hier finden wir also die Vorstellung Koitus = Kastration wieder.

Jones behauptet, der aktuelle Anblick der weiblichen Genitalien wirke sich nicht direkt auf den Kastrationskomplex des Knaben aus; er glaubt nicht, daß die Frau kastriert worden ist und ihm etwas ähnliches passieren könnte – durch diesen Glauben könnte er seine Ängste allenfalls rationalisieren –, sondern daß seine ödipalen Wünsche nach sexuellem Verkehr mit der Mutter sowie der Zerstörung und Vertreibung des väterlichen Penis erfüllt werden könnten. Diese Wünsche sind unmittelbar mit der Angst vor der Umkehrung verbunden, und diese Angst leitet die deuterophallische Phase ein. Wie so oft, sagt Jones, liefert auch hier der Ödipuskomplex den Schlüssel zum Problem (der phallischen Phase).

Jones betont, daß der Knabe nach der Freudschen Konzeption vom Ödipus- und vom Kastrationskomplex seine ödipalen Wünsche aufgibt, um seinen Penis zu retten. Da aber der Penis nach Freud Träger dieser Wünsche ist, liegt die Vermutung nahe, daß diese gerade darin bestehen, die natürliche Funktion des Penis auszuführen, nämlich *einzudringen.* Jones zufolge ist die phallische Phase beim Knaben kein natürliches Stück der

Sexualentwicklung, sondern ein *neurotischer Kompromiß.*
Auch beim Mädchen hebt Jones zwei gegensätzliche Ansichten über die Weiblichkeit hervor, die er bewußt kraß definiert:
– die eine unterstellt, daß das Mädchen anfangs ein »kleiner Knabe« ist und später durch das Mißlingen der männlichen Haltung in die Weiblichkeit gedrängt wird;
– die andere behauptet, daß das Mädchen von Anfang an weiblich ist und durch das Mißlingen der weiblichen Haltung in eine defensive Männlichkeit gedrängt wird.
Jones bezieht sich auf Freuds Kritik an Karen Horney, in der dieser die Ansichten, die er selbst ablehnt, so zusammenfaßt, als ob das Mädchen aus Angst vor dem Weiblichwerden in die phallische Phase *regrediere.* Jones meint, daß Freud nur aufgrund seiner Überzeugung von der Identität zwischen Klitoris und Penis an dieser Stelle den Terminus *Regression* benutzt. Für jeden, der – wie Karen Horney – nicht die Identität von Klitoris und Penis unterstellt, handelt es sich hier nicht um eine Regression, sondern um eine neurotische Neubildung. Man darf nicht einfach unter dem Vorwand einer physiologischen Analogie auf die Identität dieser beiden Organe schließen: schließlich, sagt Jones, ist die Klitoris ein Teil des weiblichen Genitales.
Die Klitorismasturbation kann mit deutlich weiblichen Phantasien einhergehen. Im Gegensatz zu Freuds Meinung zeigt die klinische Erfahrung, daß die vaginale Erregung schon in der frühesten Kindheit eine Rolle spielt und mit viel tieferen Ängsten als denen, die bei der Betätigung der Klitoris auftauchen, verbunden ist. Daneben gibt es häufige und direkt mit der Vagina zusammenhängende frühe Phantasien, die sich auf *alle Öffnungen* beziehen und eine typisch weibliche *Rezeptionsbereitschaft* ausdrücken.
Jones glaubt, daß Freuds Annahme einer ausschließlichen prädipalen Mutterbindung beim Mädchen, obgleich klinisch beobachtbar, den sehr frühen, anfangs auf den Penis und dann auf den Vater bezogenen unbewußten Phantasien des Mädchens nicht gerecht wird. Er geht auf eine Vorstellung ein, die Freud ihm persönlich mitgeteilt hat: daß die erste Koitustheorie des kleinen Mädchens eine orale (Fellatio) sei. In diesem Punkt stimmt Jones mit Freud überein, er bemüht sich jedoch, alle Konsequenzen daraus zu ziehen: Zunächst vermutet er, daß

diese »orale« Theorie zeitlich in der Nähe der oralen Phase datiert werden müßte; alles deute darauf hin, daß sie an dieser Phase teilhat. Das heißt, daß man diesen weiblichen Rezeptionswunsch des Mädchens in eine sehr frühe Entwicklungsstufe einordnen muß. In Übereinstimmung mit Melanie Klein glaubt Jones, daß das Mädchen, von der Brust enttäuscht, sich ein eher befriedigendes, »penisähnliches« Objekt vorstellt. Diese Phantasie ist der Ausgangspunkt für die Vaterbindung.

Freud erklärt die Enttäuschung des Kindes mit der Tatsache, daß seine Wünsche ziellos sind; man könnte jedoch im Gegensatz dazu behaupten, daß das Kind sehr wohl definierte Ziele hat, und daß seine Enttäuschung daher rührt, daß es diese Ziele nicht erreichen kann.

Die Ziele des kleinen Mädchens sind denen erwachsener Frauen sehr ähnlich: Der Wunsch, ein Kind zu haben, besteht schon sehr früh und ist objektbezogen. Der größte Wunsch des Mädchens ist, einen Penis in sich aufzunehmen und ein Kind aus ihm zu machen. Der Wunsch nach einem Kind ist kein narzißtischer Ersatz für den unerfüllten Peniswunsch.

Jones zufolge tritt die Ödipussituation beim Mädchen erst dann ein, wenn es merkt, daß die Mutter all das bekommt, was das kleine Mädchen sich wünscht (den Penis des Vaters), und dadurch zur Rivalin wird. Er wendet sich entschieden gegen Freuds »überraschende« Behauptung, daß »die schicksalhafte Beziehung von gleichzeitiger Liebe zu dem einen und Rivalitätshaß gegen den anderen Elternteil [...] sich nur für das männliche Kind [...] herstellt«, und fügt hinzu: »Wir können hier nicht anders, wir müssen ›plus royaliste que le Roi‹ sein.«

Jones vertritt die Meinung, daß die phallischen Wünsche des Mädchens – wie Melanie Klein schon gezeigt hat – mit dem Sadismus gegenüber dem Körper der Mutter und, dem Talionsprinzip entsprechend, der Angst vor ihrem Körperinnern verknüpft sind; er verweist auf die häufige Angst der Frau vor »inneren« Krankheiten (Gebärmutterkrebs). Demnach wäre die männliche deuterophallische Haltung des Mädchens in Wirklichkeit eine Abwehrhaltung gegen die Ängste, die mit seinen weiblichen, ödipalen Wünschen zu tun haben: Mädchen wie Knaben haben Angst vor Verletzungen durch den Elternteil des gleichen Geschlechts.

Jones beschließt seine Untersuchung über die phallische Phase bei beiden Geschlechtern mit dem ausdrücklichen Hinweis, daß diese Phase »weniger eine rein libidinöse Entwicklung als ein neurotischer Kompromiß zwischen Libido und Angst« ist; da die libidinöse Befriedigung noch vorhanden und *bewußt* ist, könnte man diese Phase auch phallische Perversion nennen. Am Schluß des Artikels bezeugt der Autor Freuds größter Entdeckung, der des Ödipuskomplexes, seine Anerkennung: »Ich sehe keinen Grund zu bezweifeln, daß die Ödipussituation, in der Realität und in der Phantasie, für das Mädchen so gut wie für den Knaben das schicksalvollste psychische Ereignis des Lebens darstellt.«

Die von Freud dargestellte phallische Phase ist weder beim Knaben noch beim Mädchen eine normale Entwicklungserscheinung; sie ist ein neurotischer Kompromiß. Sie hängt bei beiden Geschlechtern mit den gefährlichen und mit Schuldgefühlen beladenen ödipalen Wünschen zusammen. Knabe und Mädchen möchten den Elternteil des gleichen Geschlechts kastrieren: der Knabe will den Penis des Vaters aus der Vagina der Mutter vertreiben, das Mädchen will der Mutter den Penis des Vaters wegnehmen. Bei beiden entsteht durch Umkehrung die Angst, selbst kastriert zu werden (äußerliche Kastration beim Knaben, innerliche beim Mädchen). Bei beiden handelt es sich um einen positiven Ödipuskomplex.

Über die Frühstadien der weiblichen Sexualentwicklung (1935)

»Dieser Vortrag soll der erste einer Reihe von Austauschvorträgen zwischen Wien und London sein, die Ihr Vizepräsident, Dr. Federn, zu einem speziellen Zweck vorgeschlagen hat. Schon seit einigen Jahren war zu sehen, daß viele Londoner Analytiker über eine Anzahl wichtiger Themen mit ihren Wiener Kollegen nicht derselben Ansicht waren; unter diesen Themen kann ich als Beispiel die Frühstadien der Entwicklung der Sexualität, besonders beim Weibe, [...] anführen. [...] Daß ich gerade das vorliegende Thema zur Diskussion mit Ihnen gewählt habe, scheint mir natürlich. Schon auf dem Innsbrucker Kongreß vor acht Jahren legte ich eine Darstellung der weiblichen Sexualentwicklung vor, die nicht ganz mit der allgemein akzeptierten übereinstimmte, und auf dem Wiesbadener Kongreß vor drei Jahren erweiterte ich meine Schlußfolgerungen und wandte sie auf die Probleme der männlichen Sexualität an. Einfach gesagt, war mein wesentlichster Punkt der, daß das junge Mädchen mehr Feminität hat, als Analytiker ihr gewöhnlich zugestehen, und daß die männliche Phase, durch welche sie oft geht, in ihrer Motivierung viel komplizierter ist als man gewöhnlich annimmt; mir scheint diese Phase sowohl eine Reaktion auf die Angst vor der Femininität als auch etwas Primäres.«

Jones gibt einen Überblick über die wichtigsten strittigen Punkte:

– Die Annahme einer angeborenen Bisexualität scheint sehr wahrscheinlich, ist aber schwer zu beweisen. Wir sollten sie nicht immer dann zu Hilfe rufen, wenn wir klinischen Schwierigkeiten begegnen.

– Wir sind uns darin einig, daß wenigstens im ersten Jahr die Mutter die wichtigste Rolle im Leben des Kindes spielt. Von dieser Phase sagt Freud: Alles auf diesem Gebiet ist »so altersgrau, schattenhaft, kaum wiederbelebbar, als ob es einer besonders unerbittlichen Verdrängung erlegen wäre«. Die Frühanalysen (»early analyses«), die in London (Melanie Klein) mit ganz kleinen Kindern gemacht werden, geben uns genaue Auskünfte über dieses Entwicklungsstadium beim Mädchen. Die Meinungsverschiedenheiten sind wahrscheinlich auf verschiedene Annahmen über diese frühe Phase zurückzuführen.

Im Gegensatz zu Freud sind wir der Ansicht, daß die Einstellung des Mädchens von Anfang an mehr feminin als maskulin ist, daß es sich mehr mit seinem Körperinnern als mit seinem Äußeren beschäftigt. In diesem Stadium betrachtet es die Mutter nicht, wie ein Mann eine Frau betrachtet, sondern als ein Wesen, das mit all den Dingen angefüllt ist, die das Kind braucht und haben will. Die Unzufriedenheit mit der Brustwarze und die Suche nach einem befriedigenden, penisähnlichen (»penislike«) Objekt entstehen sehr früh und wiederholen sich später in der Klitorisunzufriedenheit und danach im Penisneid. Daß das Kind nach der Versagung durch die Brustwarze einen Penis wünscht, bedeutet noch keine Liebe zum Vater. Es handelt sich vielmehr um die Beziehung zu einem Teilobjekt (Penis), das noch als dem Körper der Mutter zugehörig empfun-

den wird. In der ersten Hälfte des zweiten Jahres spielt die Persönlichkeit des Vaters eine zunehmend wichtige Rolle. Eine in der Tat feminine Liebe zu ihm konfligiert mit der Beziehung zur Mutter. Im zweiten Jahr können wir schon mit Bestimmtheit von einem Ödipuskomplex sprechen; er unterscheidet sich von der späteren Form (die Freud meint) dadurch, daß er tiefer verdrängt ist, und daß die Vorstellung von einer »vereinigten Elternimago« vorhanden ist.
Die oralsadistischen und analsadistischen Stadien zeichnen sich durch Angriffe gegen den Körper der Mutter aus. Beim Mädchen treten sie ausgesprochen heftig auf, und die daraus resultierende Angst wird deutlicher sichtbar als beim Knaben. Es fürchtet das Talion für sein Körperinneres und hat im Gegensatz zum Knaben kein äußeres Organ, auf das sich die Angst konzentrieren kann; außerdem kann es seinen Sadismus nicht wie der Knabe gegen den Vater richten. »Mit einem Wort, das Mädchen hat aus zwei Gründen weniger Gelegenheit, ihren Sadismus nach außen zu richten.«
Die Meinungsverschiedenheiten zwischen Wien und London über spätere Entwicklungsphasen gehen auf Differenzen hinsichtlich dieses frühen Stadiums zurück. Wir sind uns über die Wichtigkeit der oralen Phase und die Tatsache, daß die orale Phase der Prototyp der späteren Feminität ist, einig, obgleich die Übereinstimmung in dem zuletzt genannten Punkt nicht ganz vollständig ist. Helene Deutsch hat auf die »saugende Natur der vaginalen Funktionen« hingewiesen. »Man kann kaum länger die Meinung aufrechterhalten, daß die vaginale Einstellung sich nicht vor der Pubertät entwickle.«
Die Vaginalanästhesie und die Dyspareunie bei Erwachsenen verwendet Jones als Argument für seine Annahme, daß die Vagina schon früher eine Rolle spielt. Sie sind ihm ein Beweis für eine erotische Besetzung; außerdem kann man nicht fürchten, was es gar nicht gibt.
– Auf das Klitoris-Penis-Thema beziehen sich die schärfsten Meinungsverschiedenheiten. Eine Seite (die Wiener) behauptet, daß das Mädchen die Mutter haßt, weil sie ihm keinen Penis gegeben hat; die andere Seite ist überzeugt, daß das Mädchen sich einen Penis wünscht, um den Haß gegen die Mutter besser ausdrücken zu können. Nach Meinung der einen (Wiener) wendet das Mädchen sich dem Vater zu, weil es von seiner Klitoris

enttäuscht ist (der Kastrationskomplex treibt es in die Ödipussituation), nach Meinung der anderen (Londoner) wünscht es sich nur wegen der Schwierigkeiten, die sich seiner Vaterliebe in den Weg stellen, einen Penis. Daß so viele Mädchen offen zu erkennen geben, daß sie Knaben sein möchten, darf uns nicht blind dafür machen, daß sie zugleich kokett sind, mit Puppen spielen etc., also gerade feminine Eigenschaften zeigen.

Daß eine Verbindung zwischen dem Penisneid und dem gegen die Mutter gerichteten Sadismus besteht, erklärt sich dadurch, daß das Exkretieren von Urin unbewußt sadistische Bedeutung gewinnen kann (Urethralsadismus). Während der Knabe sich jederzeit von der Unbegründetheit seiner Kastrationsängste überzeugen kann, kann das Mädchen die Integrität seiner inneren Organe nicht nachprüfen. Freud wendet dagegen ein, der Penisneid und die ganze phallische Phase könnten nicht als sekundäre Bildungen angesehen werden; man müsse sich doch fragen, woher diese »sekundäre« Bildung ihre Energie nimmt, wenn nicht aus fundamentalen primären Strebungen. Jones antwortet darauf (in Übereinstimmung mit Melanie Klein), daß die Verdrängung der Feminität beim Mädchen von seinen Haß- und Angstgefühlen gegenüber der Mutter herrührt. Primär ist der Penisneid ein weiblicher Wunsch, sich den Penis des Vaters einzuverleiben, zuerst auf oralem und später auf vaginalem Wege. Der Wunsch nach einem Kind ist nichts anderes als der Wunsch, einen Penis zu empfangen und ihn in ein Kind zu verwandeln. Im Gegensatz zu Freuds Ansicht ist der Wunsch nach einem Kind keine Kompensation für den Penismangel, sondern ein normaler weiblicher Wunsch. Obgleich Jones meint, daß die phallische Phase kein normales Entwicklungsstadium, sondern eine defensive Bildung ist, zeigt er sich in bezug auf ihre Auflösung nicht sehr optimistisch, da sie sich aufgrund ihrer defensiven Funktion perpetuieren kann. Jones ist mit den Londoner Analytikern, deren Standpunkte er darstellt, der Meinung, daß die phallische Phase eine Verteidigung gegen den schon bestehenden Ödipuskomplex ist. Folglich unterscheiden sich auch seine Vorstellungen vom Untergang der phallischen Phase von denen Freuds. Jones kennzeichnet ihn folgendermaßen:

1. Aufgrund des Realitätserlebnisses wird eine Phantasie aufgegeben.

2. Das Ich ist stärker geworden. Bei weniger Angst liegt auch weniger Notwendigkeit zu Verteidigung vor.
3. Andere Schutzmaßnahmen sind zugänglich geworden. Die Animositäten des Mädchens gegenüber der Mutter beruhen nicht nur darauf, daß sie ihm keinen Penis gegeben, sondern daß sie zudem den Penis des Vaters in »Verwahrung gehalten« hat. Der Anblick des Penis ist keineswegs das ausschlaggebende traumatische Ereignis, sondern nur das letzte Glied in einer langen Kette. Jones sagt: »Ich glaube auch nicht, daß ein Mädchen, das nie durch dieses Trauma geht, maskulin wird, was aus der Ansicht zu folgen scheint, daß dieses Trauma sie in die Feminität treibt.« »Ich sehe die Frau als ein geborenes Weib und nicht als *›un homme manqué‹*.« »Allgemeiner gesprochen würden die Wiener, so glaube ich, uns den Vorwurf machen, daß wir das frühe Phantasieleben auf Kosten der äußeren Realität zu hoch einschätzen. Und wir würden antworten, daß keine Gefahr besteht, daß jemand die äußere Realität vernachlässige; wohl aber, daß man Freuds Lehre von der Wichtigkeit der psychischen noch immer unterschätzen kann.«

Für die weitere Verfolgung von Freuds Gedankengängen sind seine klinischen Untersuchungen von Frauen sehr aufschlußreich, da die Entdeckung der Dynamik des Unbewußten weitgehend auf Beobachtungen bei der Therapie von Frauen zurückgeht (vgl. die *Studien über Hysterie* von Freud und Breuer, die Krankengeschichte der *Dora* in den *Fünf Vorlesungen über Psychoanalyse* und die *Mitteilung eines der psychoanalytischen Theorie widersprechenden Falles von Paranoia*). Der Aufsatz *Über die Psychogenese eines Falles von weiblicher Homosexualität* enthält wichtige Zusatzinformationen für unser Verständnis von Freuds Vorstellungen über die beiden Ödipuseinstellungen bei der Frau. *Ein Kind wird geschlagen* und *Das ökonomische Problem des Masochismus* geben Aufschluß über Freuds Konzeption vom weiblichen Masochismus. Hinzu kommen die Abhandlungen über den *Fetischismus* von 1927 und *Über Triebumsetzungen, insbesondere der Analerotik*, in denen Freud die symbolische Abfolge »Penis = Kind = Kot« untersucht; und schließlich der Aufsatz *Die endliche und die unendliche Analyse*, in dem Probleme behandelt werden, die mit der Interpretation des Penisneides konfligieren.

Wichtig ist es, auf die Texte einiger anderer Autoren hinzuweisen, z. B. von Abraham (1921) über *Äußerungsformen des weiblichen Kastrationskomplexes,* die Schriften von Carl Müller Braunschweig, Annie Reich und Hans Sachs über das weibliche Über-Ich, die zahlreichen Untersuchungen von Phyllis Greenacre über das kleine Mädchen sowie auf die gesamte psychoanalytische Literatur über den Masochismus. Die Autoren dieses Bandes beziehen sich in ihren Abhandlungen vielfach auf diese Untersuchungen. In dieser Einleitung mußten wir uns allerdings auf die Auswahl mehr theoretischer Texte beschränken, genauer gesagt: auf Texte über allgemeine Untersuchungen der psychosexuellen Entwicklung bei der Frau. Zweck dieser Auswahl ist es, dem Leser das Verständnis für das Verhältnis zwischen den Ansichten der Autoren dieses Buches und den schon bestehenden Vorstellungen zu erleichtern.[4]

1 Frau Dr. C.-J. Luquet: »Die große Mehrheit der psychoanalytischen Untersuchungen über Triebbewegungen und Ich-Entwicklung gehen primär von der Entwicklung des Mannes aus und versuchen dann, in einem zweiten Schritt, die gewonnenen Resultate auf die Frau anzuwenden und sie in entsprechender Weise anzugleichen.«

2 Die in diesem Band enthaltenen Untersuchungen beanspruchen keine umfassende Darstellung des Problems der weiblichen Sexualität zu geben, sondern nur die Klärung einiger Aspekte.

3 Dieser Behauptung könnte man Freuds Gleichung »Lust = Triebabfuhr« gegenüberstellen.

4 Im Anhang eines zweiten Bandes (in Vorbereitung) wird eine psychoanalytische Bibliographie über die weibliche Sexualität erscheinen.

Christian David
Zu einer männlichen Mythologie über die Weiblichkeit

> »O schicksalhafte Wende!
> Es wird der Götterleib der Frau, der Glück verspricht,
> Mit doppeltem Gesicht zum Ungetüm am Ende!«
>
> *Baudelaire*

Dank der Freudschen Entdeckung der infantilen Sexualität und der ständigen Hinweise auf die Kontinuität von Normalem und Pathologischem konnte die psychologische Erforschung der Sexualität konkret und vorbehaltlos betrieben werden und sich aus ihrer Vorgeschichte lösen. Hat sie sich aber wirklich von den veralteten Vorstellungen, die unter dem Zwang der kollektiven Verdrängung, dem Druck jahrhundertealter Vorurteile und bestimmter, schwer aufhebbarer, verzerrter Phantasiegebilde standen, befreit? Ich glaube nein. Die Unsicherheiten, die Meinungsverschiedenheiten und Gegensätze, die bei diesem Thema in der Psychoanalyse aufgetreten sind und sogar Freuds eigene Darstellungen durchziehen, bestätigen meine Zweifel. Die in Dunkel gehüllten Restbestände werden vielleicht bei den spezifischen Problemen der weiblichen Sexualität am deutlichsten sichtbar: dem Leser wurde schon in der Einleitung ein kritischer Einblick vermittelt. Ohne daß es paradox wäre, kann man behaupten, daß die Vorstellungen, die die Analytiker selbst von der Weiblichkeit haben, oftmals ein Versteck für ihre vorgefaßten Meinungen sind. Trifft das auch für die praktische Behandlung zu? Sicherlich in geringerem Maße; denn jeder wird zugeben müssen, daß die ideologischen Unterschiede durch die klinische Arbeit abgeschwächt werden; dennoch ist ein Einfluß dieser a priori als Ungelegenheiten geltenden Unterschiede ebensowenig zu leugnen wie ihre manchmal ärgerlichen Folgen. Es gibt in der Tat kaum einen Bereich, in dem die Schwächen der Gegenübertragung so schwer zu erkennen und ihre Auswirkungen kaum noch kontrollierbar sind. Wenn man bedenkt, daß das sexuelle Leben weit in das Unbewußte hineinreicht, und daß der Begründer der Psychoanalyse trotz seiner bewundernswerten Versuche der Selbstanalyse weder von Vorurteilen noch von leidenschaftlichen Reaktionen frei war, ist das auch gar nicht erstaunlich. Ursprung der Divergenzen bzw. Streitigkeiten, auf die ich hinwies, ist an erster Stelle Freuds eigene Persönlichkeit, die bestimmte, oft von Vorurteilen geprägte Auffassungen, die in seinen Schriften über die weibliche Psychologie nachzulesen sind, determiniert.

Die vorgefaßten Meinungen halten sich in diesem Bereich so hartnäckig, die Listen des Unbewußten sind so schwer aufzudecken und rückgängig zu machen, daß selbst die Erfahrung einer nach klassischen Normen vollzogenen Lehranalyse manchen Freud-Schüler nicht vor Irrtümern bewahren konnte. Seit dieser Zeit weiß jeder Forscher, der sich auf »das Rätsel des Weibes« einläßt, daß er sich jeden Augenblick darin verirren kann.

Wenn man die sexuelle Neugier des Kindes für den Ursprung des Wissens- und Forschungsdranges hält, bedeutet jede neue Entdeckung, jede Überlegung in bezug auf die Sexualität eine Rückkehr zu den Quellen der Erkenntnis. Folgt man jedoch Freuds Auffassungen, so ergibt sich ein anderer Schwerpunkt. Nach Freud prägen die Unruhe und Verwunderung, die durch den Vergleich der weiblichen mit den männlichen Genitalien hervorgerufen werden, die Sexualität und damit die gesamte Persönlichkeit des Erwachsenen. Daher und im Zusammenhang mit der Kastrationsangst erlangt die Erforschung der weiblichen Sexualität einen besonderen Stellenwert. Das weibliche Geschlecht stellt für Knaben und Mädchen gleichermaßen das *primum movens* der infantilen Sexualneugier dar. Das weibliche Geschlecht, das als Mangel, Verlust und Beweis der Kastration erlebt wird, ist viel beunruhigender als das männliche; es ist das eigentliche Rätsel, für das Mädchen fast ebenso schwer zu entschlüsseln wie für den Knaben. Oft trifft diese Rätselhaftigkeit nicht nur auf die Kindheit zu. Eine große Anzahl erwachsener Frauen weiß kaum etwas von ihrem eigenen Geschlecht und den genitalen Vorgängen oder haben falsche Vorstellungen davon. Sicherlich birgt auch das männliche Geschlecht ein gewisses Geheimnis. Zumindest bis zum Ende der Latenzzeit existiert dieses Geheimnis für Knaben und Mädchen in gleichem Maße. Der kleine Junge fragt sich, wie ein Penis mit dem weiblichen Genital jemals zusammenkommen kann. Entweder zerbricht er sich über das Phänomen der Erektion den Kopf, oder er ist unfähig, einen Zusammenhang zwischen der Erektion und den weiblichen Geschlechtsteilen herzustellen. Er steht vor seinem eigenen Geschlecht, den Vorstellungen vom Geschlechtsverkehr, wie vor nicht dechiffrierbaren Zeichen. Anfangs ist jedem das eigene Geschlecht ein verwirrendes Rätsel für sich selbst und für den anderen; später erhellt sich dieses Geheimnis bei beiden Geschlechtern auf halbwegs komplementäre Weise – durch das Erleben der eigenen sexuellen Besonderheiten. Bei der Frau bleibt jedoch eine gewisse Verwunderung gegenüber den sexuellen Vorgängen beim Manne bestehen; umgekehrt ist das Erstaunen noch größer. Tatsächlich wird das obskure Geheimnis, das das weibliche Geschlecht für das Kind darstellt, nur selten vollständig gelüftet – dabei denken wir natürlich nicht an die rationale oder gar wissenschaftliche Kenntnis, sondern an das affektive und triebgebundene Erleben. Beweise dafür sind unter anderem die Vorstellungen über das »Mysterium der Frau«, die ganze weitverzweigte und komplexe Mythologie, mit der die Frau und ihre Sexualität umwoben wird.

Die Grenzen der Kenntnis vom anderen, vom anderen Geschlecht (die vielleicht mit den Erfahrungen der Unaussprechlichkeit, der Nicht-Kommunizierbarkeit, die bekanntlich im Bereich des Gefühlslebens mit Macht ausgestattet sind, zu tun haben) entsprechen den Grenzen der Anerkennung bestimmter sexueller Dispositionen des anderen Geschlechts bei sich selbst. In der Kindheit wissen Mann und Frau nichts von einer eigenen und einer fremden Sexualität, und wenn sie erwachsen sind, verkennen sie, daß jeder etwas vom anderen hat. Anders gesagt, sie wissen nichts von ihrer Bisexualität, und wenn sie es erfahren, dann meist im pathologischen Rahmen der Perversion.

Obgleich es auf den ersten Blick abwegig erscheint, kann es nützlich sein, die Probleme der Weiblichkeit aus der Perspektive bestimmter Erfahrungen bei der psychoanalytischen Behandlung von Männern zu betrachten. Nebenbei gesagt, wäre auch der umgekehrte Weg nicht falsch, jedoch von geringerem

Interesse; denn die Vorstellung, die wir gemeinsam von der Sexualität im allgemeinen und der weiblichen Sexualität im besonderen haben, ist ein Ergebnis von männlichen Auffassungen und Einflüssen.

Anscheinend ist die Aufklärung und Vertiefung des Wissens von der grundlegenden menschlichen Bisexualität neben der Berücksichtigung sozio-kultureller und anthropologischer Zusammenhänge von zentraler Bedeutung. Das soll natürlich nicht heißen, daß man jedes Mal, wenn man auf theoretische oder praktische Schwierigkeiten stößt, sich auf die Bestätigung dieser Bisexualität als *deus ex machina* berufen kann.

Vielleicht ist es der Bisexualität zu verdanken, daß eine wirklich intersubjektive sexuelle Realität entsteht und man auch nach streng analytischen Gesichtspunkten nicht notwendigerweise im Autismus der eigenen Sexualität endet. Ich bin überzeugt, daß die Kommunizierbarkeit von Erfahrungen, insbesondere von sexuellen Erfahrungen, möglich ist, daß wir sogar das, was uns unbekannt ist, verstehen, und das, wovon wir uns aufgrund unserer Andersartigkeit zunächst ausgeschlossen fühlen, teilen können. Tatsache ist jedoch – und es scheint noch nie anders gewesen zu sein –, daß diese Durchsichtigkeit verdunkelt, die Kommunizierbarkeit verraten ist. Dieser Verrat und diese Verdunkelung sind zum größten Teil dem Überhandnehmen mythischer Vorstellungen zuzuschreiben, die die Geschlechter daran hindern, einander zu erkennen. Die trügerischen Bilder, die vorwiegend durch das kollektive, nicht durch das individuelle Unbewußte entstanden sind, fallen um so mehr ins Gewicht, als sie sich in gewissen Institutionen eingenistet haben.

Die männliche Sexualmythologie über die Frau entstand schon sehr früh als direktes Echo auf die »weibliche Mentalität«. Der wichtigste Aspekt war und ist der, die Frau als einen mißlungenen Mann anzusehen. Komplementär dazu und ebenfalls weitverbreitet ist die Idealisierung der Frau – eine Reaktionsbildung auf die enttäuschende Erfahrung, daß das weibliche Geschlecht kastriert ist.

Jeder neurotische Zustand geht einher mit gestörter Sexualität (auch wenn die Störungen zunächst nicht sichtbar sind, wird man sie auf die Dauer bemerken). Daher möchte ich behaupten, daß der Mann, der die Frau und ihre Sexualität für »min-

derwertig« hält oder aber idealisiert, fast immer sichtbare oder versteckte neurotische Störungen aufweist.
Die phänomenologische Beschreibung des Sachverhaltes wäre endlos. Beispiele auf allen Ebenen würden meine Behauptung sicherlich bestätigen; man denke nur an einige bezeichnende männliche Reaktionen auf die Geschlechtsorgane der Frau, die Menstruation, Defloration, Geburt, das Stillen und besonders die Menopause, um die wichtigsten Anhaltspunkte zu nennen. Manche Männer fürchten sich vor dem Eindringen in die Vagina während der Menstruation, sehen in der Klitoris einen lächerlichen Ersatz, definieren die Reinheit durch das unberührte Jungfernhäutchen, werden unsicher beim Anblick einer schwangeren Frau, fühlen sich auf seltsame Weise durch die Aussicht und später die Realisierung der Geburt beeinträchtigt, verlieren nach der Mutterschaft das erotische Interesse an ihrer Ehefrau und halten die Menopause mehr oder weniger bewußt für das Ende der Weiblichkeit; andere – in manchen Punkten könnten es dieselben sein – verherrlichen den weiblichen Körper, glorifizieren die Schwangerschaft und Mutterschaft; wieder andere finden Frauen nur dann »anziehend«, wenn sie mit Schmuck behängt und »raffiniert« zurechtgemacht sind; Künstlichkeiten bieten die Möglichkeit, sich von einer zweifelhaften und gefürchteten Natur zu distanzieren.
Bisher habe ich nur diejenigen männlichen Reaktionen ins Spiel gebracht, die unmittelbar mit der Gestalt und den sexuellen Funktionen der Frau zusammenhängen. Ein vergleichbares Bild entsteht, wenn man die Reaktionen, die die weibliche Persönlichkeit im allgemeinen betreffen, aufzählt. Man begegnet in etwa den gleichen subjektiven Einschätzungen, meist Anzeichen für eine unbewußte Abwehr. Dahinter stehen Mißtrauen, Verachtung oder aber Überhöhung, die alle gleichermaßen illusorisch sind. Ich vermute, daß diese verzerrte Vorstellung von den Frauen und ihrer Sexualität, von dem, was sie sind und sozusagen sein müssen, weniger mit einem schlecht bewältigten Ödipuskomplex zu tun hat, als vielmehr auf das Überdauern eines frühen oralen stark von Ambivalenz gekennzeichneten Beziehungsmodus, in dem die libidinösen und aggressiven Impulse nicht klar unterscheidbar sind, zurückzuführen ist. Diese Einstellung wäre also eine Art Rache dafür, daß Knaben und Mädchen durch die Mutter und die

Säuglingssituation eine starke narzißtische Kränkung erfahren. Ist es nicht naheliegend, daß die »rassistische« Einstellung, die viele Männer den Frauen entgegenbringen (die Angehörigen eines Negerstammes taufen ihre Frauen mit einem Ausspruch, der ungefähr bedeutet: »die Rasse ohne Sprache«), und die masochistische Haltung, die viele Frauen Männern gegenüber einnehmen, aus einem solchen Rachebedürfnis entstehen?

Das soll nicht heißen, daß der Wahrheit letzter Schluß in einer umgekehrten symmetrischen Position zu finden wäre; es wurde oft genug eine angebliche »natürliche Überlegenheit der Frau« gepredigt. Wünschenswert erscheint mir eine offene Annäherung der gemeinsamen und unterschiedlichen psycho-sexuellen Charakteristika beider Geschlechter. Die Unterschiede mögen dann geringer erscheinen, als man gewöhnlich anzunehmen geneigt ist, aber sie sind mit Sicherheit vorhanden. Man hat also eine Gelegenheit, herauszufinden, worin die wirkliche Weiblichkeit besteht, welches Sexualverhalten diese oder jene Frau am meisten befriedigt, unabhängig von jedem Wert- und Vorurteil und dem sterilen Gegensatz von männlichem Imperialismus und militantem Feminismus.

Wenn man einmal von der Relativität der männlichen und weiblichen Züge, von Aktivität und Passivität, überzeugt ist, so ist es viel leichter, den Determinismus der »überlieferten Vorstellungen« von der weiblichen Sexualität zu durchleuchten. Die Überwindung der Voreingenommenheit muß allerdings auch dazu führen, daß die weibliche Sexualität direkt und autonom untersucht – wie J. Chasseguet mit Recht verlangt – und nicht, wie gewöhnlich, von der männlichen Sexualität abhängig gemacht wird.

Dieses Vorgehen ist eine der Bedingungen für die Möglichkeit des direkten Verständnisses der Weiblichkeit. Man wird kaum bestreiten können, daß dabei der Einfluß der tief eingewurzelten männlichen Mythen immer ein Hindernis gewesen ist. Da dieser Einfluß heute noch besteht, muß man vermuten, daß es den Männern, denen diese Mythologie zu verdanken ist, nach wie vor gelingt, bei den Frauen eine Bestätigung dafür zu finden, oder daß diese Männer sich berechtigt fühlen, die Proteste einiger Frauen einfach als emotionale Kompensationen von der Hand zu weisen.

Obwohl die Gefahr besteht, daß ich mich auf zu viele Einzelheiten und einen beschränkten Rahmen einlasse, möchte ich mich vorwiegend mit einem Fall von Phobie befassen. Begleiterscheinungen dieser Phobie sind verschiedenartige perverse Tendenzen, und zumindest zu Beginn der Analyse konnte ich im Rahmen einer ausgeprägten Bisexualität eine bewußte oder unbewußte Mythologie der Weiblichkeit feststellen. Darunter verstehe ich eine bestimmte Einstellung gegenüber Frauen, eine passive sexuelle Haltung, die zwar schon für sich spricht, deren Bedeutung jedoch im Verlaufe der Behandlung und im Zusammenhang mit der hysterischen Struktur und der phobischen und perversen Symptomatologie des Kranken noch klarer wurde. Die besonders enge Verknüpfung von sexueller Mythologie mit anderen Störungen bei diesem Patienten hat zur Folge, daß ich die Dinge, die den von diesem Buch abgedeckten Forschungsbereich explizit betreffen, kaum von denen trennen kann, die darüber hinausgehen. Ich werde mich um eine solche Isolierung auch nicht bemühen.

Wie schon angedeutet, fühlt sich Philippe durch seine phobischen Ängste veranlaßt, eine Analyse zu machen. In Wirklichkeit leidet er schon seit vielen Jahren; aber erst als sich sein Zustand infolge einer völlig neuen, schwierigen Lebenssituation nach dem Entschluß, endgültig in seine Heimat zurückzukehren, verschlimmert, sucht er einen Arzt auf. Zunächst geht er zu einem Psychiater, der ihm bei der Behandlung gegenübersitzt und sich von Anfang an hyperaktiv und ausgesprochen direktiv benimmt. Nach einigen Wochen ergreift der Patient die Flucht. Er ist jedoch so verstört, daß er unmittelbar danach eine andere Beratung sucht und zu mir kommt.

Ich habe einen Mann von etwa vierzig Jahren vor mir, groß und kräftig, rosa Teint, puppenhaftes Gesicht mit strahlenden blauen Augen hinter einer kleinen runden Goldbrille. Sein Blick ist unruhig und forschend, stechend und ängstlich zugleich. Er redet schnell, ja hastig, übermäßig viel, mit tiefer Stimme und unterbricht sich zwischendurch durch scharfe Intonationen. Die ausdrucksvolle, lebhafte Mimik unterstreicht seine häufigen demonstrativen Gesten.

Fast ohne Zwischenfrage erklärt er mir seine Symptome, seine Geschichte, die aktuelle Situation, seine Persönlichkeit und Umgebung. Sobald ich spreche, schneidet er mir das Wort ab, ohne deutliche Aggression, eher in einer angeregten Fieberhaftigkeit, durch die er eine gewisse Verzagtheit zu überspielen sucht. Er hat Angst vor mir und bemüht sich, die Furcht, die unsere Begegnung bei ihm ausgelöst hat, durch eine »Flucht nach vorn« zu überwinden. Er will sich die Möglichkeit offenlassen, auszuweichen, sich zurückzuziehen oder zu distanzieren. Dieses Verhalten wird durch den direkt spürbaren Exhibitionismus, ja sogar Theatralismus noch auffälliger. Er stößt Rufe und Seufzer aus, spricht lautmalerisch, läuft umher und bewegt sich, um dann plötzlich wieder eine übertrieben reservierte Haltung einzunehmen.

Nebenbei erwähnt er verschiedene geringfügige frühere oder jetzige somatische Störungen und unterstreicht seine Erklärungen zwanghaft mit suggestiven Gesten. Mit offener Genugtuung, ohne Scham oder Vorbehalte, berichtet er dann spontan – so wie er es in der ganzen Analyse tut – die Schwierigkeiten und Besonderheiten seines Sexuallebens. Vom ersten Kontakt an spüre ich bei ihm ein Gemisch aus Angst und einem eigenartigen Lustzustand.

Dieser manifest hysterische Patient offenbart auf diese Weise eine viel komplexere Persönlichkeit, als man nach einer oberflächlichen Begegnung hätte annehmen können.

Entscheidend für Philippes Entschluß, eine Analyse zu machen, von der er fast nichts weiß, ist, daß der Bereich seiner Handlungsmöglichkeiten rapide abnimmt und er häufiger und stärker in Angstzustände gerät. Anscheinend hatte er bis zu diesem Zeitpunkt aufgrund seiner perversen Organisation im sexuellen Bereich immer wieder befriedigende Kompromißlösungen gefunden, so daß er trotz der phobischen Beschränkung seiner Entwicklung ein zwar instabiles, aber ausreichendes Gleichgewicht hatte und außer einer illusorischen und unsicheren medikamentösen Therapie keine weitere Hilfe in Anspruch nahm. Erst als er sich in völlig neuen Lebensbedingungen zurechtfinden muß, die deutlicher zwanghaft und spannungsgeladen sind, als er in ein mit Ängsten verknüpftes Beziehungsnetz gerät, bricht er zusammen und sucht neue Hilfe. Dieser Vorgang bestätigt die Vorstellung des wirksamen Funktionierens einer perversen Organisation und eines entsprechenden Verhaltens sowie die Funktionsfähigkeit des Unbewußten oder zumindest einer Indifferenz. Derartige Organisationen bilden

sich im Rahmen der vorausgesetzten Anomalien, die sie mit sich bringen, und der Persönlichkeitsbeschränkungen, die sie hervorrufen. In dem Augenblick, in dem Philippe merkt, daß bei ihm ein Bedürfnis nach »ernsthafter« Behandlung entsteht, entwickelt sich zugleich eine ihm bis dahin unbekannte Unsicherheit über seine eigene Stellung und Bedeutung im Vergleich zu anderen Menschen. Von nun an fragt er mich oft, ob alle anderen denken und reagieren wie er, ob er nicht anomal oder gar widernatürlich empfinde. Diese Unsicherheit bezieht sich selbstverständlich weniger auf seine Ängste als vielmehr auf sein Sexualverhalten. Kurz gesagt, erst seit sich das mit der Neurose zusammenhängende Leiden verschlimmert hat, kann die perverse Einstellung »objektiviert«, wirklich in Frage gestellt werden, und die seit langem erstickten abweichenden Triebregungen, die unterdrückten Wünsche kommen ans Licht.
Diese Beschreibung weist auf eine gewisse Ähnlichkeit zwischen der ungetrübten Selbstsicherheit der Voreingenommenen – ich denke natürlich besonders an Voreingenommenheiten über die weibliche Sexualität – und der Beschränktheit mancher Charakterneurotiker hin. Unser Patient entwickelt schon bei dem Gedanken, allein ausgehen zu müssen, eine panische Angst. Er läßt sich stets von seiner Frau begleiten. Wenn sie zufälligerweise einen ungewohnten Weg einschlagen, reicht dieser Schutz nicht mehr aus, und er fühlt die Angst in sich aufsteigen. Um sie zu vertreiben, redet er sich ein: »Das geht vorüber, das geht vorüber«, obwohl ihm dieser unerträgliche Zustand wie eine Ewigkeit erscheint. Manchmal ringt er die Hände und stöhnt: »Mutter! Mutter!« In der Analyse entsteht der Eindruck, daß dieses Bedürfnis nach einem helfenden Ich mit dem Wunsch zusammenhängt, von einer mütterlichen Person beschützt und zugleich bewacht zu werden. Die verhaßte Enge wird gesucht. Das »Es geht vorüber!« deutet auf eine unbewußte Phantasie von der Urszene hin. Das aktuelle, stark erotisierte Aufkommen der Angst ist gewissermaßen eine phobische Entsprechung ganz früher Unruhen, die durch die Identifizierung mit dem passiven Elternteil entstanden sind. Er ruft nach der Mutter, damit der unerträgliche Koitus und seine eigene, schuldbeladene Beteiligung an der Szene endlich ein Ende nehmen.
In einer Sitzung erinnert er sich, daß er vor einigen Jahren, als seine Störungen noch sporadischer und weniger intensiv wa-

ren, ein Erlebnis ganz eindeutiger und besonders schmerzlicher Depersonalisierung hatte: Beim Einsteigen in den Zug, den er täglich benutzt, hat er plötzlich das Gefühl, daß sein gewohnter Platz in der Nähe der Tür sich auf der linken statt auf der rechten Seite befindet; er weiß auch nicht mehr, wo hinten und vorn ist. Dieser Eindruck verwirrt ihn dermaßen, daß er sogleich aussteigen und auf seine Versetzung verzichten will.
Dieses Symptom der Depersonalisierung, vermittelt durch den subjektiven Eindruck einer Veränderung der räumlichen Struktur, scheint mir eng mit dem Inhalt einer unbewußten Sexualphantasie zusammenzuhängen. Er bemerkt, daß der Penis nicht dort ist, wo er ihn vermutete, oder daß er nicht mehr an dem Platze ist, an dem er ihn sich vorgestellt hatte. Vorn wird mit hinten verwechselt.
Wenn Philippe vor dem Einschlafen seine Angst vertreiben will, flüchtet er sich oft entschlossen in folgende Phantasievorstellung: Eine Frau kommt auf ihn zu – nicht seine Frau, neben der er liegt. Er umschlingt sie von hinten und dringt in ihren Anus ein, ein Verhalten, das er in Wirklichkeit noch nie praktiziert hat. Er fühlt sich vollkommen geschützt, und seine Erektion läßt nicht nach. Er ist eins mit seiner Partnerin. Es ist fast so, als hätten sie nur einen Kopf, zwei Arme, und »vorne nichts«. Er möchte bis zu den Schultern in die Frau eindringen, um ganz in ihr zu sein. Da das nicht möglich ist, gibt er sich mit einem Ersatz dieser Verschmelzung zufrieden: Arme und Beine sind mit fest angezogenen Schnüren aneinandergebunden. Seine Partnerin trägt ein Höschen, Strümpfe, Strumpfhalter und hochhackige Schuhe. Sie beherrscht die Situation. Sie bewegt sich, wie sie Lust hat. Wenn es ihm gelingt, diese enge Verschmelzung zu empfinden, möchte er ganz Frau werden und seinen Penis in der Sicherheit des weiblichen Körperinnern ruhen lassen – eine fast hermaphroditische Lösung seiner Kastrationsangst.
Seine Ängste beziehen sich nicht nur auf den Raum, sondern auch auf den Zustand seines Organismus. Seit der frühesten Jugend ist er durch jede noch so geringfügige krankhafte Erscheinung stark beunruhigt. Der leichteste Schmerz und jede kaum spürbare Übelkeit rufen intensive, hypochondrische Phantasien hervor. Wenn er Hämorrhoiden hat, denkt er, sein After sei von Krebs befallen; wenn er Schmerzen in der Lei-

stengegend spürt, ist er überzeugt, daß er ein Geschwür im Hoden hat. Er weiß übrigens selbst, daß man ihm viel einreden kann. Es reicht schon, daß er über eine Krankheit reden hört, und schon spürt er kurz darauf selbst die Symptome.

Ehe ich die perversen Tendenzen und die sexuelle Mythologie beschreibe, habe ich die Symptomatologie ausführlich dargestellt. Der Grund dafür ist ein enges Zusammenspiel beider Bereiche, auf das ich später noch eingehen werde. Immer, wenn während der analytischen Arbeit die sexuelle Mythologie berührt wurde, zeigten sich auch die übrigen Symptome, und umgekehrt.

Der Mann, mit dem wir uns nun schon eine ganze Weile beschäftigt haben, der sehr früh und sexuell unerfahren geheiratet und seiner Frau drei Kinder gemacht hat, der religiös und moralisch streng erzogen worden war, hat in zwanzig Jahren Ehe nur sehr selten mit seiner Frau geschlafen – nicht, weil der Koitus ihm längere Zeit bemerkenswerte Schwierigkeiten gemacht hätte, nicht, weil ihn das Eindringen bewußt geängstigt hätte, sondern weil er ganz einfach andere Wünsche hatte. Außerdem hatte er in seiner Frau eine Partnerin gefunden, die sich entweder aus extremer Passivität oder in komplementärer Reaktion auf ihn (sicherlich spielt beides eine Rolle) stets seinen Ansprüchen gefügt hat. Er erwartete hauptsächlich von ihr, daß sie in ihrer sexuellen Beziehung eine aktive, manchmal sadistische Rolle übernahm. Nur wenn diese Bedingung erfüllt war, konnte er sich richtig »gehenlassen«. Manchmal bat er seine Partnerin ausdrücklich, ihn »zu nehmen«, das heißt, sie sollte sich mit dem Rücken zu seinem Gesicht auf seine Brust setzen – manchmal mußte sie sich auch direkt auf sein Gesicht setzen – und ihn masturbieren, während er sich vorstellte, einer schönen, reifen, herrischen und grausamen Frau »ausgeliefert« zu sein. Es machte ihm wenig aus, daß seine Frau dabei überhaupt keine »physische« Befriedigung fand. Er war überzeugt, daß sie sich mit uneingeschränkter Spontaneität hingab und zweifellos ihr Vergnügen dabei hatte. Auf der Ebene des Bewußtseins bestand dieses Vergnügen darin, ihm lustvolle Höhepunkte zu verschaffen, auf einer tieferen Ebene bedeutete es, ihn zum Schwächling zu machen.

Er hat seine Frau nie betrogen, nicht einmal als sie längere Zeit getrennt lebten, angeblich, weil er ein stillschweigendes

Abkommen zwischen ihnen nicht brechen wollte, in Wirklichkeit aus einer vorbewußten Angst, daß er sich mit einer anderen Frau unweigerlich in einer anderen erotischen Situation befinden würde. Dennoch beschränkte sich seine Erotik nicht auf die sado-masochistische eheliche Beziehung; schon immer war er seinem Bedürfnis nachgegangen, beim Betrachten von Photos oder Zeitschriftenillustrationen zu masturbieren (er suchte die Bilder sorgfältig aus, bereicherte sie jedoch immer mit seinen eigenen Phantasien). Am liebsten mochte er besonders schöne, »raffinierte«, kalte Frauen – die nie ganz nackt waren (bei den Nackten mußte zumindest das Schambein verborgen oder, falls doch sichtbar, enthaart sein), sondern Höschen oder hautenge Anzüge trugen; es war ihm wichtig, daß die Körperformen durch das Kleidungsstück betont wurden und zugleich Bauch und Schenkel »glatt« ineinander übergingen. Eine weitere Vorliebe hatte er für typisch heterosexuelle Szenen, in denen die Frau eine ausgesprochen sadistische Rolle spielte. Um seine Phantasien durch physische Stimulation zu bekräftigen, pflegte er sich beim Masturbieren schon seit seiner frühesten Jugend mit Hosenträgern einzuschnüren. Es steigerte seine Lust, wenn er die Träger tief in seine Haut eindringen fühlte und sich dabei vorstellte, von einer »schönen Frau« vergewaltigt und zerquetscht zu werden. Auf dem Höhepunkt phantasierte er manchmal sogar Folterszenen, als chirurgische Eingriffe verschleiert, die mit der vollständigen Kastration endeten.

Da derlei masochistische Phantasien seine libidinöse Spannung jedoch nicht erschöpften, fand er großen Spaß daran, sich so oft wie möglich in eine Frau zu verkleiden – im allgemeinen nur mit Hilfe weiblicher Unterwäsche. Dann stellte er sich vor einen Spiegel, versteckte seine Genitalien, klemmte seinen Penis zwischen die Schenkel, um eher wie eine Frau auszusehen, und onanierte. Der Wunsch, eine Frau zu sein, beschäftigte ihn ganz bewußt. Es schien ihm wunderbar, »nichts zwischen den Beinen zu haben«, einen engen Nylonslip zu tragen, der in die Gesäßspalte rutschen konnte, ohne daß sich irgendeine Erhebung abzeichnete – daher rührte seine Vorliebe für Tänzerinnen mit ihren hautengen Anzügen, ein erhebendes Bild weiblicher Perfektion; daher auch sein fetischistischer Geschmack für Schuhe mit hohen Absätzen, knappe Höschen und andere weibliche Körperhüllen (die allerdings so leicht sein mußten, daß sie ihn nicht an die langen Korsetts seiner Mutter erinnerten).

Am Anfang einer Sitzung fragte er mich: »Sind nicht alle Männer wie ich und sehnen sich heiß danach, eine Frau zu sein?« Diese Frage galt natürlich auch mir persönlich. Der Wunsch, eine Frau zu sein, der von vielen geteilt, von den meisten Männern jedoch sorgfältig unterdrückt wird, ist vielfältig interpretierbar: als Überkompensation der weiblichen »Kastration«, als Substitut für den Besitz der Mutter und als Wunsch, teilzuhaben an der Macht der Frauen, die sich des Privilegs erfreuen, bewundert und umworben zu werden, Kinder zu tragen und zu gebären.

Der Kontrast zwischen der gesamten erotischen Disposition, der expliziten und vor allem der impliziten Vorstellung vom weiblichen Geschlecht, seinem eigenen weiblichen Verhalten und, auf der anderen Seite, dem Versuch, in allen anderen Bereichen männlich zu erscheinen, ein Versuch, der sich als männliche Protesthaltung oder als aufgesetzte, ständig zur Schau getragene Virilität beschreiben ließe, wirkt bei Philippe fast wie eine Karikatur. Die »männliche« Verhaltensweise kommt zu Hause am stärksten zum Ausdruck; dort duldet er weder von seiner Frau – die er manchmal im Spaß eine »halbe Portion« nennt – noch von seinen Kindern irgendeinen Widerspruch gegen seine Autorität. Sobald man ihn warten läßt, bei jeder unvorhergesehenen Verzögerung, gerät er außer sich vor Wut. Einmal hat er wegen einer geringfügigen Verspätung einen Schrank demoliert. Genauso intolerant reagierte er, wenn seine Eigenliebe verletzt wurde. Das passierte ihm zum Beispiel, wenn er bemerkte, daß einer seiner Beamten-Kollegen ohne eindeutige hierarchische Berechtigung von seinen Vorrechten Gebrauch machte oder versuchte, sich in seinen Kompetenzbereich zu mischen. Da er jede Person, die ihm widersprach oder ihn erniedrigte, sofort mit seiner Mutter in Verbindung brachte, reagierte er in solchen Fällen ausgesprochen heftig, zum Beispiel indem er seine Kollegen in »Beschwerdebriefen« bei den Vorgesetzten anschwärzte. Meist gelang es ihm auch, für die Einschränkung seiner Freiheit oder die Angriffe auf seine Würde entschädigt zu werden. Solange niemand ihm das Gefühl gab, ihn ignorieren oder erniedrigen zu wollen, verhielt

er sich im täglichen Leben diplomatisch und anpassungsfähig, ja in Gesellschaft stellte er sich auf die anderen ein, und es glückte ihm meist, die Aufmerksamkeit der Gruppe für längere Zeit auf sich zu lenken, sie zum Lachen zu bringen und charmant zu sein. Den Höhepunkt seiner Möglichkeiten erreichte er bei festlichen Anlässen, bei denen er seine Amateurtalente vorführen konnte. Vielleicht gab es für ihn kein größeres Vergnügen, als unter dem Applaus der Zuhörer mit aller Hingabe und Kraft seiner Stimme »l'Air de la Calomnie« oder »Toréador prend garde« zu singen. Anfangs wurde oft gekichert, dann wurde das Publikum aufmerksam und schien schließlich seinem Charme vollständig verfallen. Dazu hätte er sich berufen gefühlt: vor dem Publikum aufzutreten, ihm zu gefallen und es in gewisser Weise zu beherrschen.
Philippe ist so eifersüchtig, daß er den Ruhm von Künstlern, Sängern, Schauspielern, Politikern etc. kaum erträgt, wenn ihre wirklichen Verdienste oder Talente eine solche Gunst in seinen Augen nicht rechtfertigen. Jede scheinheilige Lobrede, jede unverdiente Ehrung macht ihn wild. Er sagt, er fühle sich von den Verkäufern zeitgemäßer Illusionen vergewaltigt und »fremdbestimmt«.
In krassem Widerspruch zu den Triumphgefühlen des Exhibitionismus im narzißtischen Bereich stehen extreme Schuldgefühle im Bereich der Sexualität. In diesem Fall können die Partialtriebe nur vermittelt durch Fetischismus und Verkleidungen eine Kompromißlösung finden.

Die soziale Ungleichheit seiner Eltern scheinen unseren Patienten schon seit der Kindheit beeindruckt und geprägt zu haben. Er hatte stets darunter gelitten, daß die Mutter seinen vom Lande stammenden Vater wegen seiner Manieren, seiner äußerlichen Aufmachung und seiner Sprache kritisierte und von oben herab behandelte. Diese Einstellung wurde dadurch noch verschärft, daß zu der ursprünglichen Ungleichheit bei seinem Vater noch eine Behinderung durch eine Trepanation hinzukam, die in jeder Hinsicht schlimme Folgen hatte, insbesondere führte sie zu regelmäßigen Ohnmachtsanfällen. Nach diesem Unglück hatte der Invalide nur noch Zugang zu mittelmäßigen Berufen. Seine Frau, von großbürgerlicher Herkunft, wollte Lehrerin werden – bei ihr fielen Notwendigkeit und eigener

Wunsch zusammen. »Mutter war immer gepflegt und sorgfältig herausgeputzt. Mit ihrem strengen Kleid schüchterte sie mich ein. Im Gegensatz zu ihr war Vater unordentlich und schmutzig. Ich mochte ihn gern, hatte aber keinen Respekt vor ihm. Zu Hause hatte Mutter die Hosen an.« Diese Frau mit ihren ausgeprägt maskulinen Zügen stellte in den Augen ihrer beiden Söhne, insbesondere unseres Patienten, eine eigenartige Mischung aus strenger Sorgfalt und quälender Autorität dar, ein Bild, das ziemlich genau mit dem Verhalten gegenüber ihrem Ehemann übereinstimmt. Dessen Meinung fiel bei Diskussionen oder wichtigen Beschlüssen kaum ins Gewicht; er wurde ohne besondere Boshaftigkeit behandelt und mißhandelt, ihm selbst war dabei keinerlei Unterwürfigkeit anzumerken. Philippe hatte seine Mutter einmal sagen hören, daß sein Vater »ziemlich scharf auf sie« sei. Obwohl seine Eltern sich sexuell gut verstanden, hatten diese Worte ihn immer beunruhigt, wenn er sich das Gesicht seiner lieblosen und spröden Mutter vorstellte.
Eine sehr genaue und besonders unangenehme Erinnerung hat unser Patient daran, daß sein ungepflegter Vater oft ungeniert und provozierend ausspuckte. Philippe gibt zu, daß er noch heute Herzklopfen bekommt oder ihm ein Schauder über den Rücken läuft, wenn er nur daran denkt, und erst recht, wenn er jemanden spucken sieht. In einer späteren Sitzung zieht er spontan einen Vergleich zwischen dem schleimigen Speichel und dem Sperma.
Der Abscheu, den ihm sein Vater (Penisträger) einflößt, läßt sich kaum durch die Überführung der prägenitalen Reaktionen in die Ödipussituation erklären, vielmehr scheint die Identifikation mit diesem Penis, den Philippe durch die Mutter, die ihn an sich gerissen hat, bedroht sieht, eine Rolle zu spielen. In der Vagina seiner Frau empfindet er die gleiche Bedrohung. Einer der wichtigsten bewußten Gründe, die ihn davon abgebracht haben, in die Vagina einzudringen, ist der, daß er beim Koitus wiederholt den Eindruck gehabt hatte, mit seinem Glied der Eichel eines anderen Penis zu begegnen. Daher rührte die eigenartige Vorstellung, die Abraham übrigens schon sehr früh bei bestimmten Patienten aufgedeckt hat, daß die Frau einen großen hohlen Penis in sich birgt, in den das kleinere männliche Glied eindringen kann. Vermittelt durch einen unbewußten Vergleich von Penis und Brust ist eine orale Genese dieser Vor-

stellung sehr naheliegend; sie spielt eine wichtige Rolle bei der Entstehung des Bildes von der phallischen Mutter.
Philippe kann nicht verstehen, wieso Männer, die mit »diesem armseligen Dingsda« ausgestattet sind, von Frauen begehrt werden. Dennoch träumt er beispielsweise folgende Szene: Er liegt mit seiner Frau am Strand. Eine weitere Person, die für ihn die »eigentliche Frau« darstellt, ist in der Nähe. Er geht auf sie zu, macht ihr den Hof, achtet aber darauf, daß seine Ehefrau nichts merkt. Kurz danach läuft er am Ufer eines weiten Meeresarmes entlang, klettert dann behende auf einen Baum, um sich in den Augen seiner neuen Eroberung interessant zu machen. Auf einem Ast hockend, entdeckt er unter sich eine große tiefe Wasserlache. Als er zu einem Kopfsprung ansetzt, sieht er plötzlich einen großen bunten Fisch im Wasser, der einen kleineren verfolgt und ihn verschlingen will. In diesem Augenblick wird ihm übel. Die Szene verwandelt sich, er befindet sich auf einem Bankett. Seine Frau sitzt ihm gegenüber. Die andere Frau hat auf seiner Tischseite Platz genommen, ein Unbekannter hat sich jedoch zwischen sie gesetzt und sie getrennt. Als Kind hatte Philippe sich oft vorgestellt, mit dem Kopf nach unten und der Nase tief in der schmutzigen Gesäßspalte in der Hose seines Vaters – oder stellvertretend in der seines Lehrers – zu stecken. Ich deute diese Phantasie weniger als eine Verleugnung der Kastration der penishaften Kotsäule oder als den analen Ausdruck von homosexuellen Trieben denn als den Wunsch, selbst zum Penis des Vaters zu werden. Wäre er nämlich der Penis des Vaters, so wäre jede Gefahr ausgeräumt, daß er selbst oder der Vater von der phallischen Mutter kastriert würde. Als er einmal auf einem Familienausflug bei einem kurzen Aufenthalt mit seinem Vater aus dem Auto stieg, warf er sich schluchzend an dessen Brust und sagte unter Tränen: »O mein Vater, mein armer Vater!« Dabei gab es nichts, was ihn stärker irritiert hätte als das mitleidige Benehmen seiner Mutter gegenüber ihrem Mann und den Kindern. Wenn sie ihn heute »Mein armer Phiphi!« nennt, wird er so wütend, daß er sich kaum noch kontrollieren kann. Sein um einige Jahre jüngerer Bruder, der lange Zeit unter den Folgen einer Kinderlähmung litt, hat dieses zwiespältige Mitleid noch viel stärker zu spüren bekommen.
»Mein armer Vater« bedeutete für Philippe das gleiche wie:

»Mutter hat dich kastriert«. »Mein armer Phiphi« hieß also: »Du bist wie dein Vater.« Da eine solche Bezeichnung seine Kastration unterstreicht, ist es gar nicht erstaunlich, daß er sich dermaßen darüber aufregt. In der oben beschriebenen Szene nimmt Philippe allerdings die mütterliche Position ein, indem er seinen Vater genauso behandelt, wie seine Mutter es gewöhnlich tat. Gleichzeitig beweist er ihm aber die Solidarität der vom selben Henker bedrohten Opfer – eine komplexe homosexuelle Bindung, die Philippes masochistischem Verhalten einen besonderen Anstrich gibt. Man könnte sagen, daß er nach sexueller Unterwerfung und Erniedrigung verlangt, um auf diese Weise eine Einheit mit dem Vater herzustellen.
Philippes erstes, selbstverständlich mehr oder weniger rekonstruiertes Angsterlebnis, ist folgendes: Als er etwa 3 Jahre alt war, nahm ihn seine Großmutter auf einen Spaziergang mit. Sie hatte ihn ans Ufer eines Wasch- oder Fischteiches gesetzt und ihn dort kurze Zeit alleingelassen. Beim Spielen fiel er ins Wasser. Die wenigen Augenblicke unter Wasser schienen ihm unendlich lang. Als er die Wasseroberfläche wieder erreichte, hatte er das Gefühl, zerquetscht zu werden, und gleichzeitig starke Lustempfindungen.
Zur Entdeckung des anatomischen Geschlechtsunterschiedes fällt ihm als erstes prägendes Erlebnis die Beobachtung einer kleinen Spielkameradin namens Lisette ein, die vier Schritte von ihm entfernt zum Urinieren vor einem Baum hockte. Warum war sie anders als er?
Die ersten unerträglichen Beschämungen: gegen seinen Willen mußte er lange lockige Haare tragen (seine Mutter hatte sich immer ein Mädchen gewünscht), sie wie die kleinen Mädchen mit einer Schleife verzieren und in lächerlicher, nicht altersgemäßer Kleidung herumlaufen, worüber er sich schämte. Seine Mutter brachte ihm jeden Morgen eine Banane in die Schule, die er unter dem Gespött seiner Schulkameraden in der Pause essen mußte. Nach der Volksschule kam er zu den Jesuiten in eine sehr angespannte, von Mißtrauen beherrschte Atmosphäre. Er wurde kontrolliert, erfuhr falsche Freundlichkeit und Vorurteile: ein Klima, das wie geschaffen schien, Schuldgefühle hervorzurufen und sie ins Unerträgliche wachsen zu lassen. »Wie oft ist es dir schon gekommen?« »Habt ihr euch schon wieder angefaßt?« Gleichwohl bezeugte Philippes Mutter den Patres ihren

Respekt; von einigen fühlte sie sich offensichtlich angezogen und lud sie gern nach Hause ein. Philippe fühlte sich gar nicht wohl, wenn er sie in Begleitung von diesen für ihn sexuell doppeldeutigen Soutanen sah. Trotzdem mußte er vor ihnen dienern.

Wahrscheinlich hat die religiöse Erziehung bei Philippe den ursprünglichen Eindruck von der Ambiguität der Geschlechter verstärkt und dazu beigetragen, daß er sich Männer sehr leicht als Frauen vorstellen konnte. Der störende Aspekt, der in seinen Augen die Beziehung zwischen diesen Geistlichen und seiner Mutter dominierte, verstärkte die Zwiespältigkeit und belebte das durch die Urszene hervorgerufene Gefühl der Übelkeit.

Eines Tages geht Philippe in der Pause auf den Schulhof und spielt in der prallen Sonne Ball. Plötzlich überkommt ihn ein Schwächegefühl, ihm wird schwindelig, er kann gerade noch zum nächsten Pater laufen und bricht dann, »an das Gewand des Paters geklammert«, zusammen, Opfer seiner »ersten Ohnmacht« (ich mache noch einmal darauf aufmerksam, daß sein Vater nach der Trepanation häufig Ohnmachtsanfälle erlitt). Er erlebt diese erste Ohnmacht unbewußt als symbolisches Äquivalent des Liebestaumels. Nach diesem Vorfall hat er lange Zeit eine panische Angst bei dem Gedanken, allein zur Schule gehen zu müssen. Jeden Tag muß seine Mutter ihm beim Verlassen des Hauses versichern, »es wird schon gehen«. Wenn sie ausnahmsweise vergißt, ihn zu beruhigen, kehrt er auf der Treppe um und bittet sie, die ermutigenden und schützenden magischen Worte zu sprechen.

Etwa in die gleiche Zeit fällt eine Erinnerung an ein eigenartiges, ohnmachtsähnliches Gefühl, bei dem ihm meistens unfreiwillig einige Tropfen Urin abgingen. Es wurde hervorgerufen durch das seltsame Verhalten eines Lehrers, dem es Spaß machte, ihn spielerisch an den Armen festzuhalten und durch die Luft zu schleudern. Philippe fühlte sich bei diesem Spiel dem Lehrer vollständig ausgeliefert.

Alles, was mit der Sexualität zu tun hat, wurde in Philippes Umgebung in Dunkel gehüllt. Die Masturbation in seiner Jugend wirkte auf ihn wie eine permanente Übelkeit. Was er durch Beobachtung oder Hörensagen von dem großen Taumel erfuhr, verstand er falsch. Hunde, die »aneinanderkleben«, waren ihm peinlich, und bei der Kastration von Schweinen, die

er in seinem Dorf oft miterlebte, empfand er Faszination und zugleich Abscheu.
»Halte dich rein für die Frau, die du eines Tages heiraten wirst!: wahrscheinlich lebt sie in diesem Augenblick ganz in deiner Nähe und wartet auf dich.« Er befolgte das Gebot der Patres tatsächlich: Vor seiner Verlobung mit einem jungen Mädchen, das genauso ahnungslos und unerfahren war wie er, rührte er keine Frau an.
Eines Tages bittet er seine Verlobte, sich auf einen Tisch zu legen und ihre Geschlechtsteile zu zeigen; wohl oder übel läßt sie es geschehen. Er sieht ein »Gestrüpp von Haaren«, kann weiter nichts erkennen und ist durch diese Erfahrung keinen Schritt weitergekommen. Vor der Hochzeit erlaubt er sich manchmal sexuelle Spiele mit der Verlobten, versucht jedoch nie, in sie einzudringen. In der Hochzeitsnacht hat das Mädchen große Schwierigkeiten, die erst nach wochenlangen unfruchtbaren Anstrengungen überwunden werden. Unterwürfig läßt die junge Ehefrau zunächst alles mit sich geschehen, versucht sogar, ihrem schüchternen Gefährten zu helfen und ist besonders glücklich, wenn sie ihn befriedigen kann. Ihr eigener Anteil besteht ausschließlich darin, in ihm Lustgefühle hervorzurufen; sie ist glücklich, wenn sie ihn glücklich machen kann. Dieses zuvorkommende, mit Trägheit gemischte Verhalten findet er ganz natürlich. Erst auf Empfehlung, sozusagen mit Erlaubnis eines Dritten, der aufgeklärter ist, findet eine Vereinigung statt, allerdings in aller Eile und ohne daß einer der beiden Partner etwas daran findet, was ihn veranlassen könnte, sich von dieser Art Verkehr etwas Besonderes zu versprechen. Mehrere Jahre vergehen. Eines Tages, als er in Begleitung seiner Frau und einer ihrer Freundinnen von einem Essen nach Hause geht, überkommt ihn ganz unerwartet eine zweite »Ohnmacht«. In der vorhergegangenen Woche hatte er berufliche Probleme gehabt, die seine Ambitionen in Frage gestellt hatten. Der erneute Anfall bringt ihn vollständig durcheinander; er geht einher mit den ersten manifesten Symptomen seiner Platzangst und wirft ihn völlig aus der Bahn. Von nun an lebt er in der ständigen Angst, »daß eine weitere Ohnmacht ihn unerwartet überfällt« mit all den katastrophalen Konsequenzen, die er sich nur denken kann.
So sieht in groben Zügen und in einem fast unbearbeiteten Zu-

stand das Bild von Philippe – oder vielmehr die Teile, die uns hier interessieren können – aus, wie es sich mir in den ersten Phasen der Analyse darstellte. Ich hatte Zeit genug festzustellen, daß das Sexualverhalten dieses Mannes in dem ziemlich regressiven Stadium, in dem es sich schon in seiner Jugend und zu Beginn seines Ehelebens befand, steckengeblieben war.

So wie Philippe im täglichen Leben eine starke Neigung zur Passivität im sexuellen und einen nicht minder ausgeprägten Widerwillen gegenüber der gleichen Passivität in allen anderen Bereichen bewies, zeigte er auch mir gegenüber von Anfang an zwei Gesichter. Die auffälligere Seite läßt sich folgendermaßen beschreiben: er sprach sehr schnell und sehr viel, ließ mich kaum zu Wort kommen, hörte meine Einwände gar nicht erst an und ertränkte sich sozusagen in einem Emotionsfluß, steigerte sich absichtlich in bestimmte Empfindungen hinein und berauschte sich an seinen eigenen Erzählungen von Erinnerungen. Das andere, weniger sichtbare Gesicht bestand darin, mich über die Identifikation mit seinem kastrierten Vater als eine seltsam bedrohliche Person zu erleben, die er fürchtete und zugleich herbeisehnte, ja, in die er sogar eindringen wollte. Welches Gewicht den homosexuellen Tendenzen, die ich bei ihm feststellen konnte (zum Beispiel durch Träume, in denen ich mehr oder weniger verkleidet erschien und ihn mit Küssen, Spritzen und chirurgischen Eingriffen versorgte), auch immer beizumessen ist, so glaube ich doch nicht, daß der Einfluß dieser Aktualisierung für sein Verhalten ausschlaggebend war – zumindest nicht in dem Bereich, um den es hier geht. Ich habe vielmehr den Eindruck, daß die gesamte Problematik im Rahmen einer frühen negativen Ödipussituation – oder in dem einer vorwiegend sado-masochistischen dualistischen Beziehung – gesehen werden muß. Die Person, die einerseits den Haß unseres Patienten auf sich zieht und andererseits eine starke Abhängigkeit herstellt – die später mit einer zwar ambivalenten, aber effektiven Bewunderung einhergeht –, ist die Mutter, eine phallische Mutter, deren phallische Züge als zentrales Merkmal empfunden werden, noch genauer gesagt, eine Mutter, die in Philippes Phantasie einen Penis hat und eine Art Allmächtigkeit besitzt. Überspitzt und schematisch würde ich Philippes grundlegende Beziehungssituation als die Konsequenz aus einer in der Phanta-

sie vollzogenen Umkehrung der elterlichen Geschlechter bezeichnen: dem Vater fehlt etwas zu ihm Gehöriges, das die Mutter besitzt. Selbstverständlich hat sie es ihm weggenommen; aber schon diese Überzeugung ist die Frucht einer Konstruktion. Der Vater wird geliebt, jedoch nicht begehrt, die Mutter dagegen gefürchtet und verabscheut, aber begehrt und beneidet. Wenn man einmal annimmt, daß die Mutter für männlich und der Vater für weiblich gehalten wird, könnte man hypothetisch bei Philippe von einer ursprünglichen homosexuell-passiven Haltung gegenüber der Mutter sprechen. Man könnte sagen, daß es sich um eine frühzeitig verschüttete – mit verschiedenen Schichten überlagerte – Grundeinstellung handelt, die jedoch in dem vorliegenden Falle nie neutralisiert oder überwunden wurde. Bestätigt wird diese Annahme durch Philippes Sexualleben und seine perversen Vorlieben; bestätigt wird sie zweifellos auch durch die phobischen Ohnmachtserscheinungen, die seinen Lebenslauf markiert haben.
Der starke Wunsch, eine Frau zu sein, der häufig eng mit der Identifikation mit dem Vater zusammenhängt, scheint bei Philippe eher in dem Wunsch verwurzelt, in einer sado-masochistischen Beziehung die passive Partnerrolle für die penisbesitzende Mutter zu spielen. Aufgrund der kompensatorischen Macht der durch das Kastrationstrauma angeregten Phantasieaktivität setzt sich ein solches Mutterbild im Unbewußten fest. Aus diesem Prozeß scheint eine besonders starke libidinöse Besetzung der Phantasie zu resultieren; zugleich wird die Libido von den eigentlichen, direkt wahrnehmbaren Sexualobjekten abgezogen. Man könnte sagen, daß sehr früh eine zumindest virtuelle Verlagerung der Libido von den gewohnten Orientierungen zu perversen Formen stattfindet. Die Perversion besteht möglicherweise vorwiegend darin, daß in der frühkindlichen Sexualität eine Art Spaltung zwischen Phantasie und Realität vollzogen wurde, und weniger in der Versteifung auf ganz bestimmte Formen der Befriedigung von Partialtrieben. Diese Hypothese erlaubt vielleicht, eine neue Verbindung zwischen Perversion und Neurose herzustellen. Die Perversion müßte dann eher im Bereich der sie determinierenden Phantasie und nicht mehr, wie gewohnt, in den Verhaltenserscheinungen untersucht werden. Genauer gesagt, wenn man annimmt, daß die ersten sexuellen Verschiebungen oder Abweichungen sozu-

sagen durch einen notwendigen Rückfluß der libidinösen Energie zu den Phantasiestrukturen bedingt sind, kann man nicht mehr vorbehaltlos – oder zumindest nicht mehr schematisch – behaupten, die Neurose sei »das Negativ der Perversion«. In der Sicht dieser Annahme liegen auch die Entstehungsmechanismen von Neurose und Perversion näher beieinander, und die häufig festgestellten gemischten klinischen Formen werden besser verständlich.[1]
Um auf Philippe zurückzukommen: Ich bin geneigt, zwischen seinen perversen Tendenzen und seiner phobischen Neurose einen organischen Zusammenhang anzunehmen, weiterhin, daß seine bewußte und unbewußte Vorstellung von der Frau und ihrer Sexualität – sowie seine eigenen weiblichen Verhaltensmerkmale –, soweit man sie als Abweichung ansehen kann, das Konzentrat der Folgen einer traumatischen Erstarrung der libidinösen und psycho-sexuellen Entwicklung darstellen. Ich möchte hinzufügen, daß ich, indem ich direkt auf die Vorstellung von der Mutter-mit-Penis Bezug genommen habe, die Sache vereinfacht habe. In Wirklichkeit handelt es sich um eine undifferenzierte, vereinigte Eltern-Imago. Mit Recht wurde bisweilen darauf aufmerksam gemacht, daß man ein solches, im Rahmen der Urszene konstruiertes Bild als Realität oder als bloße Vorstellung beobachten kann. Andererseits werden im Laufe der Entwicklung die frühen Phantasien wiederaufgenommen und im Kontext neuer Erfahrungen umstrukturiert. So können zum Beispiel die masochistischen, oralen, analen oder phallischen Phantasien, die im Zusammenhang mit der phallischen Mutter oder der »vereinigte Eltern-Imago« entstanden sind, später in der ödipalen Situation in bezug auf das Vaterbild und im Kontext einer klassischen passiven homosexuellen Bindung umgeformt und in komplizierterer Gestalt wieder auftauchen. Ähnlich würde ich Philippes zwanghaftes Husten, sobald er jemanden spucken sieht oder es sich nur vorstellt, sowie seine eigenartige Phantasie von der »Nase in der Gesäßspalte« durch eine phallische homosexuelle Umstrukturierung eines ursprünglich oralen und analen Erlebnisses in der Mutter-Kind-Beziehung erklären.
Zu dieser Interpretation komme ich aufgrund der Entwicklung von Philippes Übertragungen, die sich schon sehr früh vorwiegend auf den Vater beziehen. Da Philippe in der Analyse keine

Zwänge auferlegt werden, da er keinen moralischen Druck erfährt und trotz aufdringlicher Provokationen jedes aktive Eindringen verweigert wird, da er außerdem die Bemühungen spürt, für sein heiß ersehntes narzißtisches Agieren – durch diskret verständnisvolles Verhalten und unterschwellige Anregungen für die Erweiterung seiner Handlungsfähigkeit – günstige Bedingungen zu schaffen, lassen sein Mißtrauen und seine Angst allmählich nach. Zugleich projiziert er einige Charakteristika des Vater-Ideals auf mich, die im Laufe der Zeit durch Introjektion sichtbar an Stärke gewonnen hatten – eine zunächst sehr zerbrechliche, unsichere Entwicklung, die vielen – oft regressiven – Schwankungen unterlag. Ich war eine Zuflucht, ein Asyl, wo man sich einfach gehenlassen und auf jede aggressive Forderung verzichten konnte. Sobald aber der geringste Widerstand oder Anzeichen eines autoritären Verhaltens spürbar wurden, brach der Damm zusammen und der zerstörte Hafen verwandelte sich von neuem in eine gefährliche Höhle, in der zahlreiche Gefahren lauerten.

Parallel zu dem Fortschritt in der Behandlung konnte ich nach einigen Monaten eine grundlegende Veränderung in Philippes affektivem und Sexual-Verhalten feststellen. Seine phobischen Ohnmachtserscheinungen blieben aus. Eines Tages kam mein Patient in die Sitzung und bekundete, daß ihm etwas ganz Neues, etwas Wichtiges passiert sei. Ausschlaggebend für sein Erlebnis war sicherlich ein Identifikationsprozeß: Er hatte zum ersten Mal den Wunsch verspürt, in eine Frau, ja in seine Frau, einzudringen. Er war seiner Lust nachgegangen und hatte, was ihm noch nie passiert war, eine intensive Befriedigung dabei gehabt. Er hatte sich als »Herr der Lage« gefühlt, hatte sie »genommen« und mit Vergnügen bemerkt, daß seine Partnerin ihm »ausgeliefert« war. Er war gierig darauf, seine Lust zu befriedigen, und hatte sich nicht wie sonst vor der Vulva geekelt – eine fast schematische Umkehrung der eingespielten Beziehung zu seiner Frau, die sich später nuancierte und bald auch zu einer anderen Einstellung gegenüber dem »weiblichen Geschlecht« führte. Dies war ein fast allzu spektakulärer Erfolg für eine natürliche Entwicklung. Vielleicht war es doch nicht ganz berechtigt, die Frauen entweder als kaltblütige, unerreichbare, gnadenlose Engel oder als unreine, verachtungswürdige Tiere anzusehen, denen mit Recht alle niederen und gemeinen Ar-

beiten zugeschoben werden. Gewiß war es normal, daß sie ihre eigene Lust und nicht nur die ihres Partners befriedigen wollen. Philippe meint, daß es allein seiner Erziehung und den gelernten Tabus zu verdanken sei, daß er das Schambein, die Klitoris, die Vagina, den ganzen »bizarren« weiblichen Geschlechtsapparat für geheimnisvolle, ekelerregende Objekte gehalten habe. Es war ihm klar geworden, daß er, um die anfängliche Furcht und Abscheu zu überwinden, den Mangel für eine Perfektion halten und sich später mit dieser trügerischen Perfektion vollständig identifizieren mußte. Penis und Hoden waren lächerliche, zerbrechliche Gebilde, und die bestialischen männlichen Gelüste schienen ihm verwerflich: Wieviel harmonischer war es, nichts zwischen den Beinen zu haben, wieviel ehrenwerter und reiner, von den wollüstigen Ergüssen unberührt zu bleiben. Was wäre erstrebenswerter als ein Bauch zum Kinderkriegen, milchspendende Brüste, ein graziler, kurvenreicher Körper, der Lust wecken kann, ohne ihr selbst zu verfallen?
Da die periodischen »Unpäßlichkeiten« an sich schwer zu glorifizieren sind, hatte Philippe aus seiner verzerrten Vorstellung heraus unbewußt den Ausweg gefunden, sich selbst die Schuld zuzuschreiben. Durch psychosomatisches *acting-out* hat er die Menstruation verlagert (hämorrhoidale anale Hämorrhagien, Nasenbluten oder vorübergehende Übelkeiten, »Vapeurs«). Die Binden seiner Mutter, die Philippe oft in der Toilette gefunden hatte, waren ihm in besonders unangenehmer, lebhafter Erinnerung geblieben. Diese flüchtig gesehene und sofort verleugnete Stelle war also eine blutige Wunde: »Nicht nur, daß sie keinen Penis haben, sondern die Frauen haben zudem noch einen blutigen Spalt.« Es gab nur ein Mittel, sich dagegen zu wehren: sich diese Schmach selbst zuzuschreiben und damit die Gefahr für immer zu bannen. Ein solches Verhalten impliziert eine Selbstbestrafung für einen aktiven Kastrationswunsch, ist aber zugleich eine aktive Bewältigung der grauenhaften Phantasien über die erlittene Kastration (siehe die »Aphanisis«). Mitttel dieser Bewältigung ist eine unbewußte Identifikation mit dem Aggressor.
Unser Patient ist sicher nicht der einzige Mann, der ständig über kleine Beschwerden klagt – die gefürchtet werden wie schwere Krankheiten – und dessen hypochondrische Tendenzen oder psychosomatische Störungen aus einem derartigen Prozeß

hervorgehen, während viele Frauen solchen Schwierigkeiten nur deshalb zum Opfer fallen, weil sie gelernt haben, die Bedeutung und Rolle ihrer Menstruation unbewußt als krankhafte Erscheinung zu verkennen.

Wir haben bei Philippe einerseits den Wunsch, eine Frau zu sein, einhergehend mit einer Bewunderung und devoten Idealisierung der Frau festgestellt, dem ein perverses, masochistisches und fetischistisches Sexualleben zugrunde liegt, das ich in groben Zügen beschrieben habe. Andererseits wird in seinem alltäglichen Verhalten, seiner Psyche und in seinen Phobien ein männlicher Exhibitionismus, verbunden mit einer krampfhaften Verachtung der Frau, sichtbar. Zumindest in diesem Falle kann man behaupten, daß die Phobie sich hemmend auf die perverse Disposition auswirkt und Gefühlszustände bedingt, die aus einer Verlagerung der perversen erotischen und prägenitalen Erregungen resultieren. Das Ergebnis ist die bewußt nicht genau festzumachende Angst vor einer Gefahr – eine Angst, die zugleich schmerzliche Übelkeit und süße Schauder auslöst. Eine Analogie zu diesen gemischten Gefühlen finden wir in dem masochistischen Vergnügen, das unser Patient mal aus Kastrationsphantasien, mal aus dem von ihm häufig praktizierten Sexualverkehr mit vertauschten Rollen zieht.
Wir haben den Eindruck, daß die ungewöhnlich klar unterscheidbare zweiseitige sexuelle Ausrichtung – trotz der Unterscheidbarkeit bleibt die vollkommene Komplementarität der antagonistischen Tendenzen unverkennbar – nicht nur eine Art von pathologischer Zweiteilung seiner Gesamtpersönlichkeit bewirkt, sondern außerdem eine sehr zwiespältige, konfliktreiche Einstellung gegenüber seinem eigenen weiblichen Verhalten. Daraus wiederum resultiert eine mythische Vorstellung von der Natur und Rolle der Frau.
Philippes Intoleranz gegenüber den betont männlichen Verhaltenszügen seiner Mutter hat seine Einstellung gegenüber seinen eigenen weiblichen Zügen maßgeblich determiniert. Er kann und konnte den Penis der phallischen Mutter nie ertragen, obgleich er die Frucht seiner eigenen Phantasie ist. Die Penis-Mutter deutet auf seine Kastration hin, die durch die des Vaters noch bestätigt wird. Er ist »erledigt«, die Mutter »hat ihn auf dem Gewissen« – daher die Flucht in eine Zweiteilung

des weiblichen Universums: einerseits gibt es Frauen, »die keine sind«, Kreaturen, denen er mit Angst und Abscheu begegnet; andererseits gibt es hübsche, junge Frauen, die einzig wirklichen Frauen; von diesen »Frau-Frauen«, wie er sie nennt, fühlt er sich stark angezogen. Er kann seine Lust jedoch nie direkt, sondern immer nur über den Umweg der Phantasie befriedigen.

Dieser Zweiteilung entspricht eine Zweiteilung seines psychischen Lebens und seines Verhaltens. Es gibt einen – primär – asexuellen Bereich, in dem eine männlich-fordernde Haltung vorherrscht, und einen sexuellen Bereich, in dem der entgegengesetzte Wunsch dominiert: der Männlichkeit zu entsagen. Wenn Philippe eine masochistisch-erotische Position gegenüber einer allmächtigen Frau einnimmt, ist diese, selbst wenn »sie nichts zwischen den Beinen hat«, in seinen Augen phallisch. Er identifiziert sich dann mit dem kastrierten Vater und zugleich mit einem verdrängten Bild von der kastrierten Frau. Wenn er jedoch im täglichen Leben und vor allen Dingen im Umgang mit Frauen die männlich-fordernde Haltung annimmt, gelten seine archaischen Phantasien von der Mutter-mit-Penis – ein unbewußter Vorgang, der durch die perversen libidinösen Besetzungen möglich wird. Da er von seiner Umgebung die Minderwertigkeit der Frauen insgesamt bestätigt sieht, empfindet er die Kastration als vollzogene Tatsache, oder aber seine Agressivität wird durch das autoritäre Verhalten irgendeiner Frau geweckt; in diesem Falle kann er durchaus »durchgreifen« und seine männlichen Vorrechte zur Geltung bringen, da ihm seine masochistische Position im libidinösen Bereich hinreichend Sicherheit gewährleistet.

Philippes sexuelle Mythologie konnte sich in dem beschriebenen Rahmen seiner gemischten Psychopathologie nur mit Hilfe einer unterstützenden Komplizenschaft, einer neurotischen Komplementarität seiner Frau ausbilden und strukturieren – zweifellos fürchtet er, daß er diese an sich krankhafte, für ihn aber lebenswichtige Entsprechung bei einer anderen Frau entweder gar nicht oder nicht im Kontext der familialen Sicherheit wiederfinden kann.

An dieser Stelle taucht die Frage auf, inwieweit die männliche Mythologie von der weiblichen Sexualität bzw. der Weiblichkeit überhaupt im Zusammenhang mit einer weiblichen Mythologie der Männlichkeit oder sogar der Weiblichkeit selbst gesehen werden muß. Es ist keineswegs ein Zufall, daß die charakteristischen sexuellen Dispositionen und Einstellungen in dem beschriebenen Fall mit einer gestörten Psyche zusammenhängen. Das klare und abtrennbare Auftreten der phobischen Störungen, das Spektakuläre und bisweilen Ungewöhnliche an den perversen Tendenzen, die hier zur Wirkung kommen, verdeutlichen besonders gut, daß die männliche Mythologie, der mein besonderes Interesse gilt, pathologisch auf das Substratum eingewirkt hat. Ich bin überzeugt, daß die männliche Mythologie generell in bestimmter Weise und in weniger pittoresken Zusammenhängen mit einer verzerrten affektiven psychischen Organisation verknüpft ist. Da solche Fehleinschätzungen der Frau erstens häufig vorkommen und zweitens mit dem Gesamtbild der Persönlichkeit verschmelzen, wird man in der Regel auf die dahinter liegenden Verzerrungen gar nicht aufmerksam.

Ihre Verbreitung und feste Verwurzelung dürfen uns jedoch nicht dazu verleiten, solche Meinungsstrukturen leichtzunehmen. Auf den ersten Blick kann sich eine Charakterneurose sehr wohl einzig durch bestimmte ideologische Tendenzen hervortun, die zu auffällig sind, um nicht Äquivalent von Symptomen oder wenigstens Hinweise auf eine besonders konflikträchtige Konfiguration zu sein. »Sage mir, wie du über die Frauen denkst, sage mir, wie du mit deiner eigenen Weiblichkeit umgehst, so sage ich dir, wer du bist.«

Spricht es nicht für sich, daß man gewöhnlich – egal, welche Einstellungen zu Beginn der analytischen Behandlung bei einem Patienten festgestellt wurden – für den Fall einer positiven Entwicklung eine Konvergenz der Veränderungen beobachten kann? Konvergenz nicht im Sinne einer Uniformierung der geistigen und affektiven Einstellungen (wie man als Laie leicht annehmen mag), sondern als Zugang zu einem freien Umgang mit den Gefühls-, Verhaltens- und Gedankennormen.

Damit ist die Einteilung der sexuellen Werte in Frage gestellt. Das weibliche Mysterium erscheint nicht mehr als etwas Besonderes und Undurchdringliches; der »Krieg der Geschlechter« scheint nicht mehr naturgegeben, vorgeschrieben, die programmierten Karten der Zärtlichkeit vergilben – was keineswegs bedeutet, daß die Liebesbeziehungen sich hinfort einfach und leicht gestalten; davon sind wir noch weit entfernt. Aber der direkte Zusammenhang mit den Quellen der Schwierigkeiten, die man am eigenen Leibe erfahren hat, wird wiederhergestellt: mit den Brüchen der Persönlichkeitsentwicklung in einem gegebenen familialen, kulturellen und sozialen Milieu. Handelt es sich um reale Brüche – das heißt um solche, die z. B. mit traumatischen Erfahrungen oder konfliktreichen Identifikationen zusammenhängen –, oder um imaginäre Brüche – das heißt solche, die durch einen internen, von einem relativ autonomen Determinismus beherrschten Phantasiestrom entstehen? Dies ist eine Frage – auch Freud hat sie gestellt –, die wir hier nicht beantworten können; allein die Formulierung dieser Frage unterstreicht die Komplexität der Genese unserer Mythen. Entgegen einer gängigen Auffassung ist »die Sexualität entmystifizieren«, um ein modisches Wort zu gebrauchen, nicht unbedingt gleichbedeutend mit »die Sexualität der Phantasie entkleiden«. Wenn man bestimmte ideologische und erotische Einstellungen der Männer gegenüber der weiblichen Sexualität als Mythologie denunziert, so soll damit nicht das notwendige Fortbestehen der Phantasie in Frage gestellt werden, sondern das Phantasieleben soll in das Experiment einer freieren Kommunikation mit dem Unbewußten und den dadurch sich ausweitenden Spielraum einbezogen werden.

»Überlieferte Vorstellungen« und kompensatorische Phantasien sind nicht zu verwechseln mit den Ergebnissen einer Kreativität, die die Beziehungen zwischen den Geschlechtern sowie das Bild, das der Mensch sich von sich selbst macht, erheblich bereichern können. Ich halte die nachdrückliche Betonung der psychischen Bisexualität eines jeden Menschen – in diesem Punkt folge ich der psychoanalytischen Tradition, die die Bisexualität einhellig anerkennt – für den ersten Schritt zu dieser Kreativität. Freud glaubte, daß die Bisexualität bei Frauen sichtlich stärker ausgeprägt sei als bei Männern; in Wirklichkeit scheint sie jedoch weit gestreut und gleich verteilt zu sein (oder hat vielleicht in den letzten Jahrzehnten unter dem Einfluß bislang unerforschter soziologischer Bedingungen eine rapide Entwicklung im Sinne einer gewissen Feminisierung der seelischen Einstellungen und Verhaltensweisen bei Männern stattgefunden?) Wie dem auch sei, ich glaube, es ist an der Zeit, daß eine bestimmte Konsequenz aus der bisexuellen Struktur endlich zum Zuge kommt: die stärker oder schwächer entwickelte Disposition, sich mit dem männlichen und dem weiblichen Pol zu identifizieren. Anders gesagt: Es gibt eine Kraft, die die sexuelle Andersartigkeit teilweise herabsetzt. Aber auch die Weite der Möglichkeiten, »so viel Sexualität wie möglich auf sich zu vereinen«, ist noch lange kein Grund, den psychosexuellen Dimorphismus, der genauso real ist wie der ihm zugrunde liegende biologische Dimorphismus, nicht anzuerkennen. Die Anerkennung der Osmose verpflichtet nicht zur Verleugnung der Individualität und Differenzierung der Keimzellen. Allein, die Unterschiede in diesem Bereich werden seit alters mit solch einmütigem Wohlgefallen hervorgehoben, daß es jetzt und in Zukunft wichtiger ist, auf die Analogien und deren Quelle, die von Freud entdeckte Bisexualität, hinzuweisen. Es ist kein Zufall, daß ein unabhängiger Denker wie Groddeck besonderen Wert darauf legte, unter all den psychoanalytischen Errungenschaften gerade diese hervorzuheben. »Es ist immer mißlich«, sagt er, »Qualitätsgegensätze zwischen Mann und Frau anzunehmen; man darf dabei nicht vergessen, daß es im wirklichen Sinn weder Mann noch Frau gibt, jeder Mensch vielmehr eine Mischung von Mann und Weib ist.« Ist nicht eine klare, den Umständen gerechte Erkenntnis dieser Dualität prinzipiell eine Voraussetzung für eine freiere, wirklichkeitsnähere Konzeption des Sexuallebens?

1 Freud schreibt in den *Drei Abhandlungen zur Sexualtheorie:* »Vielleicht gerade bei den abscheulichsten Perversionen muß man die ausgiebigste psychische Beteiligung zur Umwandlung des Sexualtriebes anerkennen. Es ist hier ein Stück seelischer Arbeit geleistet, dem man trotz seines greulichen Erfolges den Wert einer Idealisierung des Triebes nicht absprechen kann.«

Béla Grunberger
Beitrag zur Untersuchung des Narzißmus in der weiblichen Sexualität

Vorbemerkung

Die Untersuchung der weiblichen Sexualität ist ein relativ vernachlässigtes Gebiet innerhalb der Psychoanalyse; im Mittelpunkt unserer Lehre steht der Ödipuskomplex als »Kernkomplex der Neurose«, und unsere Methode schließt von der Untersuchung des Pathologischen auf das Normale. Obgleich der Ödipuskomplex für beide Geschlechter gilt, ist Freud ständig auf Schwierigkeiten gestoßen, in diesem Punkt eine Symmetrie zwischen Mann und Frau herzustellen. 1931 fragt er sich zum Beispiel, ob das, war wir über den Ödipuskomplex wissen, nur für die Entwicklung des Knaben, nicht auch für die des Mädchens gilt. Allein diese Bemerkung bestätigt Freuds eigene Unsicherheit vor dem Phänomen der weiblichen Sexualität, die in allen diesem Gegenstand gewidmeten Arbeiten sichtbar wird. Nie versäumt er es, auf sein eigenes tastendes Vorgehen hinzuweisen, wobei er zugleich auf die Unzulänglichkeit der bisher gewonnenen Resultate und auf die Schwierigkeiten, die den Forscher bei der Vervollständigung erwarten, anspielt.[1] Freuds Zögern vor den Problemen der Weiblichkeit wird – unter anderem – verstärkt durch sein Bemühen, seine revolutionären Ansätze mit der blinden Naturwissenschaftsgläubigkeit seiner Zeit auszusöhnen.

Nun ist Freud – um beim Thema des Ödipuskomplexes zu bleiben – der Ansicht, daß für Knaben und Mädchen die Mutter das erste Sexualobjekt ist, da die ersten sexuellen Empfindungen durch die Berührung der reizbaren erogenen Zonen bei der Körperpflege und Nahrungsaufnahme hervorgerufen werden. Das ist sicherlich richtig; unwahrscheinlich ist jedoch – wir werden noch darauf zurückkommen –, daß die Qualität dieser Empfindungen, deren Herkunft identisch ist, bei Mädchen und Knaben die gleiche ist. Alle Schwierigkeiten Freuds im Zusammenhang mit der Ödipustheorie rühren von dieser Symmetrie-

Konstruktion her, die nur eine theoretische Annahme ist. Wir können hier eine weitere Frage stellen: ob nämlich die »anaklitische« Aktivität der Mutter als Quelle der genannten Empfindungen anzusehen ist, ob man diese Annahme nicht in gewisser Weise umkehren und eine virtuelle Sexualität voraussetzen muß, die von Anfang an bei Mädchen und Knaben unterschiedlich ist und durch die Pflege nur aktiviert wird.[2]

Die Erscheinungen der Sexualität werden von den psychoanalytischen Autoren ziemlich vorsichtig erfaßt; sie lassen einzig Gegebenheiten der sichtbaren und kontrollierbaren Realität gelten; sie leugnen zum Beispiel, daß das kleine Mädchen vor einem bestimmten Alter, das je nach dem Autor zwischen 8 und 12 Jahren variiert, von seiner Vagina Kenntnis nimmt. Gleichwohl belegt das klinische Material die hohe Bedeutung der Verdrängung dieses Wissens, und es gibt keinerlei Grund, daran zu zweifeln (wenn man auch nur eine Art Urinstinkt annimmt, der in diesem Bereich übrigens auch bei allen Tieren vorhanden ist), ganz zu schweigen davon, daß Freud selbst wiederholt (Jones hat darauf aufmerksam gemacht) auf »Urphantasien« hinweist, d. h. auf eine gewisse »unbewußte Kenntnis« von bestimmten Aspekten der sexuellen Realität, die dieses Wissen teilweise von dem realen historischen Erleben unabhängig macht. Dieses Erleben wird von den Analytikern in verschiedenen Stadien der psychosexuellen Entwicklung angesiedelt, in denen reale Entdeckungen gemacht werden, von denen – unter anderem – der Kastrationskomplex und damit die gesamte spätere Lebensgeschichte des Kindes abhängen soll.

Es liegt mir fern, die wissenschaftliche Methode, die auf der genauen Bestimmung von Laborbeobachtungen beruht, geringzuschätzen. Sie hat einen hohen Wert für die biologische Forschung, und schließlich ist auch die Sexualität ein Gegenstand dieser Wissenschaft. Wir wissen jedoch, daß die Sexualität in biologischen Kategorien allein nicht zu fassen ist, und das gilt vorab für die weibliche Sexualität. Anders als bei der männlichen Sexualität, die sich ziemlich klar systematisieren läßt, bestehen im Hinblick auf die weibliche Sexualität erhebliche Forschungsprobleme, so daß ein Vorgehen nach der klassischen Methode sich als wenig wirksam erwiesen hat. Außerdem wurde sie immer als Sekundärerscheinung und im Vergleich zur männlichen Sexualität untersucht. Diejenigen, die etwas über die weibliche Sexualität zu sagen hätten, sind sich sehr wohl im klaren, daß unser wissenschaftlicher Rahmen unzureichend ist und halten sich deshalb nicht daran. Das allerdings führt in ein anderes, nicht weniger schwerwiegendes Dilemma; ich meine die subjektiven Verzerrungen von Sachverhalten, deren Quellen in persönlichen Konflikten zu suchen sind. Was tun? Mir scheint, daß wir vor allem unseren gewohnten Untersuchungsrahmen, der unter dem Zeichen einer bestimmten Lehre, nämlich der Trieblehre, steht, verlassen müssen. Die Phänomene, denen wir nachgehen wollen, lassen sich in diesem festgelegten System nicht erfassen, was jedoch nicht gegen ihre Realität (mit all den schwer definierbaren Nuancen) spricht. Wir müssen zunächst die Phänomene selbst begreifen, und sie erst dann mit dem Triebsystem in Verbindung bringen. Wir werden zu zeigen versuchen, daß sie sich durchaus in dieses System integrieren lassen.

Als Ausgangspunkt für die Untersuchung der weiblichen Sexualität bietet sich der Narzißmus an. Freud hat sehr oft auf die Bedeutung des Narzißmus für die weibliche Sexualität hingewiesen. In seiner Arbeit *Zur Einführung des Narzißmus* hat er sogar einen bestimmten narzißtischen Frauentypus beschrieben, der sozusagen den »Typus Frau« darstellt.[3] Auch seine Schüler, vor allem J. Lampl-de Groot, haben den weiblichen Narzißmus hervorgehoben, ihn jedoch immer als einen gesonderten Faktor verstanden, der, obgleich in seiner Existenz unbestritten, nicht in die Gesamtheit der Freudschen Konstruktion hineingehört. Wir wollen versuchen, ihn zu integrieren, selbst wenn wir die Freudsche Konstruktion modifizieren müssen.

Ich habe bereits an anderer Stelle die Wichtigkeit des narzißtischen Faktors betont. Einerseits habe ich auf die Bedeutung des Narzißmus als Instanz (auf gleicher Ebene wie das Es, das Ich und das Über-Ich), andererseits auf das dialektische Spiel zwischen Narzißmus und den Partialtrieben, vorab der analsadistischen Komponente, hingewiesen. Derlei Überlegungen sind im Zusammenhang mit der weiblichen Sexualität von großem Belang. Hier steht der narzißtische Faktor wirklich an erster Stelle. Jeder, der das unbewußte Leben der Frau begreifen will, indem er ausschließlich die objektbezogenen Triebregungen in Betracht zieht, wird alsbald in einer Sackgasse enden.

Freud hat mit Recht betont, daß der Narziß »geliebt werden« will; das heißt für die narzißtische Frau (auf die Freud anspielt), daß sie gewählt (ausgewählt) werden will, daß sie, wenn sie geliebt zu werden wünscht, vor allem »um ihrer selbst willen« geliebt werden will. Anders ausgedrückt: Sie will das Objekt einer besonderen narzißtischen Bewertung sein. Zweifellos hat sie Gründe für ein solches Verhalten, unter anderem spielt hierbei das Bedürfnis, sich von konfliktreichen Schuldgefühlen zu befreien, eine wesentliche Rolle.

Damit ist allerdings nur ein einziger Aspekt des Problems benannt. Insgesamt geht es darum, die Besonderheit der Frau, die sie in kennzeichnender Weise vom Manne unterscheidet, zu verstehen. Wir wollen versuchen herauszufinden, warum die Frau, trotz ihrer ausgeprägten sexuellen Bedürfnisse und auf Kosten derselben, bisweilen daran festhält, sich in erster Linie narzißtische Befriedigungen zu verschaffen. Sie gibt sich zum Beispiel einem Manne hin, um geliebt zu werden, während der Mann eher eine sexuelle Triebbefriedigung sucht und sich bestenfalls darauf einläßt, seiner Partnerin eine gewisse narzißtische Bestätigung zu geben, um die sexuelle Befriedigung von ihr zu bekommen (er liebt, um sich zu befriedigen).[4]

Wenn die Frau im Zuge einer zunehmenden sozialen Homogenisierung, die auf eine Aufhebung der sozialen Geschlechtsunterschiede hinausläuft, von der gleichen sexuellen Freiheit, die der Mann genießt, Gebrauch machen will, wird sie nicht umhin können, die Erotik narzißtisch zu besetzen. Sie wird ihr körperliches Ich, Körper, Kleidung und Schmuck, ihr »Inneres«, ihr Haus und alles, was als materieller Hintergrund ihres Liebeslebens in Betracht kommt, mit entsprechenden Werten belegen. Die »Ausweitung ihres Ich« umschließt natürlich auch den Partner und die Kinder; alles trägt den Stempel dieser »Einmaligkeit«, das Merkmal der narzißtischen Besetzung, ganz im Gegensatz zur gewöhnlichen »Polyvalenz« der Männer, zumindest in den ursprünglichen Grundtendenzen. (Hier berühren wir das Problem der Polygamie und der Austauschbarkeit von Objekten beim Mann.) Während das Sexualleben des Mannes deutlich auf die Triebabfuhr ausgerichtet ist und nur in der Gegenwart eine Rolle zu spielen scheint, besetzt die

Frau ihre Liebesverbindungen mit Dauer und Ewigkeitsträumen; sie unterdrückt damit die materiellen Komponenten, das heißt: die eigentlichen Triebanteile ihrer Liebe.

Insgesamt hat die Sexualität der Frau eine eindeutig narzißtische Orientierung, und das, was wir Liebe nennen, ist ebenso eindeutig von dieser Orientierung geprägt, um so mehr, als die Liebe für die Frau zweifellos »*die* große Sache des Lebens« ist. Mindestens in unserer Kultur versteht es sich von selbst, daß die Liebe das zentrale Lebensproblem der Frau darstellt, während der Mann eine Phase der Verliebtheit durchläuft (die mehr oder weniger hinausgezögerte Adoleszenz, eine narzißtische Phase par excellence) und dann gezwungen ist, sich »den ernsten Dingen« zuzuwenden. Wenn dem so ist, dann ist die Liebe, als narzißtische Form der Sexualität, für die Frau eine Bereicherung; so gesehen, bringt das narzißtisch ausgefüllte Leben (sie gefällt, sie wird geliebt, hat eine gewisse Ausstrahlung, genießt Einfluß und narzißtische Befriedigung) der Frau Vorteile, mit denen sie im Grunde glücklich werden müßte. Wie kommt es, daß die Frauen sich trotzdem über ihre Situation beklagen, woher rührt das »ungute Gefühl«, eine Frau zu sein? Damit meinen wir einerseits die psychosexuelle Situation der Frau – ohne auf ihre soziale Situation einzugehen, da wir annehmen, daß beiden Faktoren die gleichen unbewußten Motivationen zugrunde liegen, die Mann und Frau gleichermaßen angehen –, andererseits denken wir an die Formen, unter denen dieses »ungute Gefühl« im Unbewußten Gestalt annimmt, insbesondere an den Penisneid, den femininen Masochismus, die spezifisch weiblichen Schuldgefühle etc.

I

Nach Freud verläuft die ödipale Entwicklung bei Knaben und Mädchen bis zur phallischen Phase identisch. Diese bildet den Kreuzungspunkt, an dem sie, nach dem Auftreten des Kastrationskomplexes, unterschiedliche Richtungen einschlagen. Beim Knaben führt der Kastrationskomplex zum »Untergang des Ödipuskomplexes«, beim Mädchen zur dauerhaften Einrichtung in der ödipalen Situation. Aber vor diesem kritischen Punkt sollen sich, so wird argumentiert, Knaben und Mädchen in einer analogen Position befinden, für beide ist die Mutter das Sexualobjekt. Das stimmt überein mit Freuds Vorstellungen über

den anaklitischen Ursprung dieser Objektbeziehung, die durch die unvermeidliche Reizung bei der von der Mutter (oder dem Muttterersatz) ausgeübten Körperpflege sowohl bei Knaben als auch bei Mädchen zu einer sexuellen wird.
Unter Hinweis auf die Hospitalismusuntersuchungen von Spitz läßt sich dagegen zunächst einwenden, daß die Körperpflege allein nicht ausreicht, um ein befriedigendes Sexualobjekt zu errichten. Außerdem muß die Mutter-Kind-Beziehung eine bestimmte Funktion erfüllen, nämlich die »narzißtische Bestätigung«. Das Kind macht eine langwierige psychomotorische Entwicklung durch, in deren Verlauf es die Partialtriebe integriert. Voraussetzung für eine harmonische »Triebreifung« ist die narzißtische Besetzung der Partialtriebe. Diese narzißtische Besetzung (das Kind muß seine Triebregungen als seine eigenen erkennen und lieben) vollzieht sich durch die Mutter, die ihr Kind und dessen Lebensäußerungen liebt. In dieser Sicht hat die Mutter als Sexualobjekt für das Mädchen eine andere Qualität als für den Knaben; wir sind uns darüber im klaren, daß diese Feststellung schwerwiegende Konsequenzen hat.
Freud hat betont, daß die einzig wirklich befriedigende Beziehung diejenige zwischen der Mutter und dem männlichen Kind ist, und wir haben Grund anzunehmen, daß die »mütterlichste«, extrem liebevolle Mutter sich ihrer Tochter gegenüber *ambivalent* verhält. Außerdem glauben wir, daß die oral oder anal ausgedrückte Sexualität ebenfalls Sexualität ist, und daß die mütterliche Pflege sie nur als solche aktiviert. Nun kann aber ein wirkliches Sexualobjekt nur eines vom anderen Geschlecht sein, und – es sei denn, es handelt sich um eine Art von angeborener Homosexualität – die Mutter kann für das kleine Mädchen nicht im gleichen Sinne wie für den Knaben ein befriedigendes Sexualobjekt darstellen. Die Psychoanalytiker sprechen oft davon, daß Frauen stärker auf prägenitale Positionen fixiert bleiben als Männer. Es wäre sicherlich wichtig, diese Annahme noch einmal zu überprüfen. Man kann aber auch unabhängig von den eigentlichen ödipalen Argumenten, die häufig Gefahr laufen, in alte Positionen zurückzufallen, annehmen – wie J. Chasseguet (verbale Kommunikation) –, daß die prägenitalen Stadien per definitionem Versagungen beinhalten. Das stimmt allerdings nur dann, wenn die mit den Genitalorganen zusammenhängende Sexualität tatsächlich von

Anfang an virtuell vorhanden ist. Auch die vollkommenen prägenitalen Befriedigungen müssen versagend sein, solange sie nur Ersatz für die mit den Genitalorganen verbundenen sexuellen Befriedigungen sind. Unter dieser Voraussetzung meine ich, daß die prägenitalen Stadien für das Mädchen besonders frustrierend sind, weil das mütterliche Objekt, das dazu bestimmt ist, die Befriedigungen zu gewähren, selbst nur *ein Ersatz für das adäquate Sexualobjekt ist*, und daß *diese spezifisch weibliche Ausgangssituation* an sich eine Ursache von Störungen bildet.

Wenn Freud also behauptet, daß der Wechsel des Sexualobjektes beim Übergang von der Mutter zum Vater dem Mädchen Schwierigkeiten bereitet, so können wir dagegenhalten, daß das kleine Mädchen zur narzißtischen Bestätigung gar kein Objekt zu wechseln braucht, und zwar erstens, weil es keines hat oder vielmehr, weil sein Objekt wesensmäßig ein sich versagendes ist, und zweitens, weil es den Vater von Anfang an heimlich zum (narzißtischen) Ich-Ideal und libidinösen »Projekt« gemacht hat.

Das Leben des Mädchens beginnt also mit einer Versagung von weitreichender Bedeutung. Ich habe an anderem Orte genauer ausgeführt, daß das Kind sich seine narzißtische Bestätigung selbst gibt, sobald es dafür reif ist; bis zu dieser Reife allerdings muß die Mutter stellvertretend die Bestätigung gewähren. Allem Anschein nach neigt das Mädchen dazu, diese Aufgabe früher zu übernehmen als der Knabe. Jeder, der mit Kindern zu tun hat, weiß, daß das Mädchen schneller als der Knabe eine bestimmte Reife erreicht, daß es vor allem beim Puppenspiel die Mutter vertritt und bei gleichzeitiger Identifizierung mit der Puppe dieser die narzißtische Bestätigung gibt, die eigentlich die Mutter gewähren müßte. Die Mutter übernimmt diese Aufgabe zwar formal, erfüllt sie aber oft ohne Liebe. Durch den Versuch, das, woran die Mutter es fehlen läßt, selbst auszugleichen, wird die narzißtische Besetzung die das Mädchen *sich selbst zu geben sucht, ihrem Wesen nach narzißtisch.* In Wirklichkeit fehlt diesem Versuch die feste Basis, die die mütterliche Liebe hätte herstellen müssen; er ist zum Scheitern verurteilt und damit ein Vorgang, der das Mädchen in größere Abhängigkeit von ihren Objekten bringt. (Ich vermute, daß auch die intellektuelle Frühreife des Mädchens mit dieser spezifischen Situation zusammenhängt.) Die ödipale Entwicklung des Mädchens, die in gewisser Weise durch den beschriebenen Sachverhalt belastet ist, läßt sich leichter im Vergleich mit der Entwicklung des Knaben verstehen. Dieser hat – so haben wir gesagt – ein adäquates Sexualobjekt. Er kann sich sowohl zur narzißtischen Bestätigung wie auch als Verbündeter im ödipalen Kampf mit dem Vater auf dieses Objekt stützen. Dieser Vorteil wird allerdings durch andere Schwierigkeiten wieder ausgelöscht: auch der Knabe erlebt, trotz mancher präödipaler Befriedigungen, im wesentlichen Versagungen (d. h. in bezug auf die ödipale Genitalbefriedigung), und zwar schon zu einer Zeit, in der er noch nicht reif genug ist, sie zu ertragen. So entsteht *eine frühe narzißtische Kränkung*, deren Kompensation dadurch erschwert ist, daß er seine Beziehung zur Mutter wegen der zwangsläufigen und häufigen Versagungen, die er in diesem Alter erleidet, sehr bald in eine Fixierung an das böse Objekt umwandelt. Im übrigen hat er prägenitale Befriedigungen schon sehr früh in einer Weise erfahren, die der authentischen heterosexuellen Sexualität recht nahe kommt. Die Folge ist eine starke Neigung, sie zu »genitalisieren«, das heißt, sich einigermaßen an die polymorphe Perversion zu fixieren.

Wenn wir nun die entsprechenden Prozesse beim Mädchen betrachten, dann wird uns klar, daß die prägenitale Befriedigung hier keine authentische sein kann, da das Objekt, das sie herbeiführt, nur ein »Ersatzobjekt« ist. Das führt zur *Verachtung der prägenitalen Komponenten der Sexualität* und begünstigt die spätere Entstehung von Schuldgefühlen, insbesondere im Hinblick auf die ödipale Vaterbeziehung. Das Mädchen wirft dem Vater vor, daß er sich in der sogenannten »prägenitalen« Phase relativ wenig um es gekümmert hat, und macht ihn für die daraus resultierenden Versagungen verantwortlich. Aber trotz dieser Vorwürfe hat das Mädchen – aufgrund der zwangsmäßigen Distanz gegenüber seinem wirklichen Liebesobjekt, dem Vater – ausreichend Zeit, um zu reifen und die eigentliche ödipale Position zu erlangen; ja, es kann sich sogar ein Idealbild von dem ersehnten Vater machen, dem es sich später aus Liebe zuwenden wird. Das fällt ihm um so leichter, als es, wie wir gesehen haben, die Möglichkeit gehabt hat, einerseits die prägenitalen Befriedigungen, die von der Mutter ausgehen, zu verachten, andererseits in der Zeit des Wartens und der Versagungen seinen Narzißmus zum Zwecke der Kompensation zu entfalten und gleichzeitig seine Gefühle für den Vater zu vertiefen und zu bestätigen. Dadurch wird die Liebe beim Mädchen ganz allgemein stärker idealisiert, ohne daß die unvollkommene Integration der prägenitalen Komponenten verdeckt würde. Das erklärt das hartnäckige Überdauern der ödipalen Bindung und deren Überwindung einerseits, andererseits die Neigung, zu »dichotomisieren« (eine ideale ödipale Liebe und eine entgegengesetzte präödipale Bindung haben zu wollen), sowie die Tendenz, die Liebesbeziehungen mit Schuldgefühlen zu beladen. Das Mädchen kommt mit einer viel stärkeren, länger gereiften affektiven Intensität in die ödipale Situation als der Knabe. Daraus wird zumindest zum Teil verständlich, warum der Inzest zwischen Vater und Tochter häufiger vorkommt und auch weniger pathologisch ist als der Inzest zwischen Mutter und Sohn.

Wie wir schon gesehen haben, erleidet der Knabe frühzeitig eine narzißtische Kränkung (nicht erwachsen zu sein und deshalb den ödipalen Akt nicht vollziehen zu können). Er muß diese Kränkung radikal verdrängen, indem er sich auf die Prägenitalität und eine zu frühe Sexualität, in der allerdings die prägenitalen Züge vorherrschen, ausrichtet. Das bringt ihn in einen Gegensatz zum Narzißmus, den er daher verachten muß, genauso wie das Mädchen die Tendenz entwickelt, die Partialtriebe, besonders die anal-sadistische Komponente der Liebe zurückzuweisen. Es hat jedoch einen Vorteil vor dem Knaben: es hat *gelernt, zu warten,* und in diesem Warten einen gewissen Optimismus in bezug auf die narzißtische Kränkung zu bewahren; denn es weiß nicht, ob es sie akzeptieren und auf sich nehmen muß, oder ob es noch hoffen darf, daß das »irgendwie in Ordnung kommt« (und daß es eines Tages doch noch einen Phallus, das Zeichen der Vollständigkeit, bekommen wird). Dieses Zögern wirkt sich zweifellos auf seinen Realitätsbezug aus, ist aber zugleich Grund für eine bestimmte Hypersensibilität im Zusammenhang mit den insgesamt tapfer ertragenen Versagungen. Das Mädchen braucht jemanden, der es unterstützt, der ihm die narzißtische Bestätigung gewährt, die es früher entbehren mußte und deren es ständig bedarf. Das Tragische an dieser Situation ist, daß derjenige, der ihm diese Bestätigung geben könnte, sein Sexualpartner, genau der ist, der den Narzißmus verachten gelernt hat, genauer gesagt, der gelernt hat, sich durch die starke Besetzung der sadistisch-analen Komponente davon zu befreien.[5]

Wir haben festgestellt, daß die Frau in erster Linie narzißtisch ist und narzißtische Befriedigungen sucht, selbst wenn sie dafür auf Triebbefriedigungen verzichten muß. Im glücklichen Fall kann sie eine Synthese zwischen beiden herstellen und einen hohen Grad von Narzißmus erreichen, das heißt eine Triebreifung mit befriedigender narzißtischer Bestätigung, die sich im Unbewußten durch das Bild eines Phallus ausdrückt. Der Erwerb dieses Phallus kann mit einer Identifizierung zu tun haben. Ich erinnere mich an eine Kranke, deren Träume immer um eine phallische Problematik kreisten; der Phallus stellte die perfekte Femininität dar – die ihrer Mutter, mit der sie sich identifizieren wollte. Eine solche Identifizierung muß durch die Introjektion des väterlichen Penis ergänzt werden. Es ist wohl unnötig, darauf hinzuweisen, daß die Vorstellungsidentität von Phallus und Penis zu einer Konfliktquelle werden kann und auch immer wird, um so mehr, als die Phallusvorstellung (Phallus – Penis) im Mittelpunkt der unbewußten Gedanken der Frau steht, gleichgültig, ob es sich um den väterlichen Penis handelt, den die Mutter besitzt (in diesem Falle hätte die Mutter das Bild von der narzißtischen Integrität von Form und Inhalt verwirklicht und verweigert es der Tochter), oder ob es um den Penis des Vaters selbst geht, den das Mädchen in der ödipalen Vereinigung mit ihm erhält.

Es gibt in der Tat eine Äquivalenz zwischen dem Besitz des väterlichen Penis und einer gelungenen narzißtischen Besetzung. Die geliebte Frau hat mit der Liebe etwas erworben, das in ihrem Unbewußten dem Besitz eines Phallus entspricht.[6] Manchmal wird sie selbst zum Phallus und realisiert eine narzißtische Autonomie, indem sie sich selbst narzißtisch besetzt, hübsch, charmant und begehrenswert wird. Diese Entwicklung wird von ihrer narzißtischen Besetzung getragen und umgekehrt, allerdings oft auf Kosten ihres objektbezogenen Trieblebens. Freud hat festgestellt, daß die Männer sich gerade von denjenigen Frauen angezogen fühlen, die ihre eigenen narzißtischen Tendenzen affizieren. Man könnte hinzufügen, daß sie in diesen Frauen die Verwirklichung von etwas sehen, das ihnen selbst nicht gelungen ist, denn auch die Männer haben

Schwierigkeiten, ihre narzißtische Integrität herzustellen, obgleich der Kastrationskomplex hier anders verläuft als bei der Frau.[7]

Es ist verständlich, daß die narzißtische Besetzung aufgrund von Konflikten und weil die Frau bei der Herstellung des idealen Gleichgewichts zwischen ihrem Narzißmus und den Triebbedürfnissen häufig auf Schwierigkeiten stößt, nicht immer vollständig gelingen kann. Gewiß darf auch der ökonomische Gesichtspunkt nicht zu kurz kommen. Es ist durchaus einleuchtend, daß die narzißtische Frau, von der Freud spricht, die all ihre Libido in ihre narzißtische Besetzung gesteckt hat, ihre Sexualtriebe nicht mehr besetzen kann und frigide wird. (Die Frau ist oral-narzißtisch, und auch die Oralität verbraucht einen großen Teil der Libido.) Dennoch gilt, daß die narzißtische Besetzung sich der ungewöhnlichsten Elemente als Substrat bedienen kann und daß die Frau imstande ist, diese narzißtische Integrität, die sie mehr als jede andere Befriedigung zu brauchen scheint, herzustellen. Wenn die eine Frau es geschafft hat, ihr narzißtisches Ideal zu verwirklichen und ihre Schönheit und ihren Charme besetzt, so mag eine andere, der solche Vorzüge fehlen, gerade diese Elemente negativ besetzen und ein antilibidinöses, am Über-Ich ausgerichtetes Verhalten entfalten, das sie genauso narzißtisch besetzt wie die erste ihr Ich. Es gibt unendlich viele Möglichkeiten solch narzißtischer Besetzungen, ja es gibt sogar eine ideale narzißtische Besetzung, die überhaupt keiner Unterstützung bedarf.

In der Analyse können wir die Normalisierung der gehemmten, weil mit Schuldgefühlen beladenen, narzißtischen Besetzung Schritt für Schritt verfolgen. Wir erleben entweder ein Aufblühen des Narzißmus bei gleichzeitiger Besetzung der Triebe, was dem Subjekt erlaubt, sich Lust zu verschaffen (sich zu lieben), oder aber eine offensichtliche Restriktion des Sexuallebens. Dies letztere trifft auf diejenigen Frauen zu, die sich selbst nicht lieben und achten können, sich zum Beispiel durch ein bestimmtes nymphomanisches, pseudosexuelles Verhalten abwerten. Sie lernen in der Analyse, sich selbst zu schätzen und sich nicht mehr durch selbstzerstörerische, negative Objektwahlen zu entwerten.

Tatsächlich ist das Charakteristische an der libidinösen Besetzung bei der Frau das *Konzentrische,* in dessen Mittelpunkt immer sie selbst bleibt; Mittelpunkt ist zugleich der Phallus, der seinem Wesen nach ebenfalls einmalig ist. Im allgemeinen ist die Frau bei ihren Objektbesetzungen sehr anspruchsvoll und verfolgt mehrere Prozesse von Einverleibung und Identifizierung zur gleichen Zeit. Da sie aber – trotzdem – dazu neigt, ihr Objekt für einmalig zu halten, wird ihr einziges unvergleichliches Objekt zu einer Art von phantastischer Bildmaschine, die sämtliche Elemente ihrer Identifikationsmodelle unter dem Zeichen der narzißtischen Besetzung auf sich vereint. Das bedeutet, daß ihr Partner sich einige Mühe geben muß, um all diesen Ansprüchen zu genügen, und sie die besten Aussichten hat, enttäuscht zu werden. Sie würde sich allerdings mit allen möglichen Enttäuschungen abfinden unter der einen Bedingung, daß sie mit dem Wesentlichen rechnen kann: geliebt zu werden. Ich will nicht sagen, daß dieses Liebesbedürfnis ein Zeichen einer vollendeten Entwicklung wäre. Ich habe nur versucht, einige Hypothesen aufzustellen, um ein bei Frauen weit verbreitetes Phänomen zu erklären und es in der Hauptsache mit der – für beide Seiten versagungsvollen – Begegnung zwischen Mutter und Tochter, die füreinander keine befriedigenden Objekte sein können, zu begründen.

II

Der psychoanalytischen Theorie zufolge durchläuft die Frau in ihrer psychosexuellen Entwicklung zwei einander entgegengesetzte Phasen; die klitorid-virile und die vaginal-feminine Phase. Wie die Freudsche Lehre annimmt, ist die Libido ihrem Wesen nach männlich und der Penis das einzige Sexualorgan; d. h. eine weibliche Sexualität existiert sozusagen gar nicht; die Frau besitzt überhaupt kein Sexualorgan, es sei denn ein Loch, das heißt ein Nichts. Diese falsche Behauptung muß widerlegt werden. Selbstverständlich hat die Frau ein vollständiges Sexualorgan, das auch in ihrer Vorstellung vom Körper eine wichtige Rolle spielt. Die Sexualität der Frau ist vielleicht dichter als die des Mannes, auch wenn man in der Analyse immer nur ihren Unzulänglichkeiten, Hemmungen und Schuldgefühlen begegnet. Im Grunde ist gerade das ein Beweis für Lebendigkeit; denn man kann nichts hemmen oder »gegenbesetzen«, was nicht existiert.

Ehe wir fortfahren, wollen wir noch darauf hinweisen, daß die

Anzahl der weiblichen Sexualorgane sich nicht auf zwei beschränkt, daß die erogenen Zonen sich auf zahlreiche anatomische Regionen erstrecken und der Körper insgesamt als ein Sexualorgan gefaßt werden kann. Eben dies finden wir in der Analyse häufig in Form der unbewußten phallischen Vorstellung vom Körper-Ich der Frau wieder (nicht zu verwechseln mit einer pathologischen phallischen Identifikation). Der Phallus hat in diesem Falle nichts Viriles, sondern fungiert als Symbol der Vollständigkeit: Die Frau verfügt über eine ausgeprägte Sexualität, die ihr das Gefühl der narzißtischen Integrität verleiht, deren Sinnbild der Phallus ist. Zwischen diesem phallischen Bild und der Klitoris besteht ein wirklicher Gegensatz. Wenn man nämlich die Bedeutung der Klitoris als weibliches Sexualorgan, das ja seinem Wesen nach männlich sein soll, hervorhebt, geschieht das stets im Rahmen einer kurzlebigen Besetzung: nach der klassischen Theorie muß die Klitoris in einem bestimmten Augenblick gegen die Vagina »ausgetauscht« werden. Von dieser Zeit an ist die Vagina das einzige Sexualorgan – das bedeutet, wie wir schon gesehen haben, das Nichts. Die Klitoris muß auf ihre libidinöse Besetzung verzichten (Marie Bonaparte will in der Klitoris gar ein anachronistisches, ähnlich wie die Vorniere oder der Thymus geartetes Organ sehen). Jedenfalls beharren die meisten psychoanalytischen Autoren darauf, daß die Frau um ihre Klitoris »trauern« muß, obgleich doch die klinischen psychoanalytischen Erfahrungen uns lehren, daß die Triebe und Besetzungen *integriert*, nicht aber daß sie zum Verschwinden gebracht werden müssen.

Ich habe bei vielen Gelegenheiten auf die Bedeutung der mysteriösen Schuldgefühle, die mit dem Narzißmus und seinen Äußerungen zusammenhängen, hingewiesen. Wenn wir nun die Merkmale dieses »zum Verschwinden verurteilten« Organs, der Klitoris, näher untersuchen, so stellen wir fest, daß sie in erster Linie typisch narzißtisch ist, weil sie ausschließlich der Lust dient[8] (im Gegensatz zum Penis, der Lustquelle und zugleich Fortpflanzungsorgan ist; der zum Urinieren gebraucht wird; ganz zu schweigen von seinen unbewußten und energetischen Bedeutungen). Allem Anschein nach wird der Klitoris ihr narzißtischer Charakter zum Vorwurf gemacht. Sie ist das Organ der narzißtischen Lust, das heißt der Lust, *die man sich selbst bereitet*, der *einsamen* Lust. Die Klitoris ist von nieman-

dem abhängig, während die Vagina als Organ der, wie man sagen könnte, »sozialen« Lust nur »ein Empfänger« ist und nicht für sich existiert.
Die Klitoris ist also in gewisser Weise das typische Organ der Frau, nicht weil sie embryologisch ein Abkömmling des Penis ist (Jones hat die Bedeutung dieser Abstammung ins rechte Licht gerückt), sondern vielmehr weil sie genauso narzißtisch ist wie die Frau. (Natürlich hat sie, als Organ des Narzißmus, eine phallische Bedeutung im Unbewußten.)
In bezug auf den Narzißmus selbst besteht zwischen Mann und Frau eine Rivalität um den Besitz der narzißtischen Integrität, d. h. um den Phallus und, dem historischen Verlauf im Unbewußten folgend, den Penis des Vaters. Damit wären wir bei dem wichtigen Thema vom »Krieg der Geschlechter« angelangt, auf das wir hier freilich nicht eingehen können; wir wollen nur noch anmerken, daß der Mann der Frau unter anderem vorzuwerfen scheint, daß sie sich verhält, »als ob sie einen Penis hätte«, und der Klitoris, daß sie vorspiegelt, sie wäre ein Penis. (Ich habe den Einduck, daß die Klitorisbeschneidung in bestimmten primitiven Gesellschaften deshalb vorgeschrieben ist, weil sie für ein männliches Organ, das heißt für ein Privileg des Mannes, gehalten wird.)
Damit kommen wir zu einem weiteren Problem, das zwar auf einem ganz anderen Blatt steht, für unser Konzept jedoch von zentraler Bedeutung ist. Ich meine die Harmonie oder vielmehr die Disharmonie in den sexuellen Beziehungen – ein Thema, dessen generelle Bedeutung auf der Hand liegt. Gewöhnlich klagen die Frauen über ihren männlichen Partner, und die gesamte Trivialliteratur scheint ihnen recht zu geben. Man könnte meinen, der Mann betrage sich im allgemeinen ungeschickt und rüpelhaft, und die Frau habe ihre mangelnde sexuelle Befriedigung seiner Verständnislosigkeit zu verdanken. Inwieweit entspricht diese Darstellung der Wirklichkeit? Sie enthält sicherlich eine tendenziöse Vereinfachung, freilich auch ein Körnchen Wahrheit.
Mit Recht wurde behauptet, daß der Koitus bei der Frau – aus psycho-physiologischer Sicht – anders verläuft als beim Manne, daß vor allem ihr Orgasmus einem anderen Rhythmus folgt. Man hat diesen Rhythmus sogar in Kurven aufgezeichnet. Dennoch scheinen diese Nuancen in den Idealfällen von »Nor-

malität« keinen Verliebten daran zu hindern, den Sexualverkehr ungetrübt zu genießen, ohne daß er synchronisiert, technisch organisiert und von den Partnern oder vielmehr dem Partner »vorbereitet« werden muß.
Bei auftretenden Disharmonien handelt es sich immer um Einzelfälle, die jeder für sich untersucht werden müssen. Dies sollte im Rahmen einer Analyse geschehen, die in aller Regel zu einer spontanen Normalisierung und einem Ablauf führt, der keiner technischen »Überwachung von oben« bedarf. Wir müssen jedoch noch einmal betonen, daß wir hier weder eine bestimmte Störung (einschließlich ihrer besonderen genetischen und historischen Erklärung) im Auge haben noch den Normalfall bzw. einen, der sozial als solcher angesehen werden kann und keiner besonderen Untersuchung bedarf. Uns geht es vielmehr um *Tendenzen*, die so häufig vorkommen, daß man sie als charakteristisch für die Frau (im Vergleich zum Mann) bezeichnen kann – Tendenzen, deren Wurzeln bei manchen Frauen im Unbewußten liegen und damit der Weiblichkeit im allgemeinen, mindestens in der heutigen Gesellschaft, ihren Stempel aufdrücken. Es steht fest, daß es Frauen mit einer gänzlich ungestörten Sexualität gibt, bei denen Koitus und Orgasmus sich deutlich an den Rhythmus des Partners anpassen und die eine vollständige sexuelle Entspannung erleben, ohne daß ihr Partner auch nur einen Schritt von seinem Spontanverhalten abweichen muß. Es steht aber auch fest, daß es viele Frauen gibt, zweifellos die Mehrheit, von denen man mit Sicherheit sagen kann, daß sich ihre Sexualität grundlegend von der ihres männlichen Partners unterscheidet, auch wenn die Partner sonst durchaus zusammenpassen. Kurz gesagt, der fundamentale Unterschied besteht auch bei Partnern, die sich relativ gut verstehen, weil er auf einer generellen Geschlechtsdifferenz beruht. Was steckt dahinter?
Einer der – stillschweigenden oder ausdrücklichen – Vorwürfe der Frau besteht darin, daß der Mann sich zu wenig um sie kümmert, daß er nicht genug mit ihr zusammen ist, daß er ihr viel zu selten zeigt, wie er an ihr hängt, daß er sie schätzt und was sie ihm *wert ist.*[9] Man könnte freilich sagen, daß er sie liebt; aber wir wissen von Freud, daß geliebt zu werden ein *narzißtischer* Wunsch ist. Es geht also um den Wunsch der Frau, in ihrem Narzißmus befriedigt zu werden, und genau

diesen Wunsch zu erfüllen scheint der Mann ziemlich unfähig. Die Frau ist primär narzißtisch. Wir wissen, daß die Devise des Narzißmus das »Alles oder nichts« ist. Die Perfektion läßt sich nicht dosieren oder rationieren; sie existiert oder sie existiert nicht. Die Frau besetzt ihr Ich. Wie wir gesagt haben, weitet sich diese Besetzung konzentrisch aus (wie ein Stein, den man ins Wasser wirft, konzentrische Kreise zieht). Sie selbst bleibt stets im Mittelpunkt: ihre Eigenliebe und die Liebe im allgemeinen, auf die ihre ganze Besetzung gerichtet ist. Zudem möchte sie, daß auch ihr Partner ihre eigene Besetzung quasi *spiegelbildlich besetzt*. Die Frau lebt in und durch die Liebe; sie projiziert ihren schlecht integrierten, ungesättigten Narzißmus auf die Beziehung zu ihrem Liebhaber, weil sie in ihrer frühen Kindheit eine adäquate narzißtische Bestätigung entbehren mußte. In gewissem Sinne wird ihr ganzes Leben zu einer Geschichte dieser Projektion, ihrer Erfolge (die immer partiell und kurzlebig sind) sowie ihrer (unvermeidlichen) Mißerfolge. Wie sieht die Einstellung des Mannes dazu aus? Wenn wir die Dinge vereinfachen und sie um der Klärung willen übertreiben, dann kann man sagen, daß sie von Grund auf anders ist. Sicherlich gibt es auch narzißtische Männer, besser gesagt, es gibt Männer mit einem freibeweglichen Narzißmus, der nicht integriert und abgesättigt, der ein Privileg der Frauen ist. Aber in gewisser Weise findet man bei diesen Männern eine wichtige feminine Komponente, und ihre Sexualität ist mit anderen Unzulänglichkeiten behaftet als die der nicht-narzißtischen Männer. Die Haltung des Mannes beruht auf einer anal-sadistisch organisierten Triebbasis. Er sieht die Dinge vorwiegend in einer Hierarchie von abgegrenzten Realitäten, deren Verhältnis zueinander festgelegt ist. Die Frau und ihre Liebe können für den Mann vielleicht das erste, aber nie das einzige Objekt sein, das er besetzt. Außerdem ist das narzißtische Element dem eigentlichen Triebfaktor bei der Besetzung untergeordnet. Der Mann besetzt die Triebabfuhr selbst, nicht die Beziehung zu seinem Ich und dem Objekt, das die Triebabfuhr ermöglicht. Abgesichert ist dieser Vorgang durch eine narzißtische Besetzung seines eigenen Triebsubstrats sowie durch den Besitz eines adäquaten Objektes, das die Abfuhr erlaubt. Aus diesen Gründen engagiert der Mann sich nur partiell in der Liebe, was ihn im Fall des Mißlingens seiner Liebesbeziehung dem Objekt gegenüber minder verletzbar macht. Da sein Engagement eher triebgebunden als narzißtisch ist, ist die narzißtische Kränkung weniger tief und kann schneller vernarben.

Wir können jetzt die Frage nach der intersexuellen Disharmonie wieder aufnehmen, insbesondere die nach der »Vorbereitung« der Frau auf den Sexualakt, von der bereits oben die Rede war. In der klassischen Theorie spricht man im Zusammenhang mit der Vorbereitung zum Sexualakt von Partialtrieben und von Vorlust. Die Partialtriebe sind zwar autoerotisch, finden sich aber im Koitus wieder (vgl. die Theorie von der Amphimixis von Ferenczi). Die genitale *»Triebmischung«* besteht (wie das Wort schon andeutet) aus prägenitalen Komponenten. Das bedeutet, daß der Koitus mit der sexuellen Annäherung der Partner beginnt. Die Dauer des Aufschubs zwischen dem Beginn des Aktes und dem Geschlechtsverkehr kann von der Perfektion und der Schnelligkeit, mit der die »Triebmischung« sich als solche organisiert, abhängen. Dafür wiederum scheint die Stärke der sadistisch-analen Komponente ausschlaggebend zu sein. Diese ist verantwortlich für die Organisation der Triebmischung und zugleich die energetische Quelle des Aktes. Mit anderen Worten: Je stärker und intakter die sadistisch-anale Komponente der Partner ist, um so besser und schneller wird sich die Mischung organisieren und zu beiderseitiger (Trieb-) Befriedigung verlaufen (ich spreche selbstverständlich weder von einer verfrühten noch von einer absolut hinausgezögerten Ejakulation, denen bei der Frau ein oberflächlicher klitorider Orgasmus oder aber totale Frigidität entsprechen würden; denn genau das würde auf einen funktionellen Schaden der zur Diskussion stehenden Komponente, auf eine Triebentmischung hindeuten).

Daß die Frau primär narzißtisch ist, bedeutet, daß sie unabhängig von allen in die Triebmischung eingehenden Triebkomponenten *eine zusätzliche Dimension (den Narzißmus) in ihr Sexualleben einführt,* ein Element, das, wie wir noch sehen werden, vielfältige Rückwirkungen hat. Die Triebreifung vollzieht sich durch das Zusammenwirken von narzißtisch besetzten Trieben und dem gut integrierten, von Trieben getragenen Narzißmus. Das gilt natürlich nur für den Fall einer »regelgerechten« Entwicklung. Falls eine neurotische Störung auf-

tritt, gerät die Synthese durcheinander, und es kommt zu Konflikten: Das, was sich vermischen müßte, wird zur Quelle von Interferenzen. Entsprechend der normalen Objektbeziehung, in der die Objektliebe in dem Maße zunimmt, wie der Narzißmus sich verstärkt, kehrt sich im Falle einer Neurose die Bewegung um: Das Aufblühen des narzißtischen Elements *verringert* den Anteil des Objektfaktors. Solange alles gut geht, kollaborieren Triebe und Narzißmus; aber sobald Konflikte auftauchen, werden sie zu Antagonisten, die einander bekämpfen. Mit anderen Worten: Wenn in einem Paar, so wenig neurotisch es auch sein mag, die Frau den narzißtischen Faktor besetzt, wird die auf dieses Element konzentrierte Libido weniger disponibel für die Besetzung von Triebkomponenten. Statt die Synthese der prägenitalen Elemente der Triebmischung zu begünstigen, *stellt* sie sich nun der adäquaten Vermischung dieser Elemente *entgegen*, zögert sie hinaus oder verhindert ihr Zustandekommen überhaupt. Die Frau *schiebt* also eine narzißtische Phase *zwischen* die Triebphase und die Phase des Genitalprimats. Diese Zwischenphase kann, je nach den Umständen, eine Brücke oder einen Abgrund bedeuten.
Wenn wir uns in einem typisch neurotischen Kontext befinden, besteht beim Narzißmus die Tendenz, sich zu desexualisieren. Darunter verstehen wir eine Entmischung der Partialtriebe, besonders der sadistisch-analen Komponente, die, wie wir an anderer Stelle gesagt haben, der wesentliche Faktor für die sexuellen Schuldgefühle der Frau ist (in weniger starkem Maße gilt das auch für den Mann). Das veranlaßt die Frau, die Sexualität zunehmend zu idealisieren, den »fleischlichen« Akt im pejorativen Sinne zu verachten und alle asexuellen Elemente der Liebe auf Kosten der Sexualität zu betonen. Damit wird auch verständlich, in welchen Ausmaß der narzißtische Widerstand gegen die sadistisch-anale Komponente die Entfaltung eines befriedigenden Sexuallebens stören kann.
Bei den Frauen, bei denen der zwischen die Partialtriebe und die Genitalität geschobene Narzißmus eher ein Strudel als eine Brücke ist, distanziert sich die Klitoris gewissermaßen von der Sexualität überhaupt. Wenn nämlich die weibliche Sexualität die narzißtische Phase (die als Zwischenstufe in jedem Sexualakt der Frau auftaucht) durchläuft, endet sie in einem neuro-

tischen Kontext stets in einer Sackgasse. Die Funktion, die man der Klitoris im Hinblick auf die »eigentliche« sexuelle oder vaginale Lust zuspricht, die Funktion der Vorbereitung oder Reizung, wird blockiert. Wenn die Frau sexuell einigermaßen frei ist, nehmen die Dinge einen anderen Lauf. Welche Rolle spielt in diesem Fall die Klitoris? Wir wissen, daß die Sexualität aus der prägenitalen Triebmischung besteht und die Komponenten dieser Mischung bis zur definitiven Konstituierung der Genitalität ihre Funktion beibehalten. Die verschiedenen Komponenten der Triebmischung spielen selbstverständlich unterschiedliche Rollen. Wir wissen sehr wohl, daß individuell zum Beispiel die Oralität oder die Analität dominieren kann. Die Reizung der erogenen Zone (oder der entsprechenden Funktion) kann durch eine solche Vorherrschaft ausschließlicher Auslöser der eigentlichen sexuellen Erregung sein. Es erübrigt sich, hier noch einmal auf die Bedeutung hinzuweisen, die der Kuß, die verschiedenen erogenen Zonen oder die auf die sadistisch-anale Komponente zurückgehenden Funktionen wie die Motorik in allen ihren Formen für die genitale Erregung haben. Man könnte in diesem Zusammenhang von einer *elektiven genitalen Reizung* sprechen, vor allem, weil die Genitalfunktion in einem solchen Falle dazu neigt, sich den betreffenden prägenitalen Aspekt zu eigen zu machen und sich oralisieren oder analisieren kann (nicht zu verwechseln mit der Perversion, in der die prägenitale Komponente die Genitalität nicht begünstigt, sondern ersetzt). Wenn der Prozeß sich bei der Frau unter günstigen Bedingungen vollzieht, fungieren die Klitoris und die narzißtische Sexualerregung (als spezifisch klitoride Funktion) sozusagen als »Reizauslöser«. Der Strom der Erregung geht von seiner sichtbaren Quelle, der Klitoris, auf den Sexualbereich über, der deutlicher triebhaft ist und zugleich der narzißtischen Besetzung der Sexualität größeren Spielraum gewährt, und der sich seinerseits von der triebgerichteten Sexualität besetzen läßt. Auf diese Weise wird der Narzißmus sexualisiert oder, besser gesagt, resexualisiert; das bedeutet eine Rückkehr zu dem in das trieb- und objektgebundene Ich integrierten Autoerotismus, der am Anfang mit dem Erotismus schlechthin verwechselt wird. Nach dem Durchlaufen eines nie fehlenden polymorph-perversen Stadiums findet der ganze Prozeß dann seinen Abschluß in der vollständigen Sexualität. Die Entwicklung kann allerdings noch in diesem zuletzt genannten Stadium blockiert werden und endgültig darin hängenbleiben. Dann spricht man von einer *narzißtischen Perversion.*

Die verschiedenen Erscheinungsformen des Narzißmus entstehen dadurch, daß er in einer undifferenzierten Schicht der Psyche verankert ist, die, wie Freud sagte, ebensogut Libido wie Aggressivität bilden kann. Sie enthält also alle Möglichkeiten, auf deren Organisation wir hier nicht weiter eingehen können.

Nachweislich gerät das Kind – unter bestimmten Umständen auch der Erwachsene –, sobald es allein ist, in Versuchung, zu masturbieren. Nicht nur, weil die Einsamkeit das einsame Vergnügen erlaubt, sondern auch, weil ein synästhetisch-narzißtisches Gefühl mit der Tatsache des Alleinseins verbunden ist, das heißt einer bestimmten *Beziehung zu sich selbst, die eine besondere sexuelle Erregung weckt.* Diese will in adäquater Weise abreagiert werden, also durch Masturbation, es sei denn, sie dient als Brücke für die objektgebundene Sexualität, d. h. die sexuelle Beziehung zu zweit. Die Frau befindet sich wegen ihres ursprünglichen Narzißmus, wegen der besonderen narzißtischen Besetzung ihres Körpers, ihrer Beschäftigungen, ihrer Umgebung und ihres »Innern« annähernd immer in einem solchen Zustand narzißtischer Sexualerregung, auch wenn diese Erregung nicht unbedingt die eigentlichen erotischen Formen abdeckt. Normalerweise müßte diese Erregung zur Einleitung der sexuellen Annäherung und des Geschlechtsverkehrs dienen. Das ist zwar oft, aber keineswegs immer der Fall. Das heißt, es muß der Sexualpartner eingreifen und das realisieren, wozu die vorbereitende narzißtische Erregung der Frau nicht in der Lage ist.

Wir haben gesagt, daß die Klitoris, das narzißtische Sexualorgan, die narzißtische Besetzung auf den eigentlichen Sitz der Triebe und auch auf die interne und externe Anal- und Dammzone projizieren muß. Selbstverständlich sind auch andere Reizungen möglich (der Muskeln, orale, sadistische etc.). Wir haben uns hier mit der besonders häufigen Erscheinung der vorwiegend klitoriden Reizung beschäftigt und versucht, sie nicht durch die Bisexualität, sondern durch den Narzißmus zu erklären, der unserer Ansicht nach besonders eng mit der Klitoris verbunden ist.

Auf die rein triebgebundenen Aspekte der »Vorbereitung« der Frau zum Sexualakt wollen wir hier nicht eingehen, da das über den Rahmen des Gegenstandes dieser Überlegungen hinausginge, und kommen deshalb noch einmal auf die narzißtische »Vorbereitung« zurück, die, anatomisch oder physisch gesehen, in der Erregung der klitoriden Zone besteht. Es ist jedoch mittlerweile deutlich geworden, daß die narzißtische Sexualerregung sich nicht darauf beschränkt.
Wir wissen – das war unser Ausgangspunkt –, daß es der Frau in gewissem Maße an narzißtischer Bestätigung gemangelt hat, die sie nun vom Manne erwartet. Wir wissen auch, daß diese Bestätigung auf eine bestimmte Weise gewährt werden muß, die zugleich erotisch und bewertend ist. Beide Aspekte müssen sich miteinander vermischen und sich gegenseitig verstärken. Genau das ist der springende Punkt in der normalen Entwicklung der Frau, weil ihr »erstes Objekt« die Mutter, also ein homosexuelles Objekt, ist. Der Mann gewährt der Frau diese narzißtische Gratifikation, die jedoch von der Frau in ihrem Bedürfnis, narzißtisch anerkannt zu werden (geliebt zu werden), schlicht als Liebe verstanden wird. Liebe aber bedeutet für sie primär *eine narzißtische Aufwertung*. Was heißt es also, wenn man einer Frau »den Hof macht«? Ist der Ausdruck selbst nicht schon eine narzißtische Würdigung der Frau? Um ihre Gunst zu erobern, verhält man sich wie die Courtisanen, die ihrem Herrscher schmeicheln und ihn beweihräuchern. Spricht man einer Frau nicht die oberste Gewalt zu, wenn man ihr »den Hof macht«? Tut ein Mann, der einer Frau den Hof macht, nicht alles, um ihr zu schmeicheln, benutzt er nicht jede Gelegenheit, um sie in ihrem Bewußtsein ihres Wertes und ihrer Einmaligkeit zu bestärken? Er überschüttet sie mit Geschenken und zeigt damit, wie sehr er die Gabe schätzt, die er von ihr zu erhalten hofft. Er bringt seine Bewunderung ganz offen zum Ausdruck und hält ihr einen narzißtischen Spiegel vor, durch den sie sich im höchsten Grade anerkannt fühlt. Ohne daß man von einer realen sexuellen Erregung sprechen könnte, steht fest, daß die Frau »angenehm berührt« ist, wenn sie so die heiß ersehnte narzißtische Bestätigung erlangt.
Es gibt Männer, die bei den Frauen gezielt eine kalte, aber bewußte Technik anwenden. Die Wirksamkeit dieser direkten triebgerichteten »Vorbereitung« liegt größtenteils darin, daß

der Mann offen seine Aufmerksamkeit und sein Interesse zum Ausdruck bringt, was die Frau als Würdigung, als narzißtische Gratifikation versteht. Die narzißtische »Vorbereitung« geht weit über die eigentliche klitoride oder erotische Erregung hinaus; sie erstreckt sich ganz allgemein auf die Beziehungen zwischen Männern und Frauen.

1 »Das ist alles, was ich Ihnen über die Weiblichkeit zu sagen hatte. Es ist gewiß unvollständig und fragmentarisch, klingt auch nicht immer freundlich. Vergessen Sie aber nicht, daß wir das Weib nur insofern beschrieben haben, als sein Wesen durch seine Sexualfunktion bestimmt wird. Dieser Einfluß geht freilich sehr weit, aber wir behalten im Auge, daß die einzelne Frau auch sonst ein menschliches Wesen sein mag. Wollen Sie mehr über die Weiblichkeit wissen, so befragen Sie Ihre eigenen Lebenserfahrungen, oder Sie wenden sich an die Dichter, oder Sie warten, bis die Wissenschaft Ihnen tiefere und besser zusammenhängende Auskünfte geben kann.« *(Neue Folge der Vorlesungen zur Einführung in die Psychoanalyse; Die Weiblichkeit.)*

2 Melanie Klein behauptet ebenfalls, daß der orale Wunsch nach dem Penis aus dem Begehren der Mutterbrust entsteht. Man könnte jedoch genausogut annehmen (vgl. die Kritiken von Jones und Karen Horney), daß die Sexualität permanent vorhanden ist, das Kind sie in allen Stadien erlebt und die Erotisierung des Saugaktes einen Versuch darstellt, die eigentliche Sexualität abzureagieren, für die das Kind jedoch noch nicht reif ist.

3 »Mit der Pubertätsentwicklung [scheint] durch die Ausbildung der bis dahin latenten weiblichen Sexualorgane eine Steigerung des ursprünglichen Narzißmus aufzutreten.« (Freud, *Zur Einführung des Narzißmus.)*

4 Das sind natürlich allgemeine Tendenzen, deren Besonderheit im Einzelfall immer berücksichtigt werden muß. Sie sind jedoch so weit verbreitet, daß man sie durchaus auf einer allgemeinen Ebene untersuchen kann. Außerdem wollen wir hier eine bestimmte Einstellung zur Sexualität ins Auge fassen, wie wir sie in dem Milieu, das von unserer heutigen Gesellschaft produziert wird, also in unserem Milieu, beobachten können. Gemeint ist nicht das kranke Individuum im Sprechzimmer des Analytikers, auch nicht das gänzlich gesunde Individuum, das sicherlich nur als Fiktion existiert; gemeint ist der »Durchschnittsmensch«, der trotz einiger Konflikte und Komplexe von der sozialen Beurteilung her dem Normalen entspricht.

5 Da die Abhängigkeit vom Objekt hinsichtlich der erwarteten Gratifikationen fast immer unzulänglich ist, wird die Frau gewissermaßen in eine Art von narzißtischer Autonomie gedrängt. Die Erkenntnis dieser Notwendigkeit verbindet die Frauen häufig untereinander, macht sie solidarisch. Der Mutter selbst bleibt kaum etwas anderes übrig, als ihrer Tochter zu helfen, diese Autonomie herzustellen. Es läßt sich nicht leugnen, daß die Frau tatsächlich ein gewisses Maß an Autonomie erlangt, und daß es ihr sogar gelingt, allein im Leben fertigzuwerden.

6 Die Formen, unter denen dieser Phallusbesitz sich verkörpert, evoluieren in zunehmendem Maße. Ihre Entwicklung sollte im Laufe einer analytischen Kur genau verfolgt werden.

7 Man könnte die ganze Frage nach dem Geschlechtsunterschied unter dem Gesichtspunkt der vom phallischen Bild repräsentierten narzißtischen Integrität noch einmal aufnehmen. In der Natur trägt bekanntlich das Männchen die sichtbaren und unmißverständlichen narzißtischen Zeichen (Schönheit, stattliche Erscheinung, Geweihe) dieser Integrität. In unserer Gesellschaft dagegen ist es die Frau, die die visuellen phallischen Zeichen trägt und auf diese Weise eine phallische Kompensation für ihre Abhängigkeit vom Penis des Mannes findet.
8 Seiner Definition nach dient der Narzißmuß nur sich selbst. Sein Dasein ist nicht zweckgebunden, da er *zu nichts nütze ist*. Genau das ist nach Ella Freeman-Sharpe die Definition des Kunstwerkes, das heißt der narzißtischen Kreation. Wir stimmen dem vorbehaltlos zu. – Man hat es sich übrigens nicht nehmen lassen, der Klitoris schnell eine Nützlichkeit zuzusprechen, nämlich die der Einleitung der genitalen Lust. Nun scheint der Koitus aber in erster Linie vaginal zu sein. Seine ursprüngliche Form ist übrigens der »coitus a tergo« oder »more ferarum«, der die Klitoris vollständig ausschließt und deshalb gewiß nicht weniger befriedigend ist.
9 Es ist bekannt, wie sehr die Frauen hören wollen, daß sie geliebt werden.

Catherine J. Luquet-Parat
Der Objektwechsel

Der *Objektwechsel* ist ein entscheidendes Ereignis in der weiblichen Entwicklung – ein Vorgang, in dessen Verlauf das kleine Mädchen seine Besetzung von der Mutter als Liebesobjekt abzieht, um den Vater zu besetzen. Diese Definition ist jedoch unzulänglich, da sie mehrere Veränderungen, die zur gleichen Zeit stattfinden, unberücksichtigt läßt: Veränderungen in der Struktur der Besetzung des Liebesobjektes, in der Besetzung der erogenen Zonen und in der gesamten Struktur des Ich.

Sicherlich aufgrund dieser Komplexität hat Freud bei der Beschreibung des Ödipuskomplexes beim Mädchen von einem »dreifachen Wechsel« gesprochen: Wechsel des Liebesobjektes, Wechsel der erogenen Zone (die Erogeneisierung der Klitoris überläßt der der Vagina ihren Platz), Wechsel von der aktiven zur passiven Einstellung gegenüber dem Liebesobjekt. Wenn man die Situation am Ende der präödipalen Phase mit dem Untergang des Ödipuskomplexes vergleicht, kann man feststellen, daß das Durchlaufen der ödipalen Phase tatsächlich zu diesem dreifachen Wechsel geführt hat. Darüber hinaus wird etwas sichtbar, das meiner Meinung nach von zentraler Bedeutung ist: auch die weiblichen Einstellungen und Gefühle gegenüber dem Penis haben sich in bemerkenswerter Weise verändert. Es scheint, als hätten sich zu dieser Zeit Transformationen vollzogen, die die früheren Einstellungen aufgelöst und neu geordnet haben, die, wenn man so sagen darf, die Penisforderung ihrer Gestalt nach verändert haben. Wir werden später darauf zurückkommen.

In der detaillierten Beschreibung des »dreifachen Wechsels« stimmen die verschiedenen Autoren nicht miteinander überein. Die durchgängige Unschärfe im Hinblick auf die möglichen Koordinationen und Interrelationen der drei Elemente, die anfangs heterogen sind, und die Unklarheiten in bezug auf ihr zeitliches Aufeinanderfolgen oder ihre Gleichzeitigkeit weisen auf die Komplexität des Problems hin.

In der Zeit, die dem Objektwechsel unmittelbar vorausgeht,

nimmt das Mädchen gegenüber der Mutter, seinem wesentlichen Liebesobjekt, eine aktive, besitzergreifende Haltung ein. Es identifiziert sich mit dem Vater, den es als Liebesrivalen empfindet. Die erogene Leitzone ist die Klitoris. In diesen Punkten scheinen die meisten Autoren einig, obwohl manche von ihnen die Ansicht vertreten, diese Einstellung entspreche den natürlichen und spontanen Tendenzen des weiblichen Ich, während andere darin eine Resultante von vorwiegend defensiven Positionen sehen, die die spontan passive Tendenz des weiblichen Ich verdecken.

Freud zufolge beginnt die Veränderung mit einer Verringerung der aktiven und einer Verstärkung der passiven Impulse, wobei die passiven Impulse den Übergang zum väterlichen Objekt fördern.

J. Lampl-de Groot ist der Meinung, daß die aktive Haltung gegenüber der Mutter sich zunächst in eine passive gegenüber demselben Objekt verwandelt und das Kind sich erst danach dem Vater zuwendet. Simultan zur zweiten Bewegung sollen die Aggressionstriebe sich in Masochismus umwenden.

Marie Bonaparte meint, daß die auf die Mutter gerichteten klitoriden sadistischen Phantasien sich umkehren in passive Phantasien gegenüber dem Vater. Sie sagt, daß sich diese Umwandlung »mit Hilfe der Mobilisierung der weiblichen passiv-masochistischen Urtriebe« vollziehen kann. Der Übergang von der klitoriden zur vaginalen Passivität ist ein sekundärer Vorgang.

Nach H. Deutsch wird die aktive sadistische Libido in Masochismus umgesetzt. Die Umsetzung findet zur Zeit des Kastrationskomplexes statt, der beim Mädchen durch die Entdeckung seiner Penislosigkeit hervorgerufen wird. Die Autorin ist der Auffassung, daß dieser Masochismus die erotische Basis der weiblichen Libido bildet.

Alle diese Thesen, in deren Mittelpunkt die Triebe, die Triebquellen und ihre biologischen Implikationen stehen, vernachlässigen die Objektbeziehungen und ihre fundamentale Bedeutung für die Strukturierung des Ich. Außer in den frühesten Lebensstadien kann ein Trieb nie unabhängig von Objektbeziehungen bestehen. Es scheint mir wichtig, kurz auf den Verlauf der Triebentwicklung bis zu dem für uns relevanten Zeitpunkt einzugehen (dabei wollen wir unsere Aufmerksamkeit

auf die Übergänge von Aktivität zu Passivität und von der Aggressivität zum Masochismus richten).
In der frühen Kindheit, in der es aufgrund fehlender Reife noch keine Objektbeziehungen gibt und das Kind noch nicht in der Lage ist, zwischen sich und der Außenwelt zu unterscheiden, schwankt der Säugling zwischen Bedürfnissen und Befriedigungen. Die Spannungen (Hunger, Kälte) manifestieren sich aktiv durch Schreie und Bewegungen, während die Befriedigungen sowohl durch Aktivität als auch durch Passivität vermittelt werden, wobei der jeweilige Anteil variabel ist. In den ersten Wochen scheinen Triebverhalten und Triebäußerungen bei Knaben und Mädchen identisch zu sein. Schon in dieser ganz frühen Zeit freilich gibt es Übergänge von Aktivität zu Passivität, Übergänge, die mehr oder weniger mühelos gelingen, die entweder ruhig oder aber ruckartig und mit Leiden verbunden sind. Das letztere ist der Fall bei organischen Schäden, Verdauungsstörungen oder einer zeitlichen, qualitativen oder quantitativen Diskrepanz zwischen den Bedürfnissen des Kindes und der mütterlichen Versorgung. Mit welchen Gefühlen die passiven Situationen vom Kind erlebt werden, hängt in gewissem Grade von der anaklitischen Beziehung ab und davon, ob diese Beziehung eine vorwiegend beängstigende oder schützende Färbung hat.
Die Aggressivität, die man aufgrund der Undifferenziertheit von Ich und Außenwelt in dieser Periode mit übermäßigen, nach Abfuhr verlangenden Spannungen verwechseln kann, wird als unerträglich empfunden. Zweifellos kann sie durch die großen krisenhaften Ausbrüche, die oft nur in der Erschöpfung oder im Schlaf ein Ende finden, nicht ausreichend abgeführt werden, es sei denn eine Frustrationsverringerung erlaubt eine plötzliche Rückkehr zum Gleichgewicht. Am Ende dieser Phase organisiert sich das, was auf die großen Phantasiebewegungen zu Beginn der Objektbeziehungen hinausläuft.
In dem Alter, in dem das Kind fähig wird, Objektbeziehungen herzustellen, sind aktive und aggressive Triebe noch miteinander verquickt und auf das selbe Objekt (das belohnt und zugleich versagt) gerichtet. Die aktive Suche nach passiver Lust ist von Urängsten getönt, da die Wurzeln der Angst vor passiven Situationen in der Angst vor der aktiven Mutter liegen. Melanie Klein und diejenigen, die ihre Vorstellungen durch ei-

gene Untersuchungen an Kindern bestätigt fanden, haben klar erkannt, daß das reale externe Objekt in der frühen Zeit dazu benutzt wird, das interiorisierte Objekt herabzusetzen. In dem Maße, in dem das Kind eine gute Beziehung zum realen Objekt unterhält, kann es die mit den ambivalenten Wünschen zusammenhängenden Ängste überwinden. Beim Übergang von einem Alter, in dem ein großer Teil der Lust aufgrund der neurologischen Unreife des Kindes an eine passive Situation gebunden ist, zu einem Alter, in dem die ausgebildete Motorik eine aktive Eroberung der Welt zuläßt, müssen Knaben und Mädchen durch die Unbeständigkeit von unerfüllten und gegensätzlichen Wünschen und mancherlei Versagungen hindurch. Bei Kindern kann man im präverbalen Alter häufig Wendungen der Aggressivität beobachten, wenn sie merken, daß die Befriedigung ihrer aktiven, possessiven, aggressiven Triebe durch die Außenwelt gebremst wird: das Kind wird wütend, die Aggressivität wächst, doch gleichzeitig leidet es unter seinem eigenen Zorn; seine Schreie offenbaren, wie stark es sich selbst von der Wut betroffen fühlt. Es wird deutlich, in welchem Maße die Wut, die sich manchmal stärker oder mindestens genauso stark gegen das interiorisierte Elternobjekt wie gegen das reale externe Objekt, das die auslösende Rolle gespielt hat, richtet, einen rückläufigen Weg einschlägt, das heißt: sich gegen die eigene Person wendet. Der Schrei des Kindes ist nicht nur aggressiv und expulsiv, sondern zugleich eine Klage. Was am Anfang nur eine Aufteilung, ein doppelt verlaufender Strom von aggressiven Trieben (ein Strom zum externen Objekt und einer zum interiorisierten Objekt) war, erscheint zunehmend als eine Wendung gegen die eigene Person.

In der ambivalenten, binären Phase, die den Beginn der Objektbeziehung kennzeichnet, bleiben Aktivität und Passivität teilweise miteinander verbunden. Das normale Kind befriedigt eine ganze Reihe passiver Lustgefühle und stellt einen Großteil seiner Aktivität unter den Zweck, solche passiven Lustgefühle zu erreichen. Die passive Lust wird von dem Kind häufig nur in dem Grade akzeptiert und als angenehm empfunden, in dem es selbst danach verlangt. Wenn die elterliche Aktivität ihm aufgezwungen wird, ja selbst wenn dies in einer Form geschieht, die ihrer Natur nach lustvoll ist, wird sie als Gefahr, als unangenehme und vor allen Dingen ambivalente

Aggression erlebt (eine mögliche Quelle für die schmerzliche Erotisierung der Passivität).
Die Dreiecksbeziehung, die etwa mit acht Monaten hergestellt wird, ist in der ganzen weiteren Entwicklung von besonderem Belang. Das ambivalente internalisierte Objekt (Imago) wird auf zwei reale Objekte projiziert, von denen eines als das gute und das andere als das böse erfahren wird. Die Dreiecksituation erleichtert die Einverleibung des Objektes, indem sie es von projektiven Veränderungen befreit; in erster Linie aber trägt sie zur Lösung des masochistischen Teils der beiden aggressiven Strebungen bei, da eines der Objekte ganz offen als unbrauchbar für das Ich abgewiesen werden kann.
Bei der geschlechtlichen Identifizierung allerdings versagt die Dreiecksituation. Im Verlaufe der Urszene müssen gutes und böses Objekt sich in einer Weise vereinigen, die ihrerseits nur wieder destruktiv sein kann. Versucht man, die Entwicklung der Vorstellungen, die mit dem Begriff »Urszene« beschrieben werden, zeitlich zu lokalisieren, so stellt sich heraus, daß sie sich auf eine sehr lange Periode beziehen, in der nacheinander die oralen, analen und phallischen Angstgefühle relevant werden. Um der Genauigkeit willen darf nicht unterschlagen werden, daß diese Stadien in Wirklichkeit nicht getrennt aufeinander folgen, sondern ineinandergreifen, einander überlagern und sich teilweise überschneiden. Diesen Aspekt hat Freud selbst hervorgehoben. Die Aggressivität kann sich in ihrer ganzen Weite in einer Identifizierung mit dem aktiven, sadistischen Element der Urszene ergießen, gleichgültig, ob der Sadismus oralen oder analen Ursprungs ist. In dem Augenblick, der in unserem Zusammenhang wichtig erscheint, ist die Aktivität des Kindes von den Angstgefühlen der analen Phase, die sich auf ihrem Höhepunkt befindet, geprägt. Seine Aktivität ist an die auf seine libidinösen Objekte gerichteten sadistischen Triebe gebunden. Man kann sagen, daß die Übernahme einer passiven Haltung gegenüber dem Penis für das Mädchen dann besonders beängstigend und schwierig wird, wenn es anläßlich der Phantasien über die Urszene eine besonders heftige Aggressivität erst auf die Brust und später auf den Penis übertragen hat. Die Einstellungen der Eltern zu dem Kind und zueinander wirken sich deutlich auf die Identifizierungen aus; sie bestätigen oder entkräften die als sado-masochistisch konzipierten in-

fantilen Phantasien über die Urszene. Auf jeden Fall indes scheint die projizierte Aggressivität stets stark genug, das Mädchen daran zu hindern, innerhalb der Urszene eine angstfreie Rolle zu übernehmen. Das ist wahrscheinlich der Grund, warum man zunächst eine Veränderung der binären Beziehung zur Mutter beobachten kann. Das Mädchen übernimmt eine aktive (penisbezogene anale) Rolle gegenüber der Mutter; zugleich äußert es den Wunsch, einen Penis zu besitzen. Auf diese Weise tritt es in die präödipale Phase oder in die negative Ödipuseinstellung ein. Das Mädchen verhält sich gleichzeitig aktiv und aggressiv gegenüber seinem Liebesobjekt. Repräsentiert wird dieses Objekt durch die Mutter, die das Mädchen ganz allein besitzen möchte; den Vater empfindet es als Rivalen.

Die Autoren sind sich einig, daß die Umwandlung der aktiven in passive Positionen vor dem Beginn der ödipalen Errichtung einer positiven libidinösen Vaterbindung stattfindet. J. Lampl-de Groot zufolge gibt das Mädchen schon in der Mutterbeziehung die Aktivität auf, wird passiv und überträgt dann diese passive Beziehung auf den Vater. Die anderen Autoren drükken sich weniger genau aus; sie weisen lediglich darauf hin, daß die aktiven Tendenzen »bei der Gelegenheit« oder »im Augenblick« des Objektwechsels in passive Tendenzen überführt werden. Nach Marie Bonaparte vollzieht sich eine »Umkehrung der sadistischen Phantasien, die sich gegen die Mutter richten, in passive Phantasien gegenüber dem Vater«. In seiner Arbeit *Ein Kind wird geschlagen* hat Freud die masochistischen ödipalen Phantasien anschaulich dargestellt, so daß auch die Verbindung zwischen Masochismus und Passivität in dieser Beziehung deutlich wird. Ich bin der Meinung, daß das Mädchen sich zunächst in aktiver, besitzergreifender, sadistischer Weise dem Vater zuwendet, daß es aber zugleich seine libidinösen Wünsche und die Penisforderung gegenüber der Mutter auf den Vater überträgt, der tatsächlich einen Penis hat. Trotz der ödipalen Dreiecksituation, die eine Besonderung der Triebe eingeleitet hat (die Liebe wird auf den Vater, der Haß auf die Mutter gerichtet), verfolgt das Mädchen in diesem Entwicklungsstadium die aktiven und possessiven Ziele, die aus der analen Phase herrühren. Die passive weibliche Empfangsbereitschaft kann nur dann entstehen, wenn die auf den Penis des Vaters gerichteten sadistischen Triebe eine Wendung erfahren. Nicht zuletzt von dieser wichtigen Entwicklungsbewegung, die ich die feminin-masochistische Bewegung nennen will, hängt das Schicksal der Weiblichkeit ab. Zu Beginn dieser Bewegung tritt ein wichtiger Mechanismus in Kraft, nämlich die aktive Übernahme der passiven Rolle gegenüber dem Objekt (es besteht eine enge Verwandtschaft zwischen diesem Mechanismus und dem der Identifizierung mit dem Aggressor). Auf eine Formel gebracht, hieße das: »Ich will, daß er mit seinem Penis, den ich für gefährlich halte, in mich eindringt.« In der stark von der Phantasie geprägten Beziehungssituation, in der sich das Mädchen beim Verlassen des Ödipuskomplexes befindet, hat es offensichtlich keine Möglichkeit, das Objekt zu wechseln und auf eine normale Entwicklungsrolle, die der natürlichen Expansion des Ich entspricht, die Rolle des Aggressors und Besitzers, zu verzichten, ohne eine masochistische Wendung vorzunehmen. Diese Wendung wird normalerweise vom Ich akzeptiert und hinterläßt keine Spuren, außer daß sie der Entwicklung zur Weiblichkeit einen spezifischen Anstrich verleiht.

Bei Frauen kommt die Abfolge dieser Triebbewegungen in bestimmten Abschnitten der Analyse deutlich zum Ausdruck. Besonders aufschlußreich ist, daß die Angstgefühle und die erogenen masochistischen Wünsche in ganz bestimmten Augenblicken der Analyse der ödipalen Situation auftauchen und wieder verschwinden: im Zusammenhang mit fest umrissenen Wiederholungserlebnissen. Das gleiche kann man bei der Analyse von kleinen Mädchen, ja sogar bei der direkten Beobachtung ihrer Spiele, ihrer Phantasien und ihrer spontanen Äußerungen feststellen. Der gesamte Vorgang läßt sich auf eigentümliche Momente der Entwicklung festlegen (man könnte ihn als zweiten Objektwechsel bezeichnen), da das Mädchen in keinem anderen Stadium, weder vorher noch nachher, eine ähnlich ausgeprägt masochistische Haltung zeigt. Von hoher Wichtigkeit sind die masochistischen Träumerein und Phantasien, die zu dieser Zeit die Masturbation begleiten. Wurden diese Inhalte während der Latenzzeit verdrängt, so kommen sie mit Sicherheit in der Adoleszenz wieder zum Vorschein – entweder in Verbindung mit der Masturbation selbst oder als Inhalte der Phantasien, die als Masturbationsäquivalente dienen. Sie stehen in engem Zusammenhang mit dem Wiederholungserleben der ödipalen Triebregungen, die aufgrund von Schuldgefühlen oft noch mehr ins Gewicht fallen. Diese Schuldgefühle (die mit dem Phänomen der Identifizierung zu tun haben) werden durch die Mutter hervorgerufen, die das junge Mädchen in Form von Rationalisierungen, die dem Schutze der Jugendlichen dienen sollen, ständig vor der Gefahr warnt, sich von einem Mann verführen zu lassen.

Im Zusammenhang mit unverhältnismäßig starken masochistischen Neigungen stößt man häufig auf Schwierigkeiten, die unüberwindlich scheinen (unüberwindlich, solange die Analyse ihrer prägenitalen Basis nicht geleistet ist). Man könnte sagen, daß ein solch ausgeprägter Masochismus das Ich in Schrecken versetzt und Regressionen zur Folge hat, die sich hemmend auf die gesamte sexuelle Organisation auswirken. Es liegt auf der Hand, daß jede quantitative Verstärkung dieses Phänomens die Entwicklung der ödipalen Situation behindern kann. Diese pathogene Verstärkung ist mit prägenitalen Konflikten in den vorangegangenen Jahren verbunden. Der Konflikt, den das Mädchen erlebt, wenn es aktiv und sadistisch nach dem Penis des Vaters verlangt, wird erschwert durch die überdauernden Konflikte mit der Mutter (der prägenitalen Mutter-Imago). Da die masochistische Wendung die gleiche Bedeutung beibehält, die sie in bestimmten früheren Entwicklungsstadien gehabt hat, da sie als ungeheure Gefahr empfunden wird, führt sie zur Erstarrung der Entwicklung und zur Organisierung von Abwehrmechanismen.

Wenn das ersehnte Eindringen tatsächlich als ein Vorgang erscheint, der die körperliche und die Ich-Integrität massiv bedroht, wenn der Penis Träger einer übermäßigen phallischen Macht geblieben ist (der unverhältnismäßig große, disproportionierte Penis, den das Mädchen sich wünscht, ist ein Erbe der überfallenden, destruktiven, zerstückelnden, destrukturierenden phallischen Macht des mütterlichen Urphallus), dann erscheint der Geschlechtsverkehr, das Eindringen, als unerträglicher Wunsch, der für das Ich nicht akzeptabel ist und im Gegensatz zur fundamentalen narzißtischen Abwehr und Selbsterhaltung steht. Daher findet eine Regression statt, das Mädchen kehrt in einer regressiven und defensiven Weise zur aktiven Position zurück. In der Folge dieses Vorganges, den es als vitale Abwehr versteht, greift es häufig auf die alte Forderung nach

dem Penis zurück: Es wünscht den Penis um seiner selbst willen, es will ihn besitzen, damit er nicht in es eindringen kann. (In gewisser Weise handelt es sich auch um den Wunsch, ein eigenes Kind zu haben – einen Wunsch, der mit der Befruchtung durch den Vater unvereinbar ist.)
Ein Aspekt des weiblichen Sekundärnarzißmus, des körperbezogenen Narzißmus, läßt sich als Abwehr gegen den außerordentlich beängstigenden Wunsch nach dem Eindringen des Penis begreifen; der Wunsch, begehrt zu werden, entspricht einer Identifizierung mit dem Phallus; es ist eine Art zu gefallen, einzudringen, zu besitzen, den anderen zu erniedrigen, ihm gegenüber die Oberhand und Aktivität zu behalten.
Soll der masochistische Wunsch nach dem Eindringen des Penis keine Rückzüge dieser Art zur Folge haben, so muß der Vater in hinreichendem Maße als gutes Objekt empfunden werden. Die genitale Imago vom Vater als Penisträger kann freilich nur dann eine gute Imago sein, wenn das Kind schon in seinem prägenitalen Erleben mit Hilfe der Dreiecksituation eine gute Imago von einer bösen Imago zu trennen vermocht hat. Die ödipale Dreiecksituation gelingt dann, wenn das Kind eine gute Mutter-Imago auf die Person des Vaters projiziert.
Vergleichbar der Schwierigkeit mancher Mädchen, ihren masochistischen Wunsch, durchdrungen zu werden, zu akzeptieren, ist die Schwierigkeit mancher Knaben, ihre ödipale Kastrationsangst aufzugeben: In beiden Fällen sind Regression und Flucht mit der Intensität der Angst verbunden. Diese Angst ist in Wirklichkeit weder eine Angst vor dem Eindringen noch eine Angst vor Kastration, sondern in beiden Fällen die Angst vor Zerstückelung, die das Kind in eine archaische Welt zurückwirft. Deshalb ist es in der klinischen Arbeit unerläßlich, die noch lebendigen prägenitalen Konflikte, die die Entwicklung behindert haben, zu analysieren.
In der Tat kann man sagen, daß die unüberwindlichen, durch masochistische Wünsche ausgelösten Ängste in einer stark sadomasochistischen Vorstellung von der Urszene in den verschiedenen Entwicklungsstadien verankert sind. Die regressive Bewegung, die ich soeben hervorgehoben habe, wird häufig verstärkt durch die klassischen ödipalen Schuldgefühle gegenüber dem Mutterobjekt (die gefürchtete ödipale Mutter verwandelt sich in eine sadistische prägenitale Mutter). In dem Maße, in

dem diese Schuldgefühle dazu dienen, den eigentlichen Ursprung der Konflikte zu verdecken, können sie bisweilen falsche Eindrücke erwecken.

Was den Wechsel der erogenen Zone angeht, so ist es wohl eine übertriebene Vereinfachung, zu behaupten, wie es so oft geschehen ist, daß das Mädchen zwei erogene Zonen hat und der Primat oder sogar die Exklusivität von einer zur anderen übergeht. Darüber hinaus ist es eine Verfälschung der Realität, wenn man nicht berücksichtigt, daß die »phallische« Phase beim kleinen Mädchen, deren Höhepunkt dem präödipalen Stadium entspricht und die ein direkter Abkömmling dessen ist, was gewöhnlich anale Phase genannt wird, fast immer (auf jeden Fall aber in ihrem Anfangsstadium) den Namen phallisch-anale Phase verdienen würde. Es ist bekannt, daß die »Phasen« sich teilweise überlappen, daß sie stärker verquickt sind, als sie direkt aufeinander folgen. In bezug auf die Erogeneität ist die anale Phase reichhaltig und komplex und hat erhebliche Auswirkungen auf die spätere weibliche Sexualität. In einem bestimmten Augenblick gesellt sich die passive anal-kloakale Erogeneität der oralen Erogeneität hinzu. In diesem Zusammenhang könnte man eher von einer Verdoppelung als von einer Aufeinanderfolge sprechen (man könnte auch sagen, daß sich die passive orale Erogeneität eine Zeit lang durch die passive kloakal-anale Erogeneität ausdrückt und verlängert, während die aktive orale Erogeneität selbst mit Hilfe der oralen Zone erlebt wird). Mit der Zeit wird dann die kloakal-anale Aktivität vorrangig, die kloakal-anale Zone wird als ein Organ besetzt, das nehmen, absorbieren, festhalten, aktiv enthalten, besitzen und zerstören kann. Der fäkale Inhalt wird als Teil des Subjektes, Fremdkörper, Teil des Objekts, als Objekt, das mit dem Mutterobjekt in Beziehung steht, erfahren und zunehmend mit dem Penis des Vaters identifiziert (nachdem er zunächst mit dem Phallus der Mutter und dann mit dem Phallus des Vaters identifiziert wurde), der ebenfalls ein Beziehungsobjekt der Mutter ist. Am Ende könnte man sagen, daß die berüchtigte phallische Forderung des Mädchens in Form einer analen Forderung beginnt. Die Wahrnehmung oder vielmehr die Bewertung des Geschlechtsunterschiedes ist tatsächlich an einen bestimmten Zeitpunkt der Entwicklung gebunden. (Ich sage Bewertung, weil gewisse Mädchen schon von Anfang an eine Kenntnis vom Geschlechtsunterschied haben, der aber erst in dem Alter eine spezifische Bedeutung bekommt, von dem man sagt, daß die anderen den Geschlechtsunterschied überhaupt erst entdecken.) Vielleicht wurde auch der Urethralerotik des Mädchens, die mit der Klitoriserotik und der Analerotik verbunden ist, zu wenig Bedeutung beigemessen (die repressive Erziehung wirkt sich im allgemeinen viel stärker und belastender auf die Analerotik als auf die Urethralerotik aus, was nicht ohne Einfluß auf den phallischen Aspekt bleibt, den Erotik und Triebvorgänge beim Mädchen später annehmen).

In Wirklichkeit bedeutet der Wechsel der erogenen Zone wenn nicht ein Verschwinden der Erogeneität der Klitoris, so doch immerhin eine Veränderung ihrer Erogeneität im Sinne einer Verstärkung der Passivität auf Kosten der Aktivität – wobei hinzuzufügen wäre, daß die Erogeneität der Klitoris teils aktiv und teils passiv ist. Die Erogeneität der Vagina (die einerseits eigenen Empfindungen und einer frühen, aber bald wieder verdrängten Kenntnis von der Vagina, andererseits einer Partizipation durch Nähe und Verwandtschaft an der analen Erogeneität entspricht) kann als »virtuelle« angesehen werden, da sie in ihrem tatsächlichen Erleben gewöhnlich auf später verschoben wird. Beim Mädchen übernimmt häufig der Mund symbolisch die Bedeutung des vaginalen Organs. Jones hat sich eingehend mit den Ursachen dieser Übernahme beschäftigt. Auch in diesem Zusammenhang wäre es richtiger, zu sagen, daß die aktive vaginale (vaginal-kloakal-anale) Erogeneität sich im Sinne einer Verstärkung der Passivität auf Kosten der Aktivität verändert, daß sie deshalb der passiven Analerotik (ihrer Vorgängerin aus früherer Zeit) näher steht als der aktiven Analerotik. Selbst wenn man die Parallelen und Interrelationen zwischen Objektbeziehungen und Erogeneität betont, verfälscht man die Wirklichkeit, sobald man in Termini von Zonen und Phasen spricht, wenn man sich dabei nicht stets vor Augen hält, daß das Wesentliche dieser Veränderungen sich auf der Ebene von Phantasievorstellungen einer objektgebundenen Liebesbeziehung abspielt. Das gleiche gilt für den Gebrauch bestimmter Wörter wie Brust, Kloake, Vagina, Klitoris oder Penis, die alle Gefahr laufen, die anatomischen Realitäten der Erwachsenenwelt zu sehr in den Vordergrund zu rücken. Die mit derlei Wörtern verbundenen Vorstellungen sollen einerseits tatsächlich anatomische Realitäten, andererseits aber auch, vielleicht sogar in erster Linie, symbolische Repräsentanten von Funktionen bezeichnen. Für das Kind geht es um die Entwicklung, die Organisation alles dessen, was später einmal die weibliche Sexualfunktion sein wird. Die aus den jeweiligen Alterstufen hervorgehenden Tendenzen werden synthetisiert und zu der weiblichen »Empfangsbereitschaft« bearbeitet (im Gegensatz zu manchen anderen Autoren bin ich der Meinung, daß diese Empfangsbereitschaft spezifisch weiblich ist).

Die masochistischen Vorgänge bringen das Mädchen also in eine passive Liebeseinstellung gegenüber dem väterlichen Objekt. Bedeutet das, daß die Aktivität von nun an völlig fehlt? Es wäre richtiger, mit Michel Fain zu sagen, daß die Aktivität, mit der die passive Form besetzt wird, die weibliche Empfangsbereitschaft konditioniert. So erscheint die Empfangsbereitschaft als eine Form von Aktivität mit passiven Zielen, die übrigens auch der Physiologie des Geschlechtsaktes entspricht. Die Passivität bezieht sich auf die Form der Objektbeziehung (was eigentlich immer der Fall ist, wenn es um die Passivität geht).

Wenn sich im Laufe des Objektwechsels und der masochistischen Wendung ein großer Teil der Aktivität im Bereich der Sexualphantasien und Objektbeziehungen in Passivität (Aktivität mit passiven Zielen) verwandelt, so entwickelt sich parallel dazu ein anderer Teil der Aktivität und der Expansionsbewegung des Ich in einer Weise, die weit deutlicher von Identifizierungen als von sexualisierten Objektbeziehungen bestimmt ist. Die Übernahme der weiblichen masochistischen Einstellung impliziert eine ganze Reihe von Identifizierungen mit der Mutter; auch die Identifizierungen mit dem Vater, die sich in der analen und phallischen Phase als wichtig erwiesen haben, werden nicht vollständig ausgelöscht.

Eine der wesentlichen Veränderungen, die sich im Fortgang und mit Hilfe des Objektwechsels vollzieht, ist die Preisgabe der Penisforderung. Im Verlaufe seiner Entwicklung geht das Mädchen von dem Wunsch, einen Penis wie der Vater zu haben, um in die Mutter eindringen zu können (der Peniswunsch ist eine pseudogenitale Readaption des prägenitalen Wunsches nach phallischer Macht, nach phallischem Besitz, nach Rückversicherung und Teilhabe am Urphallus), von dem Wunsch, dem Vater seinen Penis *zu rauben*, mit Hilfe der masochistischen Bewegung zu dem Wunsch über, den Penis des Vaters durch Eindringen zu *empfangen*, vom Vater ein Kind zu bekommen. Unterstützt durch die zärtlichen Vorgänge und konfliktfreien Identifizierungen mit der Mutter wird das Mädchen fähig – und dies ist ein wichtiger Augenblick in seiner Geschichte –, eine wirkliche ödipale Liebe, eine Liebe zum Vater (zum Mann), einem andersgearteten, penisbesitzenden Objekt zu empfinden und dabei zu wissen und zu akzeptieren, daß es selbst keinen Penis hat. Aufgrund der Besetzung des eigenen realen Geschlechtes hat das Mädchen nun eine Möglichkeit gefunden, seine Liebe in Komplementarität mit dem anderen zu realisieren. Wenn es an diesem Punkt angekommen ist (und wirklich erst dann), hat es die Stufe der Heterosexualität erreicht. Der Mann ist nach dem Bild des Vaters fortan der andersartige und komplementäre Andere, der wegen dieser Unterschiedlichkeit geliebt und begehrt wird. Das genitale Verhalten ist damit erreicht.

Ich habe gesagt, daß die masochistische Bewegung sich in einem bestimmten Augenblick entwickelt und eine vorübergehende Erscheinung ist. Soll das bedeuten, daß sie überhaupt keine Spuren hinterläßt? Abgesehen von der schon genannten Möglichkeit, daß die masochistische Bewegung Regressionsmechanismen und Reaktionsbildungen auslöst, die mit übermäßiger Angst einhergehen und eine negative Spur hinterlassen, lassen sich bei Frauen, die einen erogenen perversen Masochismus aufweisen, Auswirkungen auf ihre Beziehungsorganisation feststellen. Ich will diesen Aspekt jedoch nicht weiter erörtern, da er nur eine unter vielen Abweichungen in der weiblichen Entwicklung darstellt und ich mich auf den Versuch festgelegt habe, die näheren Umstände des Objektwechsels im Idealfall einer klassischen Entwicklung zu beschreiben.

Zum Schluß will ich noch auf eine Auswirkung der masochistischen Bewegung hinweisen, die ich für eine besonders häufige halte, nämlich die weibliche Abhängigkeit vom Manne oder, genauer gesagt, die Besetzung einer Abhängigkeitsposition, die eher einer Wahl als einer Notwendigkeit entspricht. Man könnte sagen, daß die erotische Abhängigkeit der Frau wegen ihrer anatomischen und physiologischen Gestalt nie ganz verschwinden kann; aber ich meine etwas, das darüber hinausgeht. Häufig beschränkt sich die Suche nach einer Abhängigkeitsposition nicht auf das Sexualverhalten, sondern prägt einen erheblichen Sektor des Gesamtverhaltens. Der Grund dafür ist eine intensive Erotisierung, die Besetzung einer bestimmten »Rolle« im Zusammenhang mit derjenigen Rolle, die dem anderen anheimfällt. Diese Rolle wird wegen des an sie gebundenen Lustgewinns aufrechterhalten. Ich glaube, daß man eine solche Besetzung der Abhängigkeitsposition ganz klar von anderen Verhaltensweisen (»zweitrangige« Position, untergeordnete Stellung), mit denen sie leicht verwechselt werden kann, unterscheiden muß; die letztgenannten Verhaltensformen sind Folgen von Hemmungen, Regressionen oder Schuldgefühlen; sie beruhen auf Abwehr und Notwendigkeit, nicht auf einer lustbedingten Vorliebe. Sicherlich ist in komplexeren Fällen auch eine Verquickung beider Elemente möglich, angesichts derer *a priori* schwer zu entscheiden ist, ob die Passivität auf eine freie erotische Wahl oder auf einen neurotischen Zwang zurückzuführen ist.

Janine Chasseguet-Smirgel
Die weiblichen Schuldgefühle

Über einige spezifische Aspekte des weiblichen Ödipuskomplexes

»Dies widerspricht Freuds überraschender Behauptung, daß ›unsere Aussagen über den Ödipuskomplex in voller Strenge nur für das männliche Kind passen‹ und daß ›die schicksalhafte Beziehung von gleichzeitiger Liebe zu dem einen und Rivalitätshaß gegen den anderen Elternteil [...] sich nur für das männliche Kind [...] herstellt.‹[1] Wir können hier nicht anders, wir müssen *›plus royaliste que le roi‹*[2] sein.
[...]
Ich sehe keinen Grund zu bezweifeln, daß die Ödipussituation, in der Realität und in der Phantasie, für das Mädchen so gut wie für den Knaben das schicksalsvollste psychische Ereignis des Lebens darstellt.«
Jones (*Die phallische Phase*, 1932)

Es ist bestürzend festzustellen, daß die Freudsche Theorie dem Vater zwar beim Ödipuskomplex des Knaben einen zentralen Platz einräumt, diesen Platz aber beim Mädchen beträchtlich reduziert. Wenn wir Freuds Arbeit *Über die weibliche Sexualität* zugrundelegen, auf die Jones mit seinem Aufsatz *Die phallische Phase* antwortete, so sehen wir, daß die positive Ödipuseinstellung beim Mädchen vollständig fehlen kann. Und wo sie auftritt, ist sie meist ein treues Abbild der Beziehung zur Mutter. »Die zweite Phase [die der positiven Ödipuseinstellung] hatte bis auf den Wechsel des Objekts dem Liebesleben kaum einen neuen Zug hinzugefügt«, sagt Freud in *Über die weibliche Sexualität.*
Wenn eine positive Ödipuseinstellung beim Mädchen entsteht, so nicht wegen seiner Liebe zum Vater und seiner weiblichen Wünsche, sondern aufgrund der maskulinen Wünsche, aufgrund des Neides um den Penis, den es von dem Penisträger,

dem Vater, zu erhalten hofft. Wird die positive Einstellung tatsächlich erreicht, so besteht die Tendenz, sie zu perpetuieren; sie ist in erster Linie eine »Ruheposition«, ein »Hafen« *(Die Weiblichkeit).* Da das Mädchen keine Kastrationsängste hat, besteht für es kein Grund, von dieser Situation abzukommen, noch ein mächtiges Über-Ich auszubilden *(Der Untergang des Ödipuskomplexes).*
In der Zeit, die dem Objektwechsel vorausgeht – falls er überhaupt stattfindet –, ist »der Vater für das Mädchen nicht viel anderes als ein lästiger Rivale« *(Über die weibliche Sexualität).* Im übrigen ist die Rivalität um den Vater in der Zeit der negativen Ödipuseinstellung nur sehr schwach ausgeprägt und in keiner Weise mit der ödipalen Rivalität des Knaben um den Besitz der Mutter vergleichbar. In ihrer homosexuellen Liebe zur Mutter identifiziert das Mädchen sich nicht mit dem Vater.
Wenn wir den Bereich der normalen Entwicklung oder der Neurosen verlassen und uns dem der Psychosen zuwenden, so finden wir, daß in Freuds Theorie über den Wahn einiger Raum für die Homosexualität vorgesehen ist. Die Strebungen passiver Unterwerfung gegenüber dem Vater, die eine Gefahr für das Ich darstellen, bilden den Kern des maskulinen Wahns. Der Wunsch, vom Vater ein Kind zu bekommen, ist dabei von zentraler Bedeutung. Wieder muß man sich wundern, daß der gleiche Wunsch, nämlich ein Kind vom Vater zu bekommen, wenn er im Laufe der normalen Entwicklung des Mädchens auftaucht, nach der Freudschen Theorie kein primärer Wunsch ist, der an die Weiblichkeit selbst gebunden ist, sondern ein sekundärer Wunsch, ein Ersatz für den Penisneid. Paradoxerweise scheint der Vater sowohl als Liebesobjekt wie auch als Rivale einen viel wichtigeren Platz im psychosexuellen Leben des Knaben einzunehmen, als das beim Mädchen der Fall ist. Wenn ich Freuds Gedanken konsequent zu Ende führe, komme ich zu dem Schluß, daß der Vater weitaus mehr dem Knaben gehört als dem Mädchen.
Freud hat jedoch seine Arbeiten über die weibliche Sexualität nie als endgültig betrachtet; er stellte sie zur Diskussion und forderte seine Schüler auf, das »Rätsel des Weibes« weiter zu erforschen. So sagte er zum Beispiel am Schluß seiner Vorlesung *Die Weiblichkeit,* einer der letzten Arbeiten, die er die-

sem Problem gewidmet hat: »Wollen Sie mehr über die Weiblichkeit wissen, so befragen Sie Ihre eigenen Lebenserfahrungen, oder Sie wenden sich an die Dichter, oder Sie warten, bis die Wissenschaft Ihnen tiefere und besser zusammenhängende Auskünfte geben kann.«

Dieses Exposé hat zum Ziel, einige spezifisch weibliche Positionen innerhalb der ödipalen Situation, die beim Manne keine Entsprechung haben, klarzustellen, ein wenig Licht in die tieferen Motivationen zu bringen und die sich daraus ergebenden Konsequenzen und Verlängerungen zu beschreiben. Aus diesem Grunde werde ich viele verschiedene Gegenstände im Zusammenhang mit dem psychosexuellen Leben der Frau, wie den Penisneid, den weibliche Masochismus, das Über-Ich, den Untergang des Ödipuskomplexes beim Mädchen, kurz skizzieren. Es kann natürlich nicht die Absicht sein, auf den Inhalt dieser Gegenstände oder gar in intensiver Weise auf sie einzugehen; auch können nur diejenigen Aspekte behandelt werden, die in direkter Beziehung zu meinem Thema stehen und eine entsprechende Problematik zeigen.
Wegen der Vielfalt der aufgeworfenen Fragen muß ich im weiteren Verlaufe dieser Studie eine eher künstliche Aufteilung vornehmen. So werde ich beispielsweise besonderes Gewicht auf die spezifischen Kennzeichen der Tochter-Vater-Beziehung legen, ohne in ausreichendem Maße auf die Vorgeschichte, die diese Beziehung prägt, einzugehen, und ohne die Identifikationsprobleme, die selbst mit der Homosexualität zusammenhängen, angemessen zu erörtern. Mit der zuletzt genannten Problematik befaßt sich Joyce McDougall in diesem Buch.
Ferner wäre es bei der Erörterung der »Spezifizität« bestimmter weiblicher Positionen eigentlich notwendig, sie mit den männlichen Positionen zu vergleichen. Dieser Vergleich wird hier jedoch nur implizit geleistet.
Die meisten psychoanalytischen Untersuchungen sind sich einig, daß die Frau auf dem Wege zur ödipalen und genitalen Reifung zahlreiche Hindernisse zu überwinden hat, die sogar derart bedeutsam sind, daß sich Freud, wie wir gesehen haben, veranlaßt sah, seine Behauptung von der universellen Bedeutung des Ödipuskomplexes als »Kern der Neurose« für die Frau zurückzunehmen. Die Autoren, die Freuds Ansichten von

der psychosexuellen Entwicklung des Mädchens insgesamt nicht teilen, führen diese Schwierigkeiten im wesentlichen auf die Bedrohung des Ich durch die *narzißtischen Ängste*, die die weibliche Position erweckt, zurück. Ich meinerseits werde mich eher darum bemühen, bestimmte Aspekte der weiblichen Ödipussituation aufzudecken, die keine Entsprechung beim Manne haben und die Quelle von spezifischen *Schuldgefühlen* sind, die einem bestimmten Moment der psychosexuellen Entwicklung der Frau inhärent sind: dem Objektwechsel.

I. Die Idealisierung des Objektes in der Beziehung von Tochter zu Vater

In einem Punkt stimmen die Ansichten Freuds und seiner Anhänger über die Entwicklung des Mädchens mit denen seiner Gegner (insbesondere Melanie Kleins und Jones') überein: sie begründen den der ödipalen Entwicklung der Frau inhärenten *Objektwechsel* mit der *Versagung*.
Freud zufolge resultiert der Ödipuskomplex beim Mädchen aus einer zweifachen, zunächst objektbezogenen und dann narzißtischen Enttäuschung, die vor allem aus der Bewußtwerdung seiner »Kastration« herrührt – die Mutter hat ihm weder die gewünschte Liebe noch den Penis gegeben. Der Penisneid, der selbst enttäuscht und durch den Kindeswunsch, der ein Substitut des Penis ist, ersetzt wird, treibt das Mädchen nach Freuds Auffassung dazu, sich dem Vater zuzuwenden. Es ist bekannt, daß Melanie Klein und Jones eine entgegengesetzte Meinung vertreten. »Demnach würde das weibliche Kind nicht auf dem Umweg über Männlichkeitstendenzen und Penisneid, sondern aus der dominierenden weiblichen Komponente heraus unter die Herrschaft der Ödipusstrebungen geraten« (Melanie Klein, *Psychoanalyse des Kindes*). Das Mädchen möchte sich einen Penis einverleiben, nicht primär um einen Penis zu haben, sondern um ein Kind daraus zu machen. Der Kindeswunsch ist kein Ersatz für den unerfüllbaren Wunsch, einen Penis zu besitzen (Jones, *Die phallische Phase*). Obwohl diese Autoren es grundsätzlich ablehnen, die weibliche Ödipussituation als *sekundäre* Erscheinung anzusehen, glauben sie, daß der ödipale Wunsch des kleinen Mädchens durch die *Ver-*

sagung der Mutterbrust sehr früh geweckt, aktiviert und die Brust infolge der Versagung zum bösen Objekt wird. In beiden, im übrigen entgegengesetzten Konzeptionen bildet also *der böse Charakter des ersten Objektes* den Ursprung des Objektwechsels, da das Mädchen nach einem guten Objekt sucht, das in der Lage ist, ihm die fehlenden narzißtischen und objektgebundenen Befriedigungen zu verschaffen. Das zweite Objekt – der Vater und sein Penis – wird wegen der enttäuschenden Beziehung zum ersten Objekt einem *Idealisierungsprozeß* unterworfen.

Tatsächlich erweist sich der Glaube an ein gutes Objekt, das alle Mangelerscheinungen des ersten Objektes ausgleichen kann, als notwendige Bedingung für den Objektwechsel. Dieser Glaube kann nicht entstehen, ohne daß alle guten Aspekte des Objektes auf ein zweites Objekt projiziert werden; gleichzeitig findet eine, zumindest vorübergehende, Projektion der bösen Aspekte des zweiten auf das Urobjekt statt. Eine solche Spaltung ist unerläßlich, damit der Objektwechsel überhaupt in Gang kommt, da außer ihr kein Motiv für dessen Vollzug vorhanden ist. Sie ist Grundlage der Dreiecksituation für das Mädchen, ein Prozeß, mit dem Luquet sich in diesem Buch auseinandersetzt. Die Spaltung impliziert die *Idealisierung* des zweiten Objektes, wenn man die Projektion von restlos guten Eigenschaften so bezeichnen will.

Verschiedene Autoren haben den Prozeß der Idealisierung des zweiten Objektes beim Mädchen in den Vordergrund gerückt. So schreibt zum Beispiel Melanie Klein in *Envy and Gratitude* im Zusammenhang mit der Steigerung der negativen Gefühle gegenüber der Mutter, die schließlich dazu führen, daß das Mädchen sich von ihr abwendet: »[...] Aber die Idealisierung des zweiten Objektes, des väterlichen Penis und des Vaters selbst, kann durchaus gelingen. Diese Idealisierung entsteht hauptsächlich auf Grund der Suche nach einem guten Objekt.«

Ich habe den Eindruck, daß der Idealisierungsprozeß, auf dem der Objektwechsel aufbaut, schwer auf dem psychosexuellen Schicksal der Frau lastet. Er impliziert nämlich eine *Triebentmischung*, da die Objekte während des Vollzugs des Objektwechsels entweder gänzlich negativ (die Mutter, ihre Brust, ihr Phallus) oder aber völlig positiv (der Vater und sein Penis) besetzt werden. Um die Triebentmischung aufrechterhalten zu können, neigt das Mädchen zur *Verdrängung und Gegenbesetzung* der Aggressionstriebe innerhalb seiner Beziehung zu Vater und Penis. Daraus resultieren *spezifisch weibliche Schuldgefühle bei jeder Betätigung der sadistisch-analen Komponente* der Sexualität, deren Wesen der Idealisierung radikal widerspricht.

Die Konfliktualisierung in der Beziehung zwischen Tochter und Vater ist deutlich vom Charakter ihrer ersten Erfahrungen mit dem Mutterobjekt sowie den besonderen Eigenschaften des zweiten Objekts geprägt. Wenn in der Beziehung zwischen Tochter und Mutter gute Erfahrungen und »normale« Versagungen, die sich langsam steigern, so wie es für eine starke und harmonische Überich-Bildung notwendig ist, dominieren, wenn ferner der Vater über Eigenschaften verfügt, die die Projektion der guten Aspekte des Mutterobjektes adäquat fördern und zugleich in ausreichendem Maße Festigkeit und Stärke zeigen, so kann das Mädchen, das auch konfliktfreie Identifizierungen mit der Mutter realisiert hat, beim Objektwechsel mit den Versagungen fertig werden, ohne daß die Idealisierung des zweiten Objektes die Funktion, die ihr in einem bestimmten Augenblick der Entwicklung zukommt, überschreitet. Das zwangsläufige Hinauszögern der Idealisierung des Objektes und der damit einhergehenden Triebentmischung wird dann hinfällig, so daß sich die weibliche Psycho-Sexualität unter befriedigenden Bedingungen entfalten kann.

Wenn sich allerdings die ersten Erfahrungen als böse erweisen und das zweite Objekt unfähig ist, die Projektion der guten Aspekte des ersten Objektes zu begünstigen, können schwerste Störungen alle Art auftreten (Charakterstörungen, Perversionen, Psychosen).

Meist freilich – und dieser Verlauf scheint mir dem weiblichen Schicksal quasi inhärent zu sein – vollzieht sich der Objektwechsel im Zusammenhang mit schlecht dosierten Versagungen durch die Mutter, so daß der Vater als letzte Rettung erscheint, als letzte Chance, eine Beziehung zu einem befriedigenden Objekt herzustellen. Die Beziehung zwischen Mutter und Tochter ist in diesem Fall von Anbeginn beeinträchtigt. Wie B. Grunberger in ihrem Aufsatz über den weiblichen Narzißmus nachweist, könnte man sogar wegen der Geschlechtsidentität von Mutter und Tochter in der Regel von einer intrinsischen Beeinträchtigung sprechen. Freud hat übrigens selbst wiederholt betont, daß allein die Beziehung zwischen Mutter und Sohn unter bestimmten Bedingungen der Ambivalenz entgehen kann. »Das Verhältnis zum Sohn [...] ist überhaupt die vollkommenste, am ehesten ambivalenzfreie aller menschlichen Beziehungen.«

Ich werde später noch auf einige Züge der Vater-Tochter-Beziehung zu sprechen kommen, die genauer erkennen lassen, wieso der Prozeß der Idealisierung des zweiten Objektes durch die Einstellung des Vaters selbst begünstigt werden kann. Im Normalfall zeichnet sich die Beziehung zwischen Tochter und Vater durch die mehr oder weniger konsequente Aufrechterhaltung der Triebentmischung aus. Da das zweite Objekt um jeden Preis gerettet werden muß, findet eine Verdrängung und Gegenbesetzung der aggressiven, sadistisch-analen Komponenten statt; zugleich werden die gegenläufigen Identifikationen mit dem ersten Objekt (mit seinen bösen Aspekten) aufrechterhalten.

Im übrigen behaupten alle Autoren einstimmig, daß das Mädchen in seiner psychosexuellen Entwicklung größere Schwierigkeiten zu überwinden habe als der Knabe. Als Beweis wird die Häufigkeit weiblicher Frigidität genannt. Nach ihrer Meinung sind die Schuldgefühle gegenüber der ödipalen Mutter keine ausreichende Erklärung, da diese ebenfalls beim Knaben vorkommen sollen. Wenn man mit Marie Bonaparte behauptet, daß der eigentliche Grund die schwache libidinöse Energie sei, oder mit Helene Deutsch, daß man sich auf »konstitutionelle Hemmungen« berufen müsse[3], oder wenn man in Übereinstimmung mit zahlreichen Autoren die Bisexualität als Erklärung heranzieht, entsteht der Eindruck, daß eben mit diesen Mitteln die Aufhellung und Interpretation der unbewußten Faktoren, die, wie Jones hervorhebt *(Die erste Entwicklung der weiblichen Sexualität)*, das Wesentliche an der Aufgabe des Analytikers sind, geschickt umgangen werden.

Einige Autoren dagegen haben es sich nicht nehmen lassen, die weibliche Idealisierung der Sexualität zusätzlich zu erhöhen. Die Idealisierung selbst ist eine banale Beobachtung. Ob man dabei an gewisse romantische Träumereien von Jugendlichen oder gar von reifen Frauen denkt oder an den Bovarismus, das

Warten auf den Prinzen oder die ewige Liebe etc. Helene Deutsch schreibt beispielsweise in *Psychologie der Frau:* »Die Intensivierung des Innenlebens führt zur Ablenkung der sexuellen Störungen vom direkten Ziel; das Verlangen nach ihrer Befriedigung wird verleugnet, und an seine Stelle tritt ein Sublimierungsprozeß, dessen Erfolg die durchgeistigte Erotik ist.« [...] »Dieser Prozeß der Sublimierung bereichert das ganze erotische Gefühlsleben der Frau und gestaltet es individuell reicher als das des Mannes, aber er gefährdet ihre Fähigkeit, direkte sexuelle Befriedigung zu finden. Die sozial und biologisch bedingte Hemmung der weiblichen Sexualität wird sich um so schwerer auswirken, je mehr die letztere diesem Prozeß der Sublimierung unterworfen ist. Die Befriedigung des primitiven Wunsches, die Spannung loszuwerden, der gewöhnlich die männliche Sexualität charakterisiert, ist leichter als die Erfüllung der erotischen Sehnsucht des Weibes.« Helene Deutsch betont also den »durchgeistigten« Charakter der weiblichen Sexualität und spricht in diesem Zusammenhang von »Sublimierung«. Wenn es sich wirklich um eine Sublimierung handelte, könnte dieser Prozeß meiner Ansicht nach nicht auf eine Hemmung hinauslaufen; ich sehe darin vielmehr eine Reaktionsbildung, die auf die Verdrängung und Gegenbesetzung derjenigen Triebkomponenten zurückzuführen ist, die sich ihrem Wesen nach der Idealisierung, der Erhöhung widersetzen; ich meine die *sadistisch-analen Triebe.*

Ich will versuchen, die Auswirkungen der Verdrängung der sadistisch-analen Triebe auf die Vollendung der psychosexuellen Entwicklung der Frau zu beschreiben. Ohne mich auf eine Diskussion über die Konzepte von Aktivität und Passivität oder gar über die Beschaffenheit des Todestriebes einzulassen, möchte ich zunächst kurz einige Vorstellungen von Freud darlegen. Im Zusammenhang mit der Sexualität im allgemeinen (und nicht allein der männlichen Sexualität) sagt Freud unter Hinweis auf die *Drei Abhandlungen zur Sexualtheorie* in *Jenseits des Lustprinzips:* »Wir haben von jeher eine sadistische Komponente des Sexualtriebes anerkannt. [...], später trennt sich der sadistische Trieb ab und endlich übernimmt er auf der Stufe des Genitalprimats zum Zwecke der Fortpflanzung die Funktion, das Sexualobjekt so weit zu bewältigen, als es die Ausführung des Geschlechtsaktes erfordert.« Freud zeigt in diesem Text, in dem er Sadismus mit Destruktions- und Todestrieb identifiziert, daß dieser Trieb während des Geschlechtsaktes in den Dienst des Eros gestellt wird, um die Bemächtigung des Objektes zu gewährleisten. Diesen Bemächtigungstrieb hat Freud in den *Drei Abhandlungen* explizit mit der sadistisch-analen Phase und der Motorik in Verbindung gebracht. In einem Zusatz von 1915 schreibt er: »Auf der höheren Stufe der prägenitalen sadistisch-analen Organisation tritt das Streben nach dem Objekt in der Form des Bemächtigungsdranges auf, dem die Schädigung oder Vernichtung des Objektes gleichgültig ist.« In *Das Ich und das Es* kommt Freud noch einmal auf diese Vorstellung zurück und hebt die Bedeutung der Triebvermischung hervor: »In der sadistischen Komponente des Sexualtriebes hätten wir ein klassisches Beispiel einer zweckdienlichen Triebmischung vor uns. [...] In rascher Verallgemeinerung möchten wir vermuten, daß das Wesen einer Libidoregression, zum Beispiel von der genitalen zur sadistisch-analen Phase, auf einer Triebentmischung beruht.«

In *Hemmung, Symptom und Angst* heißt es, »[..] daß die Berührung, der körperliche Kontakt, das nächste Ziel sowohl der aggressiven wie der zärtlichen Objektbesetzung ist. Der Eros will die Berührung, denn er strebt nach Vereinigung, Aufhebung der Raumgrenzen zwischen Ich und geliebtem Objekt.« Hier wird abermals klar, daß die Aggressivität nach Freuds Ansicht in den Dienst des Eros gestellt wird, daß sie dem Wunsch des Eros, dem Objekt nahe zu kommen, zugute kommt.

Die hier zitierten Texte fügen sich zu einer Kette zusammen: Bemächtigung – Sadismus – Analität. Diese Kette ist eine notwendige Komponente für die sexuelle Vollendung. Ihre vollkommene Verquickung ist das Zeichen der genitalen Reife.

Ein weiteres Glied der Kette ist die Aktivität. Bedeutet das, daß wir die weibliche Sexualität aus dem Freudschen Schema der Triebmischung, das ich gerade beschrieben habe, ausschließen müssen? Ich betone noch einmal, daß die Untersuchung der Konzepte von Aktivität und Passivität im allgemeinen außerhalb meines Themenbereiches liegt. Deshalb will ich nur kurz daran erinnern, daß man in Freuds Texten über die weibliche Sexualität viele gedankliche Schwankungen in bezug auf die Problematik des antagonistischen Paares »maskulin – feminin« und »aktiv – passiv« beobachten kann. Immer dann, wenn Freud sich zu einer Gleichsetzung der beiden Paare hat hinreißen lassen, entsteht der Eindruck, daß er diese Behauptung schnell wieder zurücknimmt. Die vielfältigen Vorsichtsmaßnahmen zur Verhinderung einer Angleichung waren nicht imstande, einige Autoren davon abzuhalten, eine vollständige Identität zwischen den beiden antagonistischen Paaren zu konstruieren. Die Anfechtbarkeit der aus einer solchen Identität gezogenen Schlüsse liegt auf der Hand, um so mehr, als »Passivität« dabei als »Trägheit« oder »Inaktivität« verstanden wird – als Inaktivität, die Benassy (in seinem Artikel über die Triebtheorie) außer im Tode für inexistent erklärt.

In dem Aufsatz *Zu den Problemen der Weiblichkeit* von 1933 postuliert J. Lampl-de Groot eine Identität von Männlichkeit und Aktivität einerseits, von Passivität und Weiblichkeit andererseits. Daraus leitet sie eine Reihe von Thesen ab, aus denen hervorgeht, daß die Frau Objektliebe, Aktivität, in welchem Bereich auch immer, und Aggressivität überhaupt nicht kennt. Da aber die Frauen während der Mutterschaft ganz offensichtlich Liebe und Aktivität praktizieren, kommt sie zu dem berühmten Schluß, während der Mutterschaft trete die Männlichkeit der Frauen hervor; da nun diese Männlichkeit der weiblichen Sexualität entgegengesetzt ist, folgert sie: »mütterliche Frauen leiden an Frigidität«. Im Grunde ist das keine Erklärung, sondern eine Tautologie, da das Postulat vorangestellt ist und einzig auf verschiedene Art benutzt wird. Die Arbeit endet mit der Behauptung, daß die *Introjektion*, die das Inkrafttreten von Aggressivität verlangt, bei den »weiblichen« Frauen nicht existiere.

Helene Deutsch hat zwar an anderem Orte[4] die Existenz einer weiblichen Aktivität, die sie als eine »nach innen gerichtete Aktivität« bezeichnet, hervorgehoben, sie hat die Amphimixis der oralen, analen und urethralen Triebe im Zusammenhang mit dem Funktionieren der Vagina während des Koitus und Orgasmus bestätigt, gleichwohl sagte sie 1961 auf einem Symposium über die Frigidität, das sie selbst leitete, der orgastische Höhepunkt könne nur beim Manne auftreten, da es sich dabei um eine männliche Aktivität handele, die der Schließmuskeltätigkeit vergleichbar sei.[5]

Seit den dreißiger Jahren kämpfen einige Autoren gegen die

Gefahren, die in theoretischer und therapeutischer Hinsicht aus einer solchen Angleichung von Weiblichkeit und dem, was man eher Trägheit als Passivität nennen müßte, erwachsen. (Ich denke an Imre Hermann, Fritz Wittels und Paul Schilder.) Mir scheint, daß dem Gebrauch der Termini »Aktivität« und »Passivität« Zweideutigkeiten anhaften, die ich ausschließen möchte. Ich werde deshalb nur von sadistisch-analen Komponenten sprechen, ob es sich nun um die aggressive Komponente der Einverleibungstriebe handelt oder um die Aggressivität, die bei jedem Vollendungsversuch auftritt; beide Bereiche scheinen mir bei der Frau besonders konfliktreich zu sein.

A) Die Konfliktualisierung der Einverleibungstriebe

In den *Drei Abhandlungen zur Sexualtheorie* sagt Freud im Zusammenhang mit der infantilen Masturbation, daß das Mädchen sich häufig masturbiert, indem es die Schenkel aneinanderpreßt, während der Knabe meist die Hand dazu benutzt. Das deute darauf hin, »welchen wichtigen Beitrag zur männlichen Sexualtätigkeit der Bemächtigungstrieb einst leisten wird.« Ich glaube, in Wirklichkeit weist Freud gleichzeitig auf die Bedeutung hin, die genau diesem Trieb bei der sexuellen Aktivität der Frau zukommt.
Beim Koitus wird die Vagina zum Ersatz der Hand und preßt den Penis in sich ein. Die Phantasien und weiblichen Sexualitätsstörungen im Falle einer Konfliktualisierung der analen Bemächtigungskomponente der Vagina bestätigen dies. Obwohl die psychoanalytische Literatur relativ reichhaltiges Material über die männliche Angst vor der Vagina liefert (Freud: *Das Tabu der Virginität*, Karen Horney: *Die Angst vor der Frau)*, erscheint sie in bezug auf den anderen Aspekt des Problems, das heißt die Position der Frau (ihres Über-Ich) hinsichtlich ihrer Aggressivität gegenüber dem Penis des Mannes, viel ärmer. Als verantwortlicher Faktor für die Aggressivität gilt gewöhnlich
– entweder der Penisneid
– oder eine Abwehr gegen die Annäherung des Penis, der aufgrund der schon vollzogenen Projektionen als Gefahr empfun-

den, aber in keinen Zusammenhang mit der sadistisch-analen Komponente der Sexualität gebracht wird, als enthielte der weibliche Sexualwunsch an sich kein einziges sadistisches Element. Jedenfalls wird die Aggressivität der Frauen gegenüber dem Penis nicht als Quelle von Schuldgefühlen angesehen. Ich will nun keineswegs die Existenz der gewöhnlich genannten Formen weiblicher Aggressivität leugnen, aber ich möchte das Problem der Frau angesichts ihres fundamental weiblichen Wunsches, sich den Penis des Vaters unter Hinzuziehung der sadistisch-analen Komponente ihrer Sexualität einzuverleiben, besonders hervorheben.

Bei dem Thema, mit dem wir uns hier beschäftigen, dürfen wir nicht vergessen, daß die Frau sich den Penis des Mannes beim Geschlechtsverkehr tatsächlich *einverleibt*. Obschon diese Einverleibung in der Realität nur eine partielle und vorübergehende ist, tendiert sie in der Phantasie zur Totalität und Permanenz, wie Freud in seinem Aufsatz *Über Triebumsetzungen, insbesondere der Analerotik*[6] schreibt. Um mein klinisches Material nicht allzu sehr auseinanderzureißen, werde ich mich bei der Untersuchung der Schwierigkeiten, die bei der Einverleibung des väterlichen Penis auftauchen, auf einen einzigen Fall konzentrieren, wenngleich in fast allen Frauenanalysen ähnliches Konfliktmaterial zu finden ist.

Ich will die Patientin, von der ich nun berichten werde, Anne nennen. Sie hat das Bild des Vaters idealisiert, und sie hat, um dieses Bild zu schützen, ihre erotischen Objekte in zwei klar unterscheidbare Typen aufgeteilt: Der eine, der Vaterersatz, wird von einem Mann repräsentiert, der viel älter ist als sie und für den sie zärtliche und »reine« Liebe empfindet. Dieser Mann ist übrigens impotent; er liebt sie, schützt sie und ermutigt sie in ihrer Karriere. Wenn sie von ihm spricht, erzählt sie die gleichen Erlebnisse, die ihr zu ihrem Vater einfallen. Der Vater hatte ihr im Winter stets einen heißen Kieselstein für den Schulweg in die Hand gedrückt, damit ihre Finger unterwegs nicht erstarrten, er hatte sie zärtlich umarmt oder mit ihr auf einer Bank vor dem Hause gesessen und den vorbeikommenden Nachbarn Wein angeboten. – Der andere Typ wird von einem Schwarzen repräsentiert, dem gegenüber sie sich erlaubt, ihrem an den analen Trieb gebundenen erotischen Trieb freien Lauf zu lassen.

In der Analyse sagt sie: »Vorher waren der Weiße und der Schwarze getrennt. Jetzt vermischen sie sich.«
Anne ist etwa 40 Jahre alt, Augenärztin, verheiratet, Mutter von zwei Kindern; sie ist schwärmerisch und vital, aber von tiefen Konflikten belastet. Die Konflikte äußern sich in starken Ängsten, Entpersonalisierungserscheinungen und Impulsen, sich ins Wasser oder ins Leere zu werfen. Das vorherrschende Thema bei ihrem reichhaltigen Material, ihren Assoziationen und ihren Übertragungserlebnissen ist das *Versinken* im Wasser. So ist sie beispielsweise von den ersten Sitzungen an ausgesprochen verängstigt und projiziert das Bild eines Aquariums auf eine grüne Wand in meinem Sprechzimmer. *Sie fühlt sich selbst in diesem Aquarium* gefangen und sagt zu mir: »Ich habe Angst. [...] Diese Sache mit dem Aqarium hat mit einem Foetus zu tun. [...] Ich glaube, ich werde schizophren.«
Mehrere Male und zu unterschiedlichen Zeiten der Analyse drückt sie ihre Angst folgendermaßen aus: »Ich breche ein, ich *ertrinke*. Ich brauche einen Ast, an dem ich mich da rausziehen kann. Ob Sie dieser Ast sind?«
Oft äußert sie die Befürchtung, daß ich schwanger werden könnte. Auch zeigt sie klaustrophobische Ängste; sie fürchtet sich, sich in einem Zimmer weit entfernt vom Ausgang aufzuhalten, sie hat Angst, in Aufzügen zu fahren. Sie träumt, in einem finsteren, engen Zimmer, das wie ein Grab ist, aus dem sie nicht entkommen kann, eingeschlossen zu sein.
Anne kommt aus einer Bauernfamilie. Sie, wie auch ihre Schwester, wurde von einer strengen und kastrierenden Mutter äußerst rauh erzogen. Der Vater dagegen, der älter war als die Mutter, war »zärtlich und gutmütig«. »Meine Mutter brachte ihn auf Trab. Sie verteilte die Prügel. Wir standen alle unter ihrer Fuchtel. [...] Mein Vater war gutmütig, er ließ alles durchgehen. Sie mißbrauchte seine Gutmütigkeit.«
Anne erzählt viele Erinnerungen, deren Inhalt die Kastration des Vaters durch die Mutter bedeuten, zum Beispiel: Eines Tages kommt ihr Vater vom Markt nach Hause. Er hatte getrunken, legte sich deshalb hin und schlief ein. Die Mutter nutzte die Gelegenheit, ihm sein Geld wegzunehmen; dann beschimpfte sie ihn, seine Geldbörse verloren zu haben. Die *Urszene* zieht sich wie ein roter Faden durch die Assoziationen von Anne. Die entsprechende Phantasie verläuft nach dem Mo-

dell eines sadistischen Aktes, in dessen Verlauf die Mutter sich des Penis des Vaters bemächtigt.

Ich kann in diesem Rahmen unmöglich den gesamten Ablauf von Annes Analyse schildern und muß mich damit begnügen, zu sagen, daß die Therapie auf die Schwierigkeit der Identifikation mit der Mutter (Haupthindernis für eine befriedigende ödipale Entwicklung) konzentriert war. Tatsächlich mußte sie aus allem, was um sie herum vorging, zu dem Schluß kommen, daß die sexuelle Liebe dem Vater gegenüber gleichzusetzen ist mit der kastrierenden Mutter, die sich den Penis des Vaters sadistisch einverleibt und ihn für sich behält. Diese Position zu übernehmen war Anne jedoch aufgrund ihrer Liebe zum Vater versagt.

Anne spricht diesen Konflikt ziemlich früh aus. Als Beispiel will ich einen Traum wiedergeben: »Der Traum ist sehr beängstigend. *Ich ging mit meiner Mutter* (Versuch der Identifikation mit der Mutter) in dem Fluß, wo ich die ersten Impulse verspürt hatte, mich ins Wasser zu werfen. Wir suchten nach Aalreusen. Das erinnert mich an den Penis in der Vagina (sadistischer und kastrierender Charakter des Koitus). Meine Mutter war meinem Vater gegenüber ausgesprochen bösartig. Der Traum hat mir Angst gemacht.« Traum in derselben Nacht: »Meine Mutter kam vom Fluß zurück und trug die Weste meines Vaters auf den Schultern. Sie hatte den Verstand verloren. In Wirklichkeit habe ich Angst, selbst verrückt zu werden, daß meine Impulse mit mir durchgehen.« Hinter ihrem Impuls, sich ins Wasser oder ins Leere zu stürzen, versteckt sich also die unbewußte Phantasie einer Identifizierung mit der Mutter, die den Vater beim Koitus kastriert (die Mutter, die mit der Weste des Vaters vom Fluß zuückkommt). In der Übertragung auf mich erlebt sie ihren Kastrationstrieb in allen Variationen, sogar in wahnähnlicher Weise. So macht sie sich zum Beispiel Vorwürfe, weil sie überzeugt ist, *daß sie mir beim Handgeben* (um mir Auf Wiedersehen zu sagen) *das Handgelenk ausgerenkt habe* (diese Assoziationen weisen direkt auf den Penis des Vaters hin).

Eines Tages assoziiert sie zu ihrem Eindruck, einzubrechen und zu *ertrinken,* folgende Erinnerung: »In der Gave sind Untiefen im Wasser, wissen Sie, abgrundtiefe Strudel. Einmal wäre mein Vater fast darin ertrunken. Er wurde von einem Strudel mitgerissen. Er konnte sich gerade noch an einem Ast festhalten. [...] Im Aufzug habe ich Angst. Der Aufzug in seinem Schacht könnte mit mir abstürzen. So stelle ich mir einen Penis vor, der von einer Vagina aufgesaugt wird.«

Ich glaube, daß Annes Konflikt in einigen Assoziationen im Zusammenhang mit ihren Impulsen, sich ins Wasser oder ins Leere zu werfen, ganz deutlich zum Vorschein kommt. Wir haben inzwischen neue Elemente kennengelernt, die bestätigen, daß der elterliche Koitus den Umständen entsprechend für Anne eine aggressive Einverleibung des väterlichen Penis durch die Mutter sein mußte (die Weste des Vaters auf den Schultern der Mutter, der Aal in der Reuse, der vom Strudel verschlungene Vater). Um in die Ödipussituation hineinzukommen, muß man sich mit der kastrierenden Mutter identifizieren, das heißt, *den Penis des Vaters in der eigenen Vagina verschlingen.*

Nun können wir hinter dem Symptom der Kranken (ihren Impulsen, sich ins Wasser oder ins Leere zu stürzen) die *umgekehrte Phantasie* erkennen: sie selbst wird zum Inhalt (Penis des Vaters oder Vater) einer destruktiven Form (Mutter oder Vagina der Mutter) – (oder vielmehr ihr eigener Körper oder ihre Vagina wird mit der Mutter oder der Vagina der Mutter identifiziert. Der destruktive Charakter der Vagina hängt mit der analen »Sphinkterkomponente« zusammen).

Die erste Phantasie, die sich hinter dem Symptom verbirgt, ist also ein Kompromiß zwischen der Erfüllung des Wunsches und der Strafe.

Anne realisiert die ödipalen genitalen Strebungen (»Verschlingen« des väterlichen Penis, wie ihre Mutter es tat) zwar in der Phantasie, aber aufgrund ihrer Schuldgefühle *wendet sie die Aggressivität* gegen sich selbst. Sie identifiziert ihren ganzen Körper mit dem Penis des Vaters, während ihre destruktive Vagina auf die Außenwelt projiziert und als Höhle erlebt wird, in der sie selbst verschwindet. *Das bedeutet eine Inversion von Form und Inhalt. Sie selbst wird zum Inhalt, der in der Form verschwindet.*

Wir müssen verstehen, daß die erste (die oberflächlichste) Phantasie, in der die Strafe (das Über-Ich) auftaucht, und die auf einen Kompromiß zwischen Trieb und Abwehr hinausläuft, eine viel frühere Phantasie, einen direkten Ausdruck des Triebes, nur verdeckt: »Ich bin das Loch, das meinen Vater (seinen

Penis) verschlingt.« Bei diesem Symptom gibt es also in Übereinstimmung mit der Freudschen Theorie über das Symptom (Kompromißbildung, die die ursprüngliche Triebregung verdeckt) eine doppelte unbewußte Phantasie.

Einer der »fruchtbaren Momente« von Annes Neurose war der Tod ihres Vaters vor Beginn der Analyse, zu der Zeit, als sie selbst schwanger war. Wenn sie vom Tod ihres Vaters sprach, brachte sie ihn stets in Zusammenhang mit ihrer Schwangerschaft. Im Laufe der Analyse stellte sich heraus, daß die unterschwellige Phantasie die Destruktion des Vaters durch Einverleibung darstellte. Ihre Angst, ich könne schwanger werden, die Projektion eines Aquariums auf die grüne Wand meines Sprechzimmes, begleitet von der Phantasie, zum Foetus zu regredieren, entsprachen der gleichen symptomatischen Inversion ihrer Phantasie, mit anderen Worten: der Angst, selbst von mir verschlungen und eingesperrt zu werden, genau wie der Foetus im Bauch der Mutter, die Kotsäule im Anus, der Penis in der Vagina.

Bei der Untersuchung mehrere Fälle weiblicher Phobien, vom Wasser verschlungen zu werden, Klaustrophobien, Impulsen, sich ins Wasser oder ins Leere zu stürzen, Schwindelanfällen mit der Phobie, hinzufallen, bin ich auf eine gemeinsame Bedeutung gestoßen. *Meiner Ansicht nach liegt bei allen eine Inversion von Form und Inhalt vor. Durch Umwendung der Aggressivität erlebt das Subjekt sich selbst als Inhalt, der von einer gefährlichen Form bedroht wird.* Die »genitale« Ebene dieser Phobien schließt nicht aus, daß das Ich ganz anders geartet sein kann, da die Schuldgefühle in der Beziehung zu dem idealisierten Vater häufig aus vielfachen, schwerwiegenden und sehr frühen Konflikten mit dem ersten Objekt resultieren.

In derartigen Fällen können die sexuellen Störungen in sehr unterschiedlichen Formen auftreten. Manchmal reicht die Aufspaltung des erotischen Objektes in zwei Typen aus, um der Sexualität einen normalen Anstrich zu geben, aber oft ist die Sexualität *klitorisbezogen.* Ich glaube, daß diese sexuelle Störung auf die gleichen, durch Einverleibung hervorgerufenen Schuldgefühle zurückzuführen ist, die die erotische Besetzung der Vagina als Ort und Organ der Einverleibung verbieten und die Besetzung auf das externe Organ, die Klitoris, verschieben. Eine Analyse der Schuldgefühle, die sich auf die Inkorporation beziehen, ermöglicht in vielen Fällen eine mehr oder weniger rasche Erweiterung der erotischen Besetzung von der Klitoris auf die Vagina, indem sie die Analität, die ihre erotischen und aggressiven Komponenten auf die Vagina überträgt, befreit. Das Vorschieben von aktiven homosexuellen Triebregungen kann in manchen Fällen ebenfalls die Bedeutung einer Abwehr gegen die konfliktgeladene Einverleibung haben. Ein besonderer Fall von Dyspareunie, den ich an anderer Stelle erörtert habe, manifestierte sich in der Unfähigkeit der Vagina, sich beim Geschlechtsverkehr zusammenzuziehen. Dieses Symptom, gewissermaßen das Gegenteil des Vaginismus, kommt relativ häufig vor; aber die Patientinnen, die darunter leiden, schreiben es ihrer anatomischen Gestalt zu und werden sich seines psychogenen Charakters erst durch sein Verschwinden im Laufe der Behandlung bewußt. Dieses Symptom ist vielleicht viel deutlicher als jedes andere Ausdruck einer Gegenbesetzung des sadistisch-analen Bemächtigungstriebes. Wenn die sadistisch-anale Komponente der Sexualität besser integriert ist, kann die Vagina sich endlich mit dem Penis »vereinigen« – oder, um in Freuds Terminologie zu sprechen, da der Bemächtigungstrieb sich in den Dienst des Eros stellt, kann dieser seinen Wunsch, sich mit dem Objekt zu vereinen, befriedigen.

B) Schuldgefühle im Rahmen weiblicher Selbstverwirklichung

Die spezifischen Schuldgefühle des Mädchens gegenüber dem Vater beeinträchtigen nicht nur seine sexuellen Beziehungen, sondern auch jede Art von Selbstverwirklichung, die im Unbewußten die Bedeutung eines Phallus-Erwerbs annehmen kann – um welchen Bereich es sich auch immer handeln mag. Die Folgeerscheinungen sind Hemmungen, die meiner Ansicht nach den Platz der Frau in Kultur und Gesellschaft weitgehend determinieren. Auf dem individuellen klinischen Niveau, auf der wir uns als Therapeuten befinden, können wir ebenfalls feststellen, daß sich die ödipalen Schuldgefühle der Frau, die mit der Lösung von der Mutter zusammenhängen, durch Schuldgefühle gegenüber dem Vater – darin sind sie spezifisch weiblich – verdoppeln. Dies gilt vor allem für eine Reihe von intellektuellen beruflichen und kreativen Tätigkeiten. Im Laufe psychotherapeutischer Behandlungen von Kopfschmerzen im Hospital Sainte-Anne, im Rahmen der Konsultationen mit Dr. Marty, fiel mir auf, daß die Schuldgefühle bei Kranken beiderlei Geschlechts wegen ihrer intellektuellen Überlegenheit gegenüber den Eltern – die, wie Dr. Marty betont, nicht selten Ursache des Kopfschmerzsymptoms sind und das Subjekt zur Autokastration seiner intellektuellen Fähigkeiten durch »schmerzhafte Gedankenhemmung« veranlassen – bei beiden Geschlechtern gewöhnlich mit der Person des Vaters verknüpft sind. Das »gute intellektuelle Funktionieren« ist beiden Geschlechtern ein Äquivalent für den Besitz des Penis. Nun bedeutet ein solcher Besitz für die Frau nicht nur, daß sie der Mutter den Penis des Vaters geraubt hat und ihn selbst gefangenhält – was auch mit dem Ödipusschema übereinstimmt –, sondern darüber hinaus, daß sie den Vater intellektuell kastriert hat. Hinzu kommt, daß die adäquate Benutzung dieses Penis im Bereich des Unbewußten dessen Fäkalisierung und schließlich das Gefangenhalten eines analen Penis bedeutet. Ich denke hierbei beispielsweise an ein Mädchen von 15½ Jahren, das unter hartnäckigen Kopfschmerzen litt und in der Schule erhebliche Schwierigkeiten hatte, besonders in der Orthographie und in mündlichen Befragungen. Sobald es anfing zu überlegen, wurden seine Gedanken verschwommen. Es fühlte sich wie eingenebelt. Seine Vorstellungen wurden unpräzise, unklar, die Gedanken verwickelten sich, kurz, sie verloren ihre anale Komponente. Der Vater war Lehrer. Die Kopfschmerzen setzten ein vor einer Prüfung, einer Prüfung, die das Mädchen nicht schaffte, und zwar genau der, nach der sein Vater die Schule verlassen hatte.

Natürlich wurde die Hemmung gegenüber dem Vater hinsichtlich des ihnen gemeinsamen intellektuellen Bereiches im Zusammenhang mit den ödipalen Schuldgefühlen analysiert, aber schon bald stellte sich heraus, daß Interpretationen auf dieser Ebene die Bedeutung der Symptomatologie nicht voll erfaßten. Ein Traum, in dem das Mädchen den Finger heben wollte – Zeichen, daß es auf eine Frage antworten konnte –, aber plötzlich fühlte, »daß das verboten war«, und ein anderer, in dem es eine Schlange in der Hand hielt, die sich in einen Kugelschreiber verwandelte, den es beim Polizeipräsidium abliefern mußte, »weil der Herr, dem er gehört, ohne seinen Kugelschreiber nicht schreiben konnte«, brachten mich auf den Gedanken, die Interpretation auf diejenigen Schuldgefühle zu beziehen, die mit der Kastration an seinem Vater zusammenhängen. Tatsächlich konnten Symptom und Schulhemmung mit Hilfe dieser Interpretation behoben werden. Gleichzeitig nahm die ödipale Entwicklung einen befriedigenden Verlauf. Die Integration der Aggressivität gegenüber dem väterlichen Penis hatte eine ödipale sexuelle Annäherung im Phantasiebereich ermöglicht. In seinem letzten Traum während der psychotherapeutischen Behandlung schenkte sein Vater dem Mädchen einen »wunderschönen Kugelschreiber«; danach machten sie einen gemeinsamen Spaziergang durch einen Hohlweg. Die Mutter, die im Traum mir ähnlich sah, war unterdessen in die Ferien gefahren.

Die Patientin Anne, von der ich oben berichtet habe, schob ihre Hauptschwierigkeit auf ihren beruflichen Werdegang. »Ich bin deklassiert«, sagte sie, »weder Bäuerin noch bürgerlich. Ich hätte besser daran getan, Kohl zu pflanzen wie mein Vater.« Vor Leuten, die ihre beruflichen Erfolge bewundern, packt sie häufig eine »Lust zu schreien, dummes Zeug zu reden, wie eine Verrückte zu wirken«. Vor der Analyse hatte sie eine Angstperiode durchgemacht; es war ihr unmöglich geworden, die einfachsten Rezepte auszustellen, weil ihr die Medikamente im Kopf alle durcheinandergerieten.
Der Beruf hatte für sie eindeutig die Bedeutung eines Penis, den sie dem Vater auf ähnliche Art und Weise geraubt hatte, wie die Mutter in der Urszene. Diese Bedeutung kommt in folgenden Träumen, die aus einer einzigen Nacht stammen und in derselben Sitzung erzählt wurden, klar zum Ausdruck: »Ich stehe neben einem Operationstisch. Der Chirurg operiert einen älteren Mann, der mein Vater sein könnte, am Gehirn. Er nimmt ihm einen ganzen Teil des Vorderhirns heraus. Ich denke: ›Der Arme wird nicht mehr normal sein.‹ Als der Chirurg fertig ist, wendet er sich an die anderen Leute, die da sind, und sagt über mich: ›Sie ist unwahrscheinlich intelligent ... Eine ausgezeichnete Ärztin‹ und andere Komplimente über meine intellektuellen und professionellen Fähigkeiten. ›Außerdem hat sie eine hübsche, dunkelhaarige kleine Tochter.‹« Assoziationen: »Bei diesem Chirurgen war ich als Assistenzärztin. Er

machte mir immer Komplimente, weil ich während meines Medizinstudiums als Krankenschwester gearbeitet hatte. Ah! *Ich habe rasende Kopfschmerzen.* Ich habe noch etwas geträumt: Ich war bei Ihnen und schnitt Brot. Ein Kranker kam herein. Sie stellten eine Diagnose und teilten sie telefonisch jemandem mit. Ich bewunderte Ihre Schnelligkeit und Sicherheit in der Diagnose. Dann kamen Sie auf mich zu und fragten mich: ›Wie ist die Diagose?‹ Ich antwortete mit derselben Diagnose wie Sie. Offensichtlich waren Sie in dem Glauben, ich hätte Ihr Telefongespräch nicht gehört und die Diagnose käme von mir. Ich schämte mich deswegen. Aus intellektueller Ehrlichkeit stellte ich alles richtig und gab zu, daß ich Ihre Diagnose gehört hatte. Ich dachte, es würde mir leichtfallen, Ihnen diesen Traum zu erzählen, aber das ist gar nicht der Fall. Ich schäme mich, als hätte ich Sie geprellt. Im Traum hatte ich das Gefühl, zu lügen und zu stehlen. Früher ließ ich mir einmal von einer Spielkameradin ein Spielzeug stehlen. Als ich Ihnen letztes Mal die Hand gab, hatte ich wieder den Eindruck, ich hätte Ihnen das Handgelenk ausgerenkt. Ich glaube, Sie sind ziemlich schwach«, etc. etc.

Ich denke, dieses Material zeigt hinreichend deutlich, daß die beruflichen Fähigkeiten für Anne das Resultat einer Kastration sind, die sie dem Vater oder, durch Übertragung, dem Analytiker zugefügt hat; diese Kastration stellt sie auf eine Stufe mit der Mutter, die die Macht des Vaters usurpiert hat. Das Gefühl, mich zu belügen und zu prellen, weist darauf hin, daß es sich um eine anale Kastration handelt, die analog zu ihrer Phantasie von der Urszene verläuft, die sich in den Deckerinnerungen abzeichnet (die Mutter, die dem Vater die Geldbörse wegnimmt, als er betrunken vom Markt kommt, ihre Vorwürfe gegen den Vater, seine Geldbörse verloren zu haben; die Mutter, die den Vater bei allen Gelegenheiten »auf Trab« brachte, die sich stundenlang versteckte, um ihm Angst einzujagen, die ihn glauben machte, daß sie ständig arbeitete, obwohl das gar nicht stimmte, etc. All das ließ sie im Lichte einer Dalila erscheinen, die den vertrauensvollen Schlaf des Samson ausnutzt, um ihm die Haare abzuschneiden).

Die mit dem Wunsch nach Identifikation mit der sadistischen Mutter einhergehenden Schuldgefühle treiben Anne zu Selbstkastrationsakten (Kopfschmerzen, die Phantasie, den »Kopf zu verlieren«, Hemmungen beim Ausüben ihres Berufes) und zu Wiedergutmachungsakten (sie gibt mir die gestohlene Diagnose zurück, sie beunruhigt sich wegen meiner ausgerenkten Hand).

Der Besitz des Penis in der Phantasie ist oft so konflikthaft, daß das kleinste äußere Ereignis auch bei solchen Frauen Schuldgefühle auslösen kann, die auf den ersten Blick überhaupt keine beruflichen Hemmungen zeigen. Ich erinnere mich an eine Patientin, die vor der Analyse Vorlesungen über ein geradezu »weibliches« Thema hielt: über Kindererziehung. Nach einer Vorlesung kam einer ihrer Hörer zu ihr und sagte ihr »freundlich«: »Wissen Sie, das ist ja alles schön und gut, aber eine Frau mit einer Aktentasche, die dann noch ihre Ordner auspackt – das ist nun wirklich nicht die Rolle der Frau.«[7] Von diesem Tage an hielt die Patientin keine Vorlesungen mehr. Wenn solche Konflikte durch psychoanalytische Behandlung behoben werden, kann eine Verbesserung in den verschiedensten Bereichen erfolgen, angefangen bei denen, die ursprünglich den Männern reserviert waren und eine phallische Bedeutung haben, die keiner Erklärung bedarf, wie zum Beispiel: Prüfungen zu machen, Auto zu fahren, bis hin zu den spezifisch weiblichen Bereichen wie der Schwangerschaft. Selbst dabei bestehen neben den Schuldgefühlen gegenüber der ödipalen Rivalin, der Mutter, Schuldgefühle, dem Vater seinen Penis geraubt und ein Kind daraus gemacht zu haben. Ein solcher Angriff auf das Wesen des Objektes, eine solche Metamorphose wird als schuldhafte Fäkalisierung empfunden. Die symboliche Verknüpfung »Kind-Penis« gewinnt erst hier ihren vollen Sinn. Wie das analytische Material von schwangeren Frauen belegt, hängen der unkontrollierbare Brechreiz während der Schwangerschaft und die psychosomatischen Schwierigkeiten, die Mutterschaft zu akzeptieren, mit diesen Schuldgefühlen zusammen.

Die Kreativität. – Es ist bekannt, daß die Frauen – bis auf einige Ausnahmen – keine großen Erfinder sind, weder auf wissenschaftlichem noch auf künstlerischem Gebiet. Die Kreativität des Mannes wurde mit dem Wunsch erklärt, seine Unfähigkeit, Kinder zur Welt zu bringen (Karen Horney), Leben zu schaffen, zu kompensieren. Ich kann nur bestätigen, daß

auch ich darin eine der tiefen Motivationen für die Kreativität sehe. Gleichwohl lehrt uns die Analyse, daß die kreative Betätigung sich auf den Ausgleich von Mangelerscheinungen auf allen Ebenen der Triebreifung bezieht[8], was darauf hinausläuft, die eigene Vollständigkeit, die im Unbewußten vom Phallus repräsentiert wird (Grunberger), sicherzustellen.
Der Gedanke, daß die Kreativität eine phallische Bedeutung bekommt, wird auch von Phyllis Greenacre in ihrem Aufsatz über die Frau als Künstlerin formuliert. Die Autorin hält diese Bedeutung in einigen Fällen für die Ursache weiblicher Hemmungen – Hemmungen, die sie der Angst der Frauen zuschreibt, eine phallische Selbstverwirklichung könne mit ihren weiblichen Wünschen in Konflikt geraten. Obwohl ich der Autorin im Hinblick auf die phallische Bedeutung der Kreativität durchaus zustimme, würde ich auch hier den Akzent eher auf die spezifisch weiblichen Schuldgefühle wegen des Penisbesitzes, die Schuldgefühle gegenüber dem idealisierten Vater, legen. Den Frauen, die das Bild des Vaters nicht idealisiert haben, fehlt die Antriebskraft, um kreativ zu werden. Meiner Ansicht nach setzt die Kreativität die Projektion des Narzißmus auf ein Idealbild voraus, das durch das Medium der Kreation erreicht werden soll. Herrschte eine totale Übereinstimmung zwischen der Kreativität und der Fähigkeit, Leben zu schaffen, so entwickelten diejenigen Frauen, die Kinder haben, überhaupt keinen Wunsch mehr, kreativ zu werden. Das aber hat sich klinisch als falsch erwiesen. Leben zu erzeugen und in anderen Bereichen kreativ zu sein ist also nicht ganz das gleiche. Kreativ sein heißt auch, etwas anderes tun, etwas, das über die Mutter-Rolle hinausgeht. An dieser Stelle berühren wir die »phallische« Bedeutung dieses Aktes und den Penisneid.
Daß eine Assimilation so verschiedenartiger Selbstverwirklichungen in bezug auf Besitz und Gebrauch des Penis überhaupt möglich ist, liegt an der Bedeutung, die der Penis bei beiden Geschlechtern im Unbewußten annimmt. Fain hat einmal gesagt, daß alles, was gut funktioniert, für das Unbewußte ein Penis ist. In ihrem Aufsatz *Über das Phallische* hat B. Grunberger nachgewiesen, daß der Phallus das Symbol der narzißtischen Vollkommenheit ist. Wie läßt sich jedoch erklären, daß das Symbol für Wert, Vollkommenheit, Integrität,

Macht auf allen Ebenen das männliche Sexualorgan ist? Der Versuch, auf diese Frage zu antworten, impliziert eine eingehende Beschäftigung mit dem Kastrationskomplex und dem Penisneid bei der Frau.

II. Über den Kastrationskomplex und den Penisneid bei der Frau

> »Ich habe einen, du hast keinen.« (Aus einem Lied, das ein 3½-jähriger Junge seiner 6-jährigen Schwester singt.)

Wie wir wissen, befinden sich Freuds Ansichten über den Penisneid im Gegensatz zu denen von Josine Müller, Karen Horney, Melanie Klein und Jones.
Die Existenz eines bis zur Pubertät reichenden *phallischen sexuellen Monismus*, der vollkommenen sexuellen Identität von Knaben und Mädchen bis zum Kastrationskomplex, impliziert nach Freud, wie seine Anhängerin Helene Deutsch hervorhebt, daß das Mädchen in der Phase zwischen dem Kastrationskomplex und der Pubertät kein vollständiges Sexualorgan besitzt: es hat nur seine Klitoris, die nach dem Kastrationskomplex als *kastrierter Penis* empfunden wird, und keine Vagina, da diese noch nicht entdeckt ist, ja das Mädchen nicht einmal eine *unbewußte* Kenntnis davon hat.[9] Unter dieser Voraussetzung ist es durchaus einleuchtend, daß *der Penisneid* für Freud und diejenigen, die seinem Konzept von der weiblichen Sexualität zustimmen, ein *primäres* und fundamentales Phänomen der weiblichen Psychosexualität darstellt, da das Mädchen notwendigerweise versuchen muß, den tiefen, schmerzlichen narzißtischen und den Trieb-Mangel, der die längste Zeit seiner Kindheit bestimmt, auszugleichen.
Die Autoren dagegen, die Freuds Auffassungen von der weiblichen Sexualität widersprechen, sind sich einig, daß die Frau nicht als »un homme manqué« (Jones) begriffen werden kann. Nach ihrer Meinung ist die Vagina das erste Sexualorgan, das libidinös besetzt wird. Das kleine Mädchen ist von Anbeginn eine Frau. Die Besetzung der Klitoris ist eine sekundäre und

defensive Erscheinung, nachdem das Mädchen aufgrund von Konflikten seine genitalen, auf die Vagina gerichteten Triebregungen verdrängt hat: »Dem Unentdecktsein der Vagina [liegt] eine Verleugnung der Vagina zugrunde« (Karen Horney). Einstimmig vermuten diese Autoren, die Verdrängung der vaginalen Triebregungen sei auf die narzißtischen Ängste vor Angriffen auf das Körperinnere zurückzuführen. Deshalb wird die erotische Besetzung auf das externe Organ, die Klitoris, übertragen.[10] Im Rahmen dieser Annahmen gewinnt das Problem des Penisneides eine grundlegend andere Bedeutung.

Josine Müller zufolge zehrt der Penisneid von der narzißtischen Kränkung, die aus der Nichtbefriedigung der verdrängten genitalen (vaginalen) Triebregungen resultiert, da das Selbstgefühl mit der Befriedigung der dem Geschlecht inhärenten Triebregungen zusammenhängt. – Karen Horney leitet den Penisneid aus den Eigenschaften des Penis selbst ab (es ist ein sichtbares Organ, das einen Urinstrahl erzeugen kann, etc.)[11]; außerdem mißt sie den Ängsten, die beide Geschlechter mit der Vagina verbinden, erhebliche Bedeutung bei. Die Ängste des Mädchens beziehen sich auf seinen ödipalen Wunsch, der väterliche Penis, dem es zugleich zerstörerische Macht unterstellt, möge in den Körper des Mädchens eindringen. – Melanie Klein hält den *libidinösen Wunsch nach dem Penis* für die primäre Erscheinung. Anfangs handelt es sich, so argumentiert sie, um einen oralen Wunsch, der zum Prototyp des vaginalen Wunsches erhoben wird. Die Erfüllung dieses Wunsches läuft über die Phantasie, der Mutter den väterlichen Penis, den sie sich einverleibt hat, sadistisch zu entreißen. Das führt zu Talionsängsten; das Mädchen fürchtet, die Mutter könne sein Körperinneres verletzen und zerstören. Weitere Gründe für den Penisneid beim Mädchen sind:

1. Das Mädchen will die Unbegründetheit seiner Ängste mit Hilfe eines externen Organs der Realitätsprüfung unterziehen können.
2. Das Mädchen sieht in dem Penis eine geeignete Waffe, seine sadistischen Wünsche gegenüber dem Körper der Mutter zu befriedigen (sie aufzuschlitzen, um ihr den einverleibten Penis zu entreißen, sie in einem ätzenden Urinstrahl zu ertränken etc.)
3. Die durch Phantasien erzeugten Schuldgefühle können den Wunsch auslösen, der Mutter den geraubten Penis zurückzuge-

ben, sie zu entschädigen durch eine Regression zu einer aktiven homosexuellen Einstellung, für die sich allerdings der Besitz des Penis als unabdingbar erweist, um alles wiedergutzumachen. – In seinem Aufsatz über *Die phallische Phase* geht Ernest Jones von Melanie Kleins Vorstellungen über den Penisneid aus und rückt in seinen eigenen Überlegungen den primären Charakter der »rezeptiven« Besetzung aller Öffnungen (Mund, Anus, Vagina) des weiblichen Körpers in den Mittelpunkt.

Alle diese Autoren räumen dem Vater und dem Penis verhältnismäßig viel Platz in der Psychosexualität des Mädchens ein; im Gegensatz zu Freud, für den der Ödipuskomplex vorwiegend maskulin ist, zu Ruth McBrunswick, die von dem »fehlenden Ödipuskomplex« bei weiblichen Neurosen spricht, und auch zu J. Lampl-de Groot, der zufolge die Figur des Vaters erst mit etwa 6 Jahren vom Mädchen richtig wahrgenommen wird. »Die Vaterbeziehung war bis dahin keine andere gewesen, als die zu den anderen Hausgenossen oder zu dem Hause nahestehenden Personen, manchmal freundlich, manchmal ablehnend, je nach der Laune der Kleinen.«

In seiner Abhandlung *Über die weibliche Sexualität* bestreitet Freud den *sekundären* Charakter des Penisneides bei der Frau, da ein solch energischer Neid seine Kraft nur aus *primären* Trieben beziehen könne. Ich bin freilich davon überzeugt, daß der Glaube an den primären Charakter der rezeptiven weiblichen Triebregungen, mögen sie oral, anal oder vaginal[12] sein, eine primäre Bildung des Penisneides nicht ausschließt. Selbst wenn man annimmt, daß die weiblichen Triebe von Anfang an wirksam werden und das Mädchen ein adäquates Organ besitzt, dessen es sich mehr oder weniger klar bewußt ist, daß es also über eine vollständige »Triebausstattung« verfügt, so kann man doch nicht bestreiten, daß sich das Mädchen in narzißtischer Hinsicht mehr oder weniger leidend als unvollständig empfindet – wie es uns die klinischen Erfahrungen vor Augen führen. Mir scheint, die Wurzel dieses Gefühles der Unvollständigkeit müßte bei Kindern beiderlei Geschlechts in der frühen Mutterbeziehung gesucht werden.

A) Die allmächtige Mutter

Ruth Mack Brunswick beschäftigt sich in ihrem Aufsatz *The Preoedipal Phase of the Libido Development,* der das Ergebnis einer Zusammenarbeit mit Freud ist, mit dem allmächtigen Charakter der ersten Mutter-Imago (»sie ist nicht nur phallisch aktiv, sondern omnipotent«). Sie weist nach, daß *die erste Aktivität, die das Kind erleiden muß, die der Mutter ist.* Der Übergang von Passivität zu Aktivität vollzieht sich durch *Identifizierung mit der aktiven Mutter.* Fatalerweise erfährt das Kind aufgrund seiner totalen Abhängigkeit von der »allmächtigen Mutter, die alles kann und alle Wertattribute besitzt«, »narzißtische Kränkungen, die die Feindseligkeit des Kindes enorm steigern«. Ich meine, infolge der Feindseligkeit, die wegen der eigenen Ohnmacht auf die Mutter projiziert wird, hinterläßt auch die zärtlichste und beste Mutter im Unbewußten des Kindes ein erschreckendes Bild.[13] Dieses mit dem ganzen symbolischen Spektrum der bösen Macht ausstaffierte Bild schließt übrigens die Existenz einer schützenden Imago der Allmacht (die Hexe und die Fee) nicht aus; je nach den Umständen der Entwicklung des Subjektes und den realen Zügen des Objektes gewinnt die eine die Oberhand über die andere.

Aber aufgrund der primären Ohnmacht des Kindes, der intrinsischen Merkmale seiner psycho-physiologischen Situation und der unvermeidlichen Erziehungsschwierigkeiten kann die Imago der guten allmächtigen Mutter die der erschreckenden Omnipotenz der bösen Mutter nie vollständig verdecken.

Ich nehme an, daß dem Jungen eines Tages bewußt wird[14], daß die allmächtige Mutter in Wirklichkeit keinen Penis besitzt und er, *der Junge, der sich dieser Allmacht bisher unterworfen hat, über ein Organ verfügt, das der Mutter fehlt.* Dieser Augenblick scheint mir für den Narzißmus des Knaben besonders wichtig zu sein.

Die Analytiker haben sich immer auf den »Abscheu« berufen, der den Knaben packt (der ihn »erstarren« läßt), wenn er bemerkt, daß die Mutter keinen Penis besitzt, was für ihn einer Kastration gleichkommt und ihn in der realen Existenz dieser schrecklichen Möglichkeit bestätigt. Dieser Abscheu gilt als Ursache des Fetischismus und bestimmter Formen der Homosexualität. Allem Anschein nach wurde anderen Formulierungen von Freud nicht genügend Bedeutung beigemessen, vorab solchen, die die narzißtische Befriedigung des Knaben bei dem Gedanken, ein Organ zu besitzen, das die Frau nicht hat, hervorheben. So sagt Freud beispielsweise in den *Drei Abhandlungen zur Sexualtheorie* in einer 1920 hinzugefügten Fußnote über den Exhibitionismus: »[...] er [der Exhibitionszwang] betont immer wieder die Integrität des eigenen [männlichen] Genitales und wiederholt die infantile Befriedigung über das Fehlen des Gliedes im weiblichen.« An einer anderen Stelle spricht er von der »triumphierenden Geringschätzung« des Knaben gegenüber dem anderen Geschlecht. Wenn man Freuds Gedanken nun weiterverfolgt (Anmerkung in *Massenpsychologie und Ichanalyse*), so stellt sich heraus, daß das Triumphgefühl stets aus einer Überschneidung von Ich und Ich-Ideal resultiert. Gemeint ist offensichtlich eine narzißtische Befriedigung, ein lange ersehnter Triumph über die omnipotente Mutter.

In seinem Aufsatz über den *»Fetischismus«* beschreibt Freud die ambivalente Funktion des Fetischs. Im Grunde dazu bestimmt, die abscheuliche Kastration zu verdecken, birgt der Fetisch zugleich die Möglichkeit ihres Wiederauflebens. »Es ist nicht erschöpfend«, sagt Freud, »wenn man hervorhebt, daß er [der Fetischist] den Fetisch verehrt; in vielen Fällen behandelt er ihn in einer Weise, die offenbar einer Darstellung der Kastration gleichkommt«. Im selben Zusammenhang spricht er vom »Zopfabschneiden«; außerdem erwähnt er die Sitte der Chinesen – in der er eine Analogie zum Fetischismus sieht –, den Fuß der Frau zuerst zu verstümmeln und dann zu verehren. »Man könnte meinen, der chinesische Mann will es dem Weibe danken, daß es sich der Kastration unterworfen hat.«

Reichhaltiges klinisches Material über beide Geschlechter bestätigt die Häufigkeit und Vielfalt von Kastrationswünschen gegenüber der Mutter, ihrer Brust und ihrem Phallus. Wäre nicht eine tiefe Befriedigung mit dem Abscheu verbunden, so könnte die Phantasie von der kastrierten Mutter kaum derart anregend und fruchtbar sein. Bezeichnet diese Phantasie nicht auch die Grenze, an der die mythische Durchdringung des wissenschaftlichen Denkens beginnt? Sind wir nicht versucht – und unterliegen wir nicht oft dieser Versuchung – mit Freud von

»dem kastrierten Weib« zu sprechen, davon, daß »das Weib seine Kastration anerkennen muß« oder, wie Ruth McBrunswick, die Vorstellung von der kastrierten Mutter für real und die von der phallischen Mutter für reine Phantasie zu halten, anstatt beide Vorstellungen Rücken an Rücken auf die Seite des Lustprinzips zu stellen?

Jedes Bild, das die Frau ausschließlich als Mangel, Loch oder Verletzung erscheinen läßt, scheint mir weitgehend auf eine Verleugnung der Imagines von der Urmutter hinauszulaufen. Das gilt für beide Geschlechter, obschon bei der Frau ein zusätzliches Problem hinzukommt, daß nämlich ihre Identifizierung mit diesen Imagines mit Schuldgefühlen verbunden ist. Die schützende Imago von der guten, allmächtigen Mutter und die schreckliche Imago von der bösen, omnipotenten Mutter widersprechen der Vorstellung von der kastrierten Mutter. Meiner Ansicht nach ist die Gegenüberstellung der Dekadenz der »kastrierten« Mutter und der Erhabenheit der Urmutter Ausdruck des Wunsches, sich von einer Bemächtigung zu befreien.

Der Triumph des Knaben über die omnipotente Mutter hat erhebliche Auswirkungen auf die Entwicklung seiner späteren Beziehung zu Frauen. Bergler beschreibt die Neigung des Mannes, das infantile Verhältnis zur Mutter umzukehren, aktiv das zu leben, was er passiv erleiden mußte, kurz, aus ihr das abhängige Kind zu machen, das er selbst gewesen ist. Einige von anderen Autoren untersuchte Aspekte der Situation der Frau scheinen diese Gedanken zu untermauern. Wir können die Konsequenzen, die sich für die männlichen Patienten aus der Bewußtwerdung der Penislosigkeit der Mutter im narzißtischen Bereich ergeben, aber auch im individuellen Bereich verfolgen. Falls der Knabe durch die allmächtige Mutter nicht übermäßig traumatisiert worden ist, falls sie ihn mit ihren Bemächtigungstendenzen nicht überwältigt hat, verleiht ihm der Besitz des Penis ausreichende Sicherheit, so daß er es nicht nötig hat, das einmal erlebte Triumphgefühl ständig zu wiederholen. Das Bedürfnis, die infantile Situation umzukehren, wird sich dann allenfalls in der Neigung äußern, Frauen gegenüber den Beschützer zu spielen (was nicht notwendigerweise eine Reaktionsbildung sein muß, sondern eine Möglichkeit sein kann, Bemächtigungswunsch und Liebe miteinander zu verbinden). Wenn hingegen das Kind der Mutter als fäkales Partialobjekt zur Befriedigung ihrer Manipulations- und Bemächtigungsbedürfnisse gedient hat, wird die spätere Objektbeziehung des Kindes zu Frauen stark gestört sein.[15]

In der Analyse haben wir es selten mit Männern zu tun, bei denen die losgelösten sadistisch-analen Triebe sich frei entfalten; ebenso selten begegnen wir in *der Analyse* Müttern, die ihre perversen Bedürfnisse an ihren Kindern befriedigen. Häufig indes sehen wir männliche Kranke, die gleichzeitig Störungen im sexuellen Bereich und in ihren Beziehungen aufweisen und in diesem Zusammenhang ein spezifisches Bedürfnis nach narzißtischer Überkompensation an den Tag legen. Wir nehmen an, daß es sich in diesen Fällen um eine Regression zur narzißtisch-phallischen Phase handelt. Jones' Beschreibung der deuterophallischen Phase – die narzißtische Überbewertung des Penis, Abzug der Libido von den Objekten, fehlende Durchdringungswünsche – sowie einige Züge der von Abraham untersuchten verfrühten Ejakulation, scheinen mir auf diese narzißtisch-phallischen männlichen Patienten, deren Störung meist auf die frühe Mutterbeziehung zurückgeht, genau zuzutreffen. Ihnen fehlt das Vertrauen in den narzißtischen Wert ihres Penis; sie müssen ihn sich permanent selbst beweisen, leiden unter dem Komplex des »kleinen Penis« und geben ihren sexuellen Abenteuern den Sinn einer narzißtischen Rückversicherung, nicht den eines Objektaustausches.[16] Von ihrem Triumph über die Frau sind sie in Wirklichkeit nie vollständig überzeugt; sie sind sich auch nicht völlig sicher, ob die Frau tatsächlich keinen Penis hat, fürchten sich, im Innern der Vagina einen Penis anzutreffen und ejakulieren lieber »ante portas« oder sehr schnell, um so eine »gefährliche Begegnung« zu vermeiden. Dieser Penis ist anscheinend nicht nur, wie Jones annahm, der Penis des Vaters, sondern auch der destruktive anale Penis der omnipotenten Mutter.[17] Im allgemeinen jedoch bedeutet der Besitz des Penis für den Knaben einen befriedigenden narzißtischen Ausweg aus der ursprünglichen Mutterbeziehung.

Obwohl die allmächtige Mutter dem Mädchen die gleiche narzißtische Kränkung zugefügt hat wie dem Knaben, vielleicht sogar eine noch schlimmere, da das Mädchen von der Mutter nicht in der gleichen Art besetzt wird wie der Knabe, kann es sich von der mütterlichen Allmacht nicht befreien. Das Mädchen hat nichts, was es seiner Mutter entgegensetzen könnte, keinen eigenen, exklusiven narzißtischen Wert, den die Mutter nicht auch hätte. Es kann es ihr nicht »zeigen« – ich nehme an, daß dieser Ausdruck eine Anspielung auf den phallischen Exhibitionismus enthält. So gerät das Mädchen unter den Einfluß des Penisneides. Von den Knaben sagt es: »Die können alles.« Mir scheint, *der Penisneid ist keine als Selbstzweck konzipierte »Männlichkeitsforderung«, sondern eine Revolte gegen die Person, die als Ursprung der narzißtischen Kränkung erscheint: die allmächtige Mutter.* Die klinische Beobachtung bestätigt, daß der Penisneid um so heftiger auftritt und um so schwieriger abzubauen ist, je stärker das Mädchen durch die Gewalt der Mutter traumatisiert worden ist. Narzißtische Kränkung und Penisneid sind unmittelbar voneinander abhängig.

Die Annahme, der Besitz des Penis biete die Möglichkeit, die durch die omnipotente Mutter[18] zugefügte narzißtische Kränkung wiedergutzumachen, gibt Auskunft über die Bedeutung des Penis im Unbewußten in bezug auf den Wert, die Kraft, die Integrität, die Vollständigkeit und die Autonomie. In diesem Organ verdichten sich sämtliche mit der Macht zusammenhängenden Bedeutungen auf allen Ebenen. Die Macht wird zum Privileg des Mannes, der die Mutter entmachtet hat. Die Frau ist nicht nur dieser Eigenschaft beraubt, sondern sie richtet ihren Neid auch noch auf den realen Besitzer des Penis. Ihr Neid, der auf einen Konflikt mit der Mutter zurückgeht, muß durch eine Aggression (etwas, das sie als Aggression erlebt) gegen ihr Liebesobjekt, den Vater, befriedigt werden. Deshalb wird jede narzißtisch befriedigende Selbstverwirklichung von nun an als Usurpation der väterlichen Macht erlebt und damit zur Quelle verschiedener Hemmungen, die ich weiter oben beschrieben habe. Wenn wir uns weiterhin an das anfangs vorgeschlagene Schema halten, so entdecken wir eine Reihe von unglücklichen Verbindungen zwischen der Heftigkeit des Penisneides und der Hemmung, ihn zu befriedigen; denn diesem Schema zufolge hängt der Penisneid von Konflikten mit der Mutter ab, und gerade diese Konflikte liegen auch der Aufrechterhaltung der Idealisierung des zweiten Objektes, das gerettet werden soll, zugrunde.

In dieser Sicht erscheint es mir gerechtfertigt, die Äquivalenz von narzißtischer Kränkung und Penislosigkeit als Beleg für die Existenz einer Kastrationsangst bei der Frau heranzuziehen. Freud war der Ansicht, das Mädchen habe keinen Grund, die »vollzogene Tatsache« (Penislosigkeit) zu fürchten. Mit dieser Begründung hat er in *Hemmung, Symptom und Angst* seine Behauptung, jede Angst sei eine Kastrationsangst, korrigiert und statt dessen von der Angst vor Liebesverlust gesprochen.

Jones meinte zur Kastrationsangst, daß die Frauen mindestens genauso viele Ängste auf die Zukunft projizieren wie die Männer, wobei er den Akzent auf die schrecklichen Ängste um die Integrität des Körperinnern legte. In der Tat weist vieles auf eine weitgehende Analogie der Ängste bei den Patienten beiderlei Geschlechts hin (Angst, blind zu werden, gelähmt zu werden, verrückt zu werden, Krebs zu haben, Angst vor Unfällen und Mißerfolgen etc.).

Wenn wir bedenken, daß jede Art von narzißtischer Kränkung aufgrund des narzißtischen Wertes, der dem Penis von beiden Geschlechtern zugesprochen wird, im Unbewußten ein Äquivalent der Kastration ist, wird klar, daß weder Männer noch Frauen sich jemals ihrer Kastrationsängste entledigen können; denn selbst wenn sie den Penis schon »verloren« haben, haben sie immer noch etwas zu verlieren, was eine phallische Bedeutung bewahrt hat. Männer und Frauen können niemals wirklich mit dem Penisneid fertig werden, da jeder Versuch, einen Mangel auszugleichen, unbewußt die Bedeutung eines Phallus-Erwerbs beibehält.

Die gefürchtete Kastration ist Sache der Mutter, da sie es ist, der das Mädchen entkommen will, *wenn es sich einen Penis gibt und sich zugleich dem Vater zuwendet.*

Obwohl das Mädchen im Augenblick des Objektwechsels die Imago von der phallischen Mutter im Unbewußten bewahrt, ist ihm voll bewußt, daß der Vater der einzige reale Besitzer des Penis ist. Der Objektwechsel und damit die ödipale Situation können erst dann entstehen, wenn die Imago der phallischen Mutter zu einer Imago jener Mutter geworden ist, die den Vater seines Penis *beraubt* hat. Aus diesem Grunde wendet sich das Mädchen mit seinem Wunsch, einen Penis zu besitzen, *in der gleichen Weise* an den Vater, wie die Mutter es getan

hat. Im Laufe dieser Entwicklung werden beide Elternteile angegriffen, also auch das gute Objekt. Die daraus resultierenden Schuldgefühle haben wir weiter oben beschrieben.
Ganz in Übereinstimmung mit Freuds Ansichten wendet sich das Mädchen hier an den Vater, um einen Penis zu bekommen. Aber aufgrund der zumindest *temporären* Spaltung von libidinösen und aggressiven Besetzungen, die *im Augenblick des Objektwechsels* vollzogen wird, sind die Ängste mit der Mutter verbunden, während die Schuldgefühle vorwiegend dem Vater gelten. In diesem Rahmen gewinnt die Imago der phallischen Mutter, die den väterlichen Penis gefangenhält (Melanie Klein), gegenüber jener Imago der phallischen Mutter, die einen eigenen Phallus besitzt, an Wert. Auch wenn die zuletzt genannte Imago im Unbewußten bewahrt wird, so muß sie doch ihre vorrangige Position abtreten (der Penis des Vaters indes, den die Mutter gefangenhält, verliert seine genitalen und positiven Merkmale und nimmt statt dessen die gleichen analen »vereinnahmenden«, zerstörerischen Eigenschaften an, mit denen der eigene Phallus der phallischen Mutter ausgestattet war, da er die gleiche Besetzung erfährt wie die Person, die ihn gefangenhält). Würde die phallische Mutter auch weiterhin in erster Linie als Besitzerin eines eigenen Penis erlebt, so könnte die homosexuelle Situation sich fortsetzen. Demgegenüber stellt die Imago der Mutter, die den Penis des Vaters gefangenhält, einen Ausweg in die Dreiecksituation dar.
Nach Freud *wendet sich das Mädchen von der Mutter ab, um einen Penis zu bekommen;* zu diesem Zwecke wendet es sich dem Vater zu und tritt damit in die positive Ödipuseinstellung ein.
Wenn man, wie ich, annimmt, daß *der Penisneid dem Wunsch, sich von der Mutter zu befreien, vorausgeht,* muß man die Reihenfolge der Sequenzen ein wenig modifizieren: Penisneid *und* der Wunsch, sich dem Vater zuzuwenden, würden beim Mädchen zur gleichen Zeit entstehen und von seinen fundamental weiblichen Wünschen mächtig unterstützt. Daraufhin würde es sich von der Mutter abwenden. Unter dieser Voraussetzung besteht zwischen Penisneid und erotischem Begehren des Penis kein Gegensatz, sondern Komplementarität; die Freigabe der symbolischen Befriedigung des ersteren bedeutet einen Schritt zur Integration des zweiten. Abraham behauptet

in seinem Aufsatz *Äußerungsformen des weiblichen Kastrationskomplexes*, daß eine Frau mit beruflichen Ambitionen[19] auf diese Weise ihren Penisneid manifestiert. Klinisch gesehen ist das zwar richtig[20], aber gleichwohl bin ich überzeugt, daß sowohl der Wunsch nach Selbstverwirklichung, in welchem Bereich auch immer – unter anderem im beruflichen –, als auch der Penisneid auf einen Versuch hinweisen, die narzißtische Kränkung wiedergutzumachen. In *Zur Einführung des Narzißmus* sagt Freud selbst, daß eine der narzißtischen Befriedigungen nach der Überwindung des primären Narzißmus in unserer persönlichen Selbstverwirklichung besteht; im wesentlichen scheint er dies auch bei seinem therapeutischen Vorgehen zu berücksichtigen. Wenn wir wollten, könnten wir in jedem Selbstverwirklichungswunsch einer Frau den Penisneid entdecken. Das ist hoffentlich aus den bisherigen Darlegungen und aus dem, was Abraham über die beruflichen Aktivitäten sagt, deutlich hervorgegangen. Wenn wir solche Wünsche stets als Äußerung von »Männlichkeitsforderungen« interpretieren und die tiefere Bedeutung des Penisneides verkennen, laufen wir Gefahr, die Schuldgefühle der Patienten neu zu beleben. Wenn wir jedoch die schmerzhafte narzißtische Kränkung als Grund des Penisneides anerkennen, sind wir nicht nur in der Lage, diese Wunde ein wenig zu beruhigen, sondern wir können darüber hinaus den Zugang zur ödipalen Situation erleichtern. Die Sexualität selbst wird oft für ein Privileg des Mannes gehalten. Tatsächlich wird die normale weibliche Sexualität, der Besitz einer Vagina, die ihre Funktion voll erfüllt, auf einer bestimmten Ebene häufig und aufgrund dessen, was wir über die Assimilation von Penis und Vollkommenheit gesagt haben, als Besitz eines Penis erlebt; das gleiche gilt für den Orgasmus. Einige Analytiker benutzen das als Argument für ihre Behauptung, eine Frau dürfe keinen Orgasmus haben. Solche Interpretationen untermauern die Schuldgefühle der Patienten und können nur auf die Kastration hinauslaufen – nicht nur die des Penis, sondern die der Vagina und der gesamten Weiblichkeit. Der Penisneid ist im Grunde nur symbolischer Ausdruck eines anderen Wunsches. Die Frau will kein Mann sein, sie will sich von der Mutter befreien und vollkommen, autonom, *Frau* sein.

B) Die Abwehrfunktion des Penisneides und die Ichängste

Mir liegt gewiß nicht daran, die gegen die Weiblichkeit gerichtete Abwehrfunktion des Penisneides zu verkennen. Ich habe die Schuldgefühle in den Vordergrund gestellt, weil ich den Eindruck habe, daß dieser Aspekt der weiblichen Psychosexualität weniger Beachtung findet als die narzißtischen Ängste des Ich.

Die tägliche klinische Erfahrung zeigt, daß viele Frauen einen Penis haben wollen, damit der Penis, den sie als Bedrohung ihrer Integrität erleben, nicht in sie eindringen kann.[21] Sie kastrieren den gefährlichen Penis, um seine Annäherung zu verhindern. Nun stellt sich die Frage, um welchen Penis es sich eigentlich handelt. In dem Aufsatz *Der Objektwechsel* sagt C.-J. Luquet-Parat: »Wenn das ersehnte Eindringen tatsächlich als ein Vorgang erscheint, der die körperliche und Ich-Integrität massiv bedroht, wenn der Penis Träger einer übermäßigen phallischen Macht geblieben ist (der unverhältnismäßig große, disproportionierte Penis, den das Mädchen sich wünscht, ist ein Erbe der überfallenden, destruktiven, zerstückelnden, destrukturierenden phallischen Macht des mütterlichen Urphallus[22]), dann erscheint der Geschlechtsverkehr, das Eindringen, als unerträglicher Wunsch, der für das Ich nicht akzeptabel ist und im Gegensatz zur fundamentalen narzißtischen Abwehr und Selbsterhaltung steht.«

Ich stimme Luquet-Parat zu, daß der zersetzende Penis dem mütterlichen Phallus der analen Phase homolog ist; der letztere ist in enger Verbindung mit dem Kernproblem der Verfolgung zu sehen: der passiven homosexuellen Haltung, Fixpunkt weiblicher Paranoia. Damit taucht die Frage auf, ob es überhaupt angebracht ist – für den Fall, daß die Unruhen gegenüber dem väterlichen Penis mit jenen, die den Phallus der Mutter zum Objekt hatten, identisch sind –, von einem »Objektwechsel« zu sprechen, ob tatsächlich eine positive Ödipussituation vorliegt.

Die »Übertragung« der Besetzung von der Mutter auf den Vater, die Tatsache, daß diese Besetzungen analog bleiben, die Projektionen einfach verschoben werden, deuten meiner Meinung nach darauf hin, daß hier ein Abwehrmechanismus mit dem Ziel in Kraft tritt, durch die Errichtung einer Vaterbeziehung der gefährlichen Beziehung zur phallischen Mutter zu entkommen; doch dieser Abwehrmechanismus versagt, da die beiden Objekte nicht hinreichend differenziert wurden und die Projektionen erhalten bleiben.

Man könnte meinen, in diesen Fällen habe der Vater seine Aufgabe der adäquaten Unterstützung der »guten Aspekte« des Objekts nicht erfüllt, und das Urobjekt selbst sei besonders böse gewesen. Damit werden auch der Idealisierungsprozeß und die Errichtung einer echten Dreiecksituation hinfällig. Mir scheint, daß die Kastration als Abwehrerscheinung und der Penisneid, der das Eindringen verhindern soll, im wesentlichen mit der Imago der phallischen Mutter zusammenhängen, auch wenn sie allem Anschein nach mit dem Vater zu tun haben; der Vater wird nämlich nicht mit *väterlichen Funktionen und Attributen* versehen, sondern spielt als Träger des destruktiven analen Penis die Rolle eines Muttterersatzes.[23]

Die Ichängste sollten meiner Ansicht nach unter dem Gesichtspunkt der passiven Homosexualität und der Identifizierungen analysiert werden (vgl. *Aspects fonctionnels et rôle structurant de l'investissement homosexuel au cours des cures psychoanalytiques d'adultes* von Marty und Fain). Der Sinn dieser sichtbaren narzißtischen Abwehr gegen das Eindringen des Penis – in Wirklichkeit des Phallus der Mutter – kommt in manchen Eheproblemen zum Ausdruck. Diejenigen Frauen, die ihren Ehemann angreifen und kastrieren, haben unbewußt ihre böse Mutter geheiratet (oft trifft das in gleicher Weise auf die Männer zu). Schon Freud hat darauf hingewiesen, daß viele Frauen einen Mutterersatz heiraten, dem gegenüber sie sich ambivalent verhalten. Ich vermute, daß es sich hierbei um die Folge von ödipalen Schuldgefühlen (man darf der Mutter den Vater nicht wegnehmen, sich den Penis des Vaters nicht einverleiben) und zugleich um einen Wiederholungszwang handelt. Es geht um den Versuch, die traumatisierende infantile Situation zu bewältigen, aktiv das zu erleben, was passiv erlitten und nicht in die Mutterbeziehung integriert worden ist. In solchen Fällen ist die Beziehung homosexuell.

Es kommt vor, daß die idealisierte Vater-Imago von diesem Prozeß unberührt bleibt und intakt aufbewahrt wird – was deutlich darauf hinweist, daß der Ehemann unter diesen Umständen nicht den Vater repräsentiert. So erzählt beispielsweise

Adrienne, eine hübsche junge Familienmutter, die trotz eines erheblichen sozialen und ökonomischen Aufstiegs einen schlichten Eindruck macht, sie habe ihren Mann, ohne lange zu überlegen, Hals über Kopf geheiratet. Sie »ging« damals zwar mit einem jungen Mann, den sie liebte; aber aus Gründen, die sie nicht formulieren kann, hat sie dem Drängen ihres jetzigen Ehemannes nachgegeben. Sie beschreibt ihn als einen ziemlich sadistischen Mann, der sie schlägt und ihr gegenüber perverse sexuelle Wünsche äußert. Zugleich scheint er ihr gegenüber sehr aufmerksam zu sein, was ihm einen höchst zweideutigen Aspekt verleiht, den Adrienne mir gut vermitteln kann. Sie ist voller Groll und Klagen gegen ihn: er nimmt ihr ihre Freiheit, sie darf nicht laufen, nicht summen und nicht pfeifen, er zwingt sie, einen Hüfthalter zu tragen etc.; außerdem betrügt er sie. Es wird schnell klar, daß der Ehemann nur eine Dublette ihrer Mutter ist. Ihre Mutter nahm ihr ihre Sachen weg, überwachte und kontrollierte sie, zwang sie zu arbeiten, ließ ihr keine Freiheit und keine Ruhe. Wenn sie beim Essen in Wut geriet, warf sie den Kindern Gabeln an den Kopf.

Dieser Aspekt der Mutter wird von Anfang an auf mich übertragen, so daß die erste Zeit der Analyse sehr schwierig ist, umso mehr, als sie nicht auf eigenen Wunsch, sondern auf Bitten ihres Ehemannes zu mir kommt. (Der analytische Prozeß vermittelt ihr jedoch genug Befriedigungen, um trotz ihrer eindeutig hysterisch-phobischen Struktur in der Therapie zu bleiben): Wenn sie zum Beispiel nach der Sitzung nach Hause geht, fühlt sie sich »ganz klein«, ihre Handtasche wird zu einem Schulranzen, ich folge ihr überall hin, in die Metro, auf die Straße, bis in ihr Schlafzimmer. Ständig hat sie den Geruch meines Sprechzimmers in der Nase. Sie »fühlt mich im Rücken« etc. (trotz des Inhaltes sind Beziehung und Struktur nicht paranoisch, und es besteht eine echte Insight-Möglichkeit).

Adrienne mag ihren Vater gern, aber die Mutter hatte immer »die Hosen an«, nahm dem Vater seinen Lohn ab, kontrollierte die geringsten Ausgaben und schloß ihn aus, wenn er spät nach Hause kam etc.

Am selben Tag, an dem ihrem Großvater ein Glied amputiert wurde, machte Adrienne einen Selbstmordversuch. Danach besuchte sie ihn im Krankenhaus, pflegte und verwöhnte ihn,

und langsam entstand bei ihr der Wunsch, Krankenschwester zu werden. Jeden Monat ging sie ins Krankenhaus und spendete Blut (der Zusammenhang zwischen ihrem Selbstmordversuch, der Amputation des Großvaters und den Wiedergutmachungsbemühungen wurde erst im Laufe der Analyse klar, die einzelnen Vorfälle wurden unabhängig voneinander berichtet, die Verbindung war gänzlich unbewußt).
Der Großvater ist der Vater ihrer Mutter, die ihm offen gleichgültig begegnet. Im Gegensatz zu Adrienne kümmert sie sich kaum um ihn. Der Großvater stirbt nach einer zweiten Amputation. Adrienne ist entsetzt über das Verhalten ihrer Mutter, die, ganz in der Nähe des Totenbettes, Geld und Zigaretten des Toten an sich nimmt. »Wie kann sie nur auf den Gedanken kommen, so etwas auszunutzen? Ich sehe ein Tier im Wald, das von Jägern eingekreist ist. Es sieht aus wie ein dikkes Wildschwein. Sie wollen ihm das Fell abziehen.« Genau zu dieser Zeit ist ihr Mann zur Jagd gefahren. Er schickt ihr ein Stück Wildbret, aber sie bringt es nicht fertig, davon zu essen.
Ihrem Mann gegenüber benimmt sich Adrienne ganz anders als gegenüber ihrem Vater und ihrem Großvater. Sie greift ihn offen an und verlangt ohne jede Hemmungen Geld und ein eigenes Auto. Sie macht ihn lächerlich, findet, daß er wie ein Clown aussieht, und lacht ihm ins Gesicht. Eines Tages nimmt das Bild, das sie auf ihren Mann projiziert, Gestalt an: »Wenn er seinen Morgenmantel anhat, sieht er meiner Stiefmutter wahnsinnig ähnlich.« Kurz zuvor war ihr die Mutter im Traum als Abt im Gewand erschienen.
Auf mich projiziert sie einmal das gute Bild des idealisierten Vaters, Opfer der kastrierenden Mutter, ein anderes Mal das Bild der phallischen Mutter, deren Annäherung sie wünscht und zugleich ablehnt. Dabei wiederholt sie die ganze vereinnahmende Schließmuskel-Dressur: »Ich fühle Sie schon wieder im Rücken, ich habe Angst ..., ich habe keine Lust zu reden. Ich fühle Sie, als wollten Sie mich ausfragen. Sowas Blödes, Sie fragen mich ja nie aus ... Na ja, so jedenfalls nicht ... Ich sage nichts mehr.« [...] »Das Bild meines Mannes verfolgt mich. Ich muß dauernd an ihn denken, obwohl ich mich doch nur über ihn ärgere. Ich will nicht mit ihm schlafen. ... Ich habe von einer Ratte geträumt, die meiner Tochter mit

ihren Krallen den Hintern zerkratzt.« Es ist klar, daß die Beziehung zu ihrem Mann und zu mir in bestimmten Momenten der Übertragung eine Abwehr gegen eine passive homosexuelle Beziehung zur phallischen Mutter ausdrückt, die sie angreift, der sie sich widersetzt, die sie kastriert, um ihre Annäherung zu verhindern und um zu zeigen, daß es zwischen ihnen nichts Gemeinsames gibt. Die Beziehung zum Vater dagegen beruht auf einer Gegenidentifizierung mit der phallischen Mutter, auf einer Idealisierung der Person des Vaters, die sie wiederherzustellen sucht. Die Beziehung zum phallischen Mutter-Ehemann steht im Zusammenhang mit *narzißtischen Ängsten des Körper-Ich*, während die Beziehung zum Vater-Großvater mit den *Schuldgefühlen* verquickt ist.

III. Eine konflikthafte Lösung weiblicher Probleme: Die Identifikation des Mädchens mit dem Penis des Vaters

»ÖDIPUS: O Fremdling, dieses Mädchen, das für zwei die Augen öffnet. [...]
ÖDIPUS: Wo seid ihr, wo?
ANTIGONE: Ganz nah an deinem Arm!
ÖDIPUS: Ihr liebsten Kinder!
ANTIGONE: Vaters liebstes Gut!
ÖDIPUS: Mein Stab!
ANTIGONE: Des schwachen Mannes schwacher Stab!
ÖDIPUS: Mein Liebstes hab ich wieder und der Tod ist nicht mehr schrecklich, wenn ihr bei mir steht. Schmiegt euch von beiden Seiten eng an mich, als Zweige an den Stamm.«
Sophokles, *Ödipus auf Kolonos (Übersetzung von Ernst Buschor)*

Wir haben zu zeigen versucht, daß die Idealisierung des Vaters, die dem Objektwechsel zugrunde liegt, bei der Frau spezifische Konflikte im Zusammenhang mit ihren sadistisch-analen Triebregungen erzeugen kann, die eine der normalen Sexualität inhärente Triebmischung erschweren und jede Art von Selbstverwirklichung, die ihr die notwendige narzißtische Bestätigung zuteil werden ließe, behindern.[24] Wir haben noch einmal auf Freuds Vorstellungen in *Zur Einführung des Nar-*

zißmus hingewiesen, denen zufolge »alles, was man besitzt oder erreicht hat, jeder durch die Erfahrung bestätigte Rest des primitiven Allmachtsgefühls« das Selbstgefühl steigern hilft. Im selben Text gibt Freud noch eine andere mögliche Quelle narzißtischer Bestätigung an: die Liebe, die das Objekt uns entgegenbringt: »daß im Liebesleben das Nichtgeliebtwerden das Selbstgefühl erniedrigt, das Geliebtwerden dasselbe erhöht.« Weil sie eigenen Selbstverwirklichungen nicht frei und ohne Schuldgefühle nachgehen können, scheinen zahlreiche Frauen unbewußt den zweiten von Freud beschriebenen Weg zur Befriedigung ihrer narzißtischen Bedürfnisse zu wählen.

Ich glaube nicht, daß diese Wahl notwendigerweise eine Unfähigkeit zur Objektliebe impliziert. Freud sagt *(Triebe und Triebschicksale)*: »Wenn das Objekt die Quelle von Lustempfindungen wird, so stellt sich eine motorische Tendenz heraus, welche dasselbe dem Ich annähern, ins Ich einverleiben will; wir sprechen dann auch von der ›Anziehung‹, die das lustspendende Objekt ausübt, und sagen, daß wir das Objekt ›lieben‹.« Die Liebe wäre also in erster Linie eine Antwort auf gewonnene Befriedigung, das heißt in gewisser Weise: auf die Liebe, die das Objekt uns entgegenbringt. Die beiden Bewegungen Lieben und Geliebtwerden stehen demnach in einer Wechselbeziehung, und Lieben impliziert den Wunsch, das angenehme Erlebnis, die erfahrene Liebe, durch die Einverleibung des Objektes ins Ich zu erneuern oder sogar dauerhaft in Anspruch zu nehmen.

Oft muß man sehr viel Liebe geben, um von dem Objekt geliebt zu werden. Eine Diskussion dieses Themas würde freilich über den Rahmen dieser Studie hinausgehen. Ich wollte hier vor allem darauf hinweisen, daß die konflikthafte Lösung, auf die ich hinauswill und die zum Teil auf Schuldgefühlen beruht, zwangsläufig die Berücksichtigung des Objektes, also der Liebe, impliziert, auch wenn sie zugleich auf die Befriedigung eines narzißtischen Bedürfnisses ausgerichtet ist. Diese feminine Einstellung, die meines Erachtens sehr verbreitet ist, läßt sich vielleicht als eine Identifikation mit dem Partialobjekt, dem Penis des Vaters, definieren. Ich möchte klarstellen, daß ich nicht von der Identifizierung der Frau mit dem autonomen Phallus spreche, sondern von der Identifikation mit dem Penis, einem komplementären und abhängigen Teil des Objekts.

Die Identifikation mit dem autonomen Phallus bezieht sich meiner Ansicht nach auf einen pathologischen sekundären Narzißmus. Dabei ist das Ich Objekt einer libidinösen Überbesetzung, die den externen Objekten entzogen wird, ohne daß jedoch der Realitätsbezug zerbricht. Favreau (verbale Kommunikation) beschreibt die narzißtischen Züge, die dieser Position eigen sind: für die Frau, die sich mit dem Phallus identifiziert, ist der *Wunsch, begehrt zu werden*, ein Selbstzweck. Sie erigiert zum Phallus, was einen Rückzug von Beziehungen zu externen erotischen Objekten bedeutet. Ich glaube, manche dieser Züge sind mit der narzißtisch-phallischen Regression beim Manne vergleichbar.

Sichtbar wird dieser Typ phallischer Identifikation beim Mannequin (»kleiner Mann«), der Ballerina (obgleich bei einer wirklichen Künstlerin zahlreiche andere Komponenten ins Spiel kommen) und beim Vamp. Die Phallus-Frau steht der von Freud in *Zur Einführung des Narzißmus* beschriebenen narzißtischen Frau näher als irgendeine andere. Ähnlich wie beim Kinde hängt ihre Faszination mit ihrer »Unzugänglichkeit«[25] zusammen, »ebenso der Reiz gewisser Tiere, die sich um uns nicht zu kümmern scheinen[26], wie der Katzen und großen Raubtiere.« Wenig später spricht Freud von dem »Rätsel im Wesen«[27] der Frau, von ihrer »narzißtisch [...] kühl gebliebenen«[28] Haltung gegenüber Männern. Ich bin eher geneigt, darin eine Identifikation mit dem autonomen Phallus als das Wesen der weiblichen Objektbeziehungen zu sehen. Gilt die Bewunderung der Männer nicht vielmehr dem Phallus als der Frau selbst? Wenn ich mich hier bei der Beschreibung der weiblichen Identifikation mit dem autonomen Phallus aufgehalten habe, so deshalb, um jede Verwechselung mit derjenigen Position, die ich nun darlegen will, zu vermeiden: die Identifikation der Frau mit dem Penis des Vaters. Weit von jeder Autonomie entfernt, ist diese Frau von dem Objekt, dessen *Komplement* sie darstellt, äußerst abhängig. Sie ist die rechte Hand, die Assistentin, Mitarbeiterin, Sekretärin, Hilfe eines Meisters, eines Liebhabers, eines Ehemannes, eines Vaters. Sie kann auch die »Stütze des Alters«, »Wegweiser« und »Betreuerin« sein.

Die Einstellung der Frau mit einem autonomen Phallus scheint mir mit derjenigen zusammenzuhängen, die Stein in seinem Aufsatz über die Kastration als Negation der Weiblichkeit beschrieben hat. Er verbindet sie mit der Bisexualität und der Dialektik von »Sein« und »Haben«. Metapsychologisch scheint es mir unerläßlich, zwischen »sein« als Identifizierung mit dem ganzen Objekt, das man »haben« möchte, und »Teil des anderen sein« als Identifizierung mit dem Partialobjekt zu differenzieren. Die zuletzt genannte Position hängt meiner Ansicht nach mit den Wiedergutmachungstendenzen des Subjektes zusammen und resultiert aus seiner Gegenidentifizierung mit der Mutter, die den Vater in der Urszene kastriert. Das Mädchen ist also unmittelbar abhängig von dem Objekt, dessen Komplement es ist: Alice ist 38 Jahre alt, eine kleine, lebhafte, lustige Person. Sie ist eine gute Freundin eines Kollegen, der sie mir mit der Bemerkung anvertraut hat, daß er an ihr hängt »wie an seinem Augapfel«. Auf Alice angewandt, besagt dieser Ausdruck viel. Alice kam nach der operativen Entfernung einer Tumorneubildung zur Analyse. Die Krankheit hatte tiefe narzißtische Ängste in ihr geweckt, aber mehr noch als diese Ängste hatte die Schwere ihrer Krankheit ihr endlich gestattet, einmal etwas für sich selbst zu tun. Die ganze Ehesituation, die sie bis dahin geduldet hatte, war ihr plötzlich unerträglich geworden.

Sie ist einzige Tochter einer ernsthaften und anspruchsvollen Lehrerin. Ihr Vater ist ein zärtlich-sentimentaler Mann, der in seinem Garten Blumen und Wein züchtet und angeblich interessante naive Gedichte schreibt. Als Alice noch klein war, sagte er zu ihr: »Du bist das schönste kleine Mädchen der Welt.« Noch heute kommt es vor, daß Alice ihren Mann beim Aufwachen fragt, ob sie »das schönste kleine Mädchen der Welt« sei.

Aber Alice wehrte sich mit Händen und Füßen gegen die Liebe des Vaters. Sie »ekelte« sich vor ihm, sie mochte seine Küsse nicht leiden, er irritierte sie, sie hatte Lust, ihn die Treppe hinunterzustoßen, vor allem dann, wenn er »zu tief in sein Weinglas geschaut« hatte. »Er kriegte dann ein ganz kleines Auge«, sagt Alice. Außerdem war er so ungeschickt, daß er den Wein neben das Glas goß. Alice selbst kann ihre Gereiztheit gegenüber ihrem Vater, der sie zugleich zu Tränen rühren konnte, nicht recht verstehen.

Ihre Beziehung zur Mutter ist eine Mischung aus Angst und dem Wunsch, wie früher, als sie noch klein war und körperlichen Kontakt zu ihr hatte, auf ihrem Schoß zu sitzen. Da ihre Mutter Krankheit und Schwäche verachtet, hat Alice ihr nie etwas von ihrem bösartigen Tumor erzählt. In ihrer Kindheit wagte sie niemals, sich bei ihrer Mutter zu beklagen, vor allem nicht darüber, daß ihr grober Wollpullover auf der Haut kratzte oder daß die Schuhe drückten. Allem Anschein nach hat Alice eine vorwiegend sadistische Vorstellung von der Urszene, in der die Mutter die Rolle der sadistischen und kastrierenden Person spielt.

Die Patientin hat nach ihrem Studium auf der Staatlichen Musikhochschule einen begabten Komponisten geheiratet. Mit der Ehe hat sie auf ihr Berufsleben verzichtet, weil sie dachte, »daß ein Künstler in der Familie genug des Guten ist«. Früher, insbesondere bei der Geburt ihres Sohnes, litt die Patientin unter allergischen Hautausschlägen. Ihre Übertragungsbeziehung zeichnet sich durch ein Bedürfnis nach konfliktfreier Fusion mit dem Objekt – in der Übertragung: mit dem Analytiker – aus; das entspricht genau der allergischen Objektbeziehung, die Pierre Marty beschreibt. In einem bestimmten Augenblick der Therapie drückt sie ihr Fusionsbedürfnis durch folgende Phantasie aus: Sie befindet sich in einem Schaumgummiboot auf einem See. Es gibt nur eine kleine Öffnung, gerade groß genug, um ein wenig Luft hereinzulassen. Aber sobald sie an die Öffnung denkt, sieht sie Fliegen und Insekten, die sie belästigen. Es stellte sich heraus, daß es sich dabei um ihre aggressiven Triebregungen handelte, die aus dem Universum der Fusion ausgeschlossen werden mußten. Das Boot rief die Assoziation einer Wiege und eines Mutterschoßes hervor. Auf der Ebene der Dreiecksbeziehung wurde die Fusion mit dem freundlichen Vater vollzogen (als Erbe der Mutter, auf deren Schoß man so gemütlich sitzen konnte), während die Mutter ihre eigenen, zur Verdrängung verurteilten aggressiven Triebe repräsentierte.

Vor der Analyse und zu Beginn der Behandlung träumte Alice von leeren Wohnungen, die sie unter anderem mit Geschenkpaketen in Verbindung brachte, die ihr aus dem Hause ihres Vaters geschickt wurden. Sie reagierte gereizt auf diese Pakete und hatte keine Lust, sie auszupacken. Trotzdem bricht sie eines Tages, als sie ein Päckchen vom Vater bekommt, vor Rührung in Tränen aus. Damit offenbart sie, wie gern sie die

Liebe und Geschenke ihres Vaters angenommen hätte. Langsam wurde nunmehr deutlich, daß ihre Ablehnung des Vaters nur eine oberflächliche Abwehr war und ihre Einverleibungsschwierigkeiten (leere Häuser) nicht ausschließlich auf narzißtische Ängste zurückgeführt werden konnten.

Ich kann hier nicht alle Sitzungen der Analyse beschreiben; dennoch sei gesagt, daß bei Alice außerdem intensive Schuldgefühle wegen der anal-sadistischen Triebregungen gegenüber dem Vater und seinem Penis zum Ausdruck kamen. Sie träumte zum Beispiel von einem Krabbenjungen, das zwischen den Blättern eines Buches vertrocknet war. Sie empfand intensive Schuldgefühle, daß sie es so hatte sterben lassen. Die Assoziationen bezogen sich auf den Körper ihres Vaters. In einem anderen Traum lag ein Baby, das ihre Mutter in Pflege genommen hatte, wegen Flüssigkeitsmangels im Sterben; nur nach einem Wettlauf gegen die Zeit kam Alice noch rechtzeitig, um es zu retten. Sie entdeckte, daß ihre Mutter das Baby aus einer Flasche mit schmutzigem Wassers ernährt hatte etc.

In der Übertragung wurden die Schuldgefühle immer deutlicher. Sie will mir zum Beispiel eine Reproduktion von Chagall schenken, auf der ein Hahn abgebildet ist. In diesem Zusammenhang erinnert sie sich an Kindheitsphantasien von einer Frau, die einen Hahn an der Leine führt. Die Sitzungen, von denen ich nun berichten will, bestätigen, daß es sich bei dieser Vorstellung um den Penis handelt, der dem Vater zurückgegeben werden soll.

Seit einiger Zeit zeigt Alice mir gegenüber Schuldgefühle. Sie ist überzeugt, daß sie mich unterbezahlt; ihr Mann, der eine Analyse bei einem meiner Kollegen macht, bezahlt einen viel höheren Satz. Alice kommt um 11 Uhr 30 zur Sitzung. Sie legt sich hin und fragt sich, ob sie pünktlich gekommen ist. War der Termin um 20 nach 11 oder um 20 vor 12? Sie kann sich plötzlich nicht mehr erinnern, obwohl die Zeit seit Beginn der Analyse unverändert geblieben ist und sie in Wirklichkeit zum vereinbarten Zeitpunkt erschienen ist.

Danach zählt sie eine ganze Reihe von Dingen auf, die »nicht klappen«. Die Fenster in ihrer Wohnung sind schadhaft, und sie kann ihren Hausverwalter nicht dazu bewegen, einen Handwerker zu bestellen. (Das Fensterproblem hat schon seit einiger Zeit einen großen Teil der Sitzungen in Anspruch genommen.) Auch mit ihrem Mann »kommt sie nicht klar«. Sie ist am Ende. Alles, was sie anfaßt, geht schief. Sie fragt mich, ob sie zu früh oder zu spät gekommen ist. Ich antworte: »Anscheinend muß einer von uns hier etwas verlieren (Sie zehn Minuten oder ich zehn Minuten), und Sie wollen mir unbedingt zeigen, daß *Sie* es sind, die etwas verliert, daß Sie von jedem und mit allen Mitteln herabgesetzt werden.«

In der nächsten Sitzung vertut Alice sich in der Zeit und kommt eine halbe Stunde zu früh. Sie geht wieder weg, kommt zur gewohnten Zeit zurück, legt sich hin und sagt: »Mein eines Auge sticht und tränt. Das Auge tränt übrigens immer, wenn ich hierherkomme.« Schweigen. »Also das ist ja n' Ding! Ich habe Ihnen ja noch nie erzählt, daß mein Vater auf einem Auge blind ist. Ich war noch klein, aber ich war selbst dabei, als es passierte. Ich weiß nicht genau, wie alt ich war, vielleicht acht Jahre. Wir gingen spazieren, plötzlich trat er aus Versehen auf einen Stacheldraht, der hochschnellte und ihn ins Auge traf. Unglaublich, daß ich Ihnen nie davon erzählt habe. Mein tränendes Auge ist auf der gleichen Seite wie bei meinem Vater. Jetzt verstehe ich auf einmal, warum ich mich lange Zeit so leidenschaftlich für die Porträtspiele von Galton begeistert habe, wo verschiedene linke und rechte Profile aneinandergeklebt werden. Mit seinem Auge hatte mein Vater zwei ganz verschiedene Profile. Als ich klein war, habe ich mir eine Geschichte von einem kleinen Mädchen ausgedacht, das ein helles und ein dunkles Auge hat – ein dunkles, weil es auf seinem Schulweg durch eine finstere, von zwei schwarzen Mauern eingeengte Gasse gehen mußte, ein helles, weil die Mauern plötzlich aufhörten und die Augen von einem Haufen flimmernder Glasscherben geblendet wurden« etc.

Diese Sitzung markierte einen Wendepunkt der Analyse. Zum ersten Mal konnte sie bestimmte Aspekte ihrer Objektbeziehungen besser verstehen und bis ins Detail der Symbole, denen sie besondere Bedeutung beimaß, verfolgen (ihre Vorliebe für dicke, durchsichtige Bernsteinperlen, ihre quälenden Sorgen um die Fenster in ihrer Wohnung, ihre Unfähigkeit, Symmetrie zu ertragen etc.). Die Rolle dieses historischen Ereignisses soll nicht überbewertet werden, wichtig ist allerdings, daß es ein ganzes Gefüge von Auswirkungen und Unruhen im Zusammenhang mit dem Vater und seinem Penis »kristallisiert« hat

und in dem Maße, in dem die aggressiven Phantasien von Alice realisiert wurden, eine traumatische Erfahrung darstellt.
Die Gereiztheit gegenüber dem Vater, seinem »kleinen Auge«, wenn er getrunken hatte, seiner Ungeschicklichkeit (Alice hatte das »kleine Auge« nie mit dem Unfall des Vaters in Zusammenhang gebracht), konnte als Kampf gegen ihre Schuldgefühle verstanden werden: »Mit dem Unfall meines Vaters habe ich nichts zu tun, ich kann nichts dafür, er hat übrigens gar keinen Unfall gehabt, er war nur betrunken, daher kommt sein ›kleines Auge‹. Er sieht ganz genau, aber er ist ungeschickt. Ich darf ihm nicht zu nahe kommen, seine Liebe nicht annehmen, weil mein Kontakt gefährlich ist. Ich muß meinen Vater und damit alle auf ihn gerichteten Wünsche abweisen.« Unbewußt jedoch wird ihre ganze Objektbeziehung von dem Wunsch dominiert, ihren Vater wiederherzustellen.
Wie ich schon gesagt habe, hat Alice ihren Beruf als Musikerin nie ausgeübt. Sie hat aber sehr geschickte Finger, so daß man sagt, sie bringe beim Basteln und Werken Wunder zustande. Das ist eine Tätigkeit, auf die sie – die sich im übrigen oft abwertet – besonders stolz ist. Im Laufe der Analyse nimmt sie sich vor, eine berufliche Tätigkeit aufzunehmen. Um Geld zu verdienen, hatte ihr Mann zu Anfang seiner Karriere einige kommerzielle Lieder vertont. Sie hat ihm die Hauptanregungen dazu gegeben. Er schlägt nun vor, sie solle jetzt eigene Lieder machen. Sie erklärt sich für unfähig, da ihr nur dann etwas einfällt, *wenn sie weiß, daß es sein Lied wird.*
In einer bestimmten Sitzung wird die unbewußte Bedeutung ihrer Bastelvorliebe aufgehellt. Zunächst spricht sie von ihrer augenblicklichen Schwierigkeit, Auto zu fahren, die in krassem Widerspruch zu ihren früheren Verhaltensweisen steht. Als junges Mädchen, wenn sie ihren Vater begleitete, der wegen seines Gebrechens nicht fahren konnte, hatte sie sich am Steuer ausgesprochen wohlgefühlt. »Papa war sehr stolz auf mich.«
Sie assoziiert die Schwierigkeit, mir das zu wiederholen, was ich ihr in der letzten Sitzung gesagt habe, obgleich sie es genau verstanden hat. Sie meint, wenn ich ihr den Anfang noch einmal sagen würde, wüßte sie sicher weiter. Kurz, wenn ich bei ihr wäre, könnte sie auch Auto fahren; aber sie konnte die Initiative nicht selbst ergreifen, denn dann wäre sie für sich selbst gefahren; genauso konnte sie keine Lieder für sich selbst

schreiben, sondern nur für ihren Mann. – Bei einer anderen Gelegenheit erzählt sie von einer unsympathischen Dame, über die sie sich am vergangenen Abend geärgert hat, bis sie erfuhr, daß diese Dame bastelte, und sie plötzlich ganz gerührt war. »Mein ganzer Zorn war wie weggeblasen. Sie schien mir überhaupt nicht mehr aggressiv oder unangenehm, ich fand sie absolut rührend.« Anscheinend machte diese Tätigkeit die Dame *unschuldig*, wie sie auch meine Patientin selbst unschuldig machte.

Eine Phantasie gab genauere Auskunft über den allgemeinen Charakter ihres Verhaltens und ihrer Tätigkeiten: Sie ging nach Lourdes und verkaufte wunderbewirkende Devotionalien, Madonnen mit phosphoreszierenden Augen. Außerdem erfand sie Medikamente für kranke Tiere.

Aus dem ganzen Material geht hervor, daß die Aktivitäten und Verhaltensweisen von Alice zum Ziel haben, *das verlorengegangene Auge ihres Vaters zu ersetzen.* Ihre ganze Person ist zur Funktion der *Prothese* entfremdet. Schaffen, handeln und leben kann sie nur *für* einen anderen, zu dessen Komplement, zu dessen Penis sie sich macht.

Ihre Liebe zum Vater verbietet ihr, eine Identifizierung mit jener Mutter zu vollziehen, die den Vater in der Urszene kastriert hat. Seit dieser Zeit ist ihr auch jede Verhaltensweise, jede Tätigkeit, jede Lebensform, die im Unbewußten durch den Besitz eines Penis symbolisiert werden könnte, untersagt. Für sich selbst handeln, autonom sein, etwas Eigenes hervorbringen, kommt dem Besitz des väterlichen Penis, der vollzogenen Kastration gleich. Deshalb hat Alice ihre Triebe entmischt, ihre Aggressivität gegenbesetzt und sich selbst als Ersatz für den verlorenen väterlichen Penis angeboten, um das geliebte Objekt wiederherzustellen. Diese Position ist also eine *Reaktionsbildung.*

Die Sexualität unterliegt bei Alice dem gleichen Schicksal. Allem Anschein nach ziemlich frei, beweist die Wahl ihrer erotischen Objekte das Gegenteil. Alice wurde von verschiedenen charmanten, wohlerzogenen, kultivierten, älteren Herren geliebt, die ihr diskret und ein wenig melancholisch den Hof machten. Alice erwiderte mit freundschaftlichen Gesten. Einer von ihnen, der verheiratet ist, hatte sogar im Einverständnis mit seiner Frau beschlossen, sie als Tochter zu adoptieren.

Als sie eines Tages über diese »Verbindungen« nachdachte, erinnerte sich Alice an eine Szene, die etwa zehn Jahre zurückliegt. Sie hatte sich mit einem dieser Herren, der sie umwarb, in einem Café verabredet und begegnete dort jungen Burschen, »kleinen Brüdern«, die unverhohlen sexuelle Absichten zeigten. Solche Abenteuer spielten sich immer außerhalb der Zeit ab, in der ihr Vater sie in Paris besuchte.
Allgemein kann man sicherlich sagen, daß es sich hier um eine klassische Abwehr gegen die ödipale Situation handelt. Durch das Zusatzmaterial jedoch erschließen sich weitere Ebenen der Abwehr: Alice bemerkt, daß diese Herren alle Juden sind. Sie versteht sich überhaupt nur mit Juden. Selbst ein Jude, der weder höflich noch kultiviert ist, hat etwas Besonderes an sich; sie fühlt sich »irgendwie« davon angezogen – vielleicht ist es ihr Sinn für Humor, vielleicht auch, weil sie traurig wirken, sicherlich, weil sie Verfolgte sind. Der Anblick mancher Bettler bewegt Alice tief. Einem von ihnen, der einen dicken Adamsapfel hatte, schenkte sie eines Tages einen zu einer Kugel zusammengerollten Geldschein. Sie hatte eine Ähnlichkeit mit ihrem Vater festgestellt.
Diese konflikthaften Positionen wurden lange Zeit analysiert. Alice, deren Traumleben bis dahin relativ arm und wie erstarrt war, begann, ausgiebig zu träumen und ihre Erinnerungen herauszuschälen.
Eine Sitzung ist besonders aufschlußreich: Nachdem sie von erotischen Spielen ihrer Kindheit, insbesondere von ihrem Lieblingsspiel, dem Fiebermessen, erzählt hat, erinnert sie sich an einem Traum aus ihrer Jugend. Zusammen mit ihrer Mutter sah sie sich die Sterne an und entdeckte plötzlich in einer bestimmten Konstellation einen gutmütigen alten Mann, der sich bewegte. Sie war die einzige, die diese Himmelszeichen lesen konnte, und glaubte, wahnsinnig zu werden, weil ihr der Kopf immer auf die Schulter fiel.
Sie assoziiert ein Erlebnis mit einer Freundin, die vor ihren Augen einen epileptischen Anfall bekam. Danach hatte sie Angst, selbst von diesen schrecklichen Krämpfen befallen zu werden.
Es folgte ein Übertragungstraum: Ein Heilpraktiker stellte fest, daß ein äußerst gefährlicher elektrischer Strom von ihr ausging. In der nächsten Nacht starb der Heilpraktiker.

Dann träumte Alice Nacht für Nacht von Männerleichen. Der erste Tote war einer der nettesten von den alten Herren; er war gelähmt und starb, während Alice nach einem Arzt schrie. Eigenartigerweise wurde der Sterbende in eine verrottete Scheune gebracht. Am nächsten Tag träumte sie, ihr Mann sei mit einer ganz schwarzen Lende in ein finsteres Vorstadtkrankenhaus eingeliefert worden. Noch einen Tag später träumte sie, daß ich ihr in der Sitzung unter Tränen erklärte, die Polizei würde kommen, und daß ich ihr dann die Leiche eines Mannes zeigte, die ich in einem Koffer versteckte. Schließlich, zum Abschluß dieser schwarzen Serie, entdeckte man auf einer Farm die von Stroh bedeckte Leiche eines Mannes, und Alice sah mit Entsetzen eine Art Gipspanzer, der auseinanderbröckelte, dann langsam zerschmolz und einen menschlichen Körper enthüllte. Die Polizei kam völlig unerwartet – das war die schlimmste Strafe –, nahm den Vater fest, und Alice, seine Tochter, mußte ohnmächtig weinend mit ansehen, wie er auf einer Pritsche in der Gefängniszelle starb.
Dieser Traum, in dem das Es hinsichtlich der Realisierung des analen Wunsches, den Penis des Vaters einzuverleiben, in Gestalt des Über-Ich auftaucht, geht einher mit blühenden Erinnerungen an die Vergangenheit: sexuelle Spiele mit einem Knecht der Farm, der ihr seinen Penis gezeigt hatte, Verfolgungsjagden mit ihrem Cousin zwischen den Heuschobern, der berauschende Duft von Kellern und Speichern, in denen der Schinken hing, der Käse trocknete und der Wein lagerte. Zugleich erzählt Alice, daß sie mir aus Gründen, die sie sich selbst schlecht erklären kann, eine bestimmte Geschichte absichtlich verschwiegen hat: Ein Trödler, ein hübscher Junge mit dunklen Augen, sollte ihren Keller ausräumen. Er machte ihr Anträge, die sie zwar ablehnte, aber er gefiel ihr. Da er für seine Aufgabe im Keller zuviel Geld verlangte, verzichtete sie auf seine Hilfe und machte die Arbeit selbst. Als der Keller leer war, lag noch ein riesiger, aufgerollter Teppich auf dem Boden. Mit List und Tücke und enormem Kraftaufwand befestigte sie schließlich den Teppich an der Kellerdecke und hängte ihn vertikal auf.
Ich kann hier natürlich nicht das gesamte Material dieser Sitzung wiedergeben und die Übertragungsimplikationen im Detail erläutern. Ich will nur noch zwei Träume berichten, die auf

diese Sitzung folgten; sie können das Ergebnis der Entwicklung sicherlich nicht in vollem Umfang zeigen, aber immerhin verkürzt und zusammenfassend die Richtung skizzieren: Alice geht in dem Hause, in dem ich wohne, die Treppe hinauf. Sie begegnet einem schönen Mann, der ihr den Hof macht. Es ist mein Mann. Er fragt sie, wann er sie wiedersehen kann, und Alice antwortet kokett: »Ich komme doch dreimal in der Woche hierher.«

In der nächsten Nacht träumt Alice, daß ihr Vater und ihre Mutter sie besuchen und in ihrer Wohnung übernachten. Mitten in der Nacht wirft ihre Mutter den Vater hinaus. Er geht in die Küche und setzt sich auf einen Hocker. Voller Mitleid, weil er so nicht die Nacht verbringen kann, bietet Alice ihm an, mit ihr in ihrem Bett zu schlafen.

Ich glaube, dieses Material läßt erkennen, daß die Verdrängung der auf den väterlichen Penis gerichteten anal-sadistischen Einverleibungstriebe im Lauf der Therapie unbedingt aufgehoben werden muß, wenn eine offene ödipale Entwicklung stattfinden soll. Der losgelöste Trieb kommt unter seinem losgelösten Aspekt wieder zum Vorschein, um schließlich in der Triebmischung des Genitalprimates aufzugehen. Wenn diese anal-sadistischen, auf den Penis des Vaters gerichteten Einverleibungstriebe mit Schuldgefühlen beladen sind, tragen sie zur Identifikation des Mädchens mit dem Penis des Vaters bei. Wie wir schon gesehen haben, findet eine Inversion von Form und Inhalt statt, aufgrund der anal-sadistischen Komponente identifiziert sich die gesamte Frau mit dem Penis, das heißt im Grunde: mit der Kotsäule im Rectum. (Diese Inversion, die vorwiegend im Rahmen und als Symptom von Klaustrophobien auftritt, kommt auch in anderen Strukturen vor.) Das Mädchen wird damit zum analen Penis des Vaters, es wird ein Teil von ihm und bietet sich der Manipulation und der Bemächtigung durch ihn an. Umgekehrt ist ihm die Besitzergreifung und Beherrschung des Vaters oder seiner meist männlichen Substitute untersagt. Alice ist froh, als ihr angeboten wird, die Musik für ein Ballett zu komponieren, denn, so sagt sie, »der Auftraggeber ist ein Freund von mir, ich kenne seinen Geschmack, da gibt es keine Probleme. Aber ich würde nicht wagen, eine solche Arbeit für einen Unbekannten zu machen. Meine Vorschläge könnten ihm mißfallen, und ich würde es nicht fertigbringen, jemandem meinen Geschmack aufzuzwingen.«

Ich bin überzeugt, daß wir damit zu der Wurzel eines wesentlichen Aspektes weiblicher Konflikte vorgedrungen sind. Umgesetzt erscheint dieser Aspekt in dem im Vergleich zum Manne *relativen Charakter* fast aller weiblichen Beiträge zu Kultur und Gesellschaft. Man sagt, daß Frauen wenig Originalwerke produzieren, daß sie meist im Schatten eines Meisters, eines männlichen Denkens stehen. Selten sind sie »Vorläufer«. Es ist anzunehmen, daß es sich hier um mögliche Auswirkungen einer spezifischen Konfliktart handelt.
Im klinischen und sogar technischen Rahmen scheint es mir wichtig, diese Position, die aufgrund der von ihr ausgehenden Gegenübertragung zugänglich wird, herauszuarbeiten (ich spreche hier aus der Sicht meiner eigenen Erfahrungen). Es ist mit Sicherheit anzunehmen, daß diese Erscheinung bei Frauen viel stärker verbreitet ist als bei Männern – wenn sie bei Männern vorkommt, ist ihr Konfliktgehalt sofort erkennbar. Bei einigen Patientinnen verschwinden die Symptome nur zu dem Zweck, für den Analytiker Reklame zu machen, sich als sein gelungenes Produkt auszugeben. Sie erleben ihre Behandlung, als wären Ruf und Schicksal ihres Analytikers davon abhängig. (Die gegen das Objekt gerichtete Aggressivität wird selbstzerstörerisch.) Zum Beispiel stellte sich eine Patientin vor, als Sandwich-Mann verkleidet mit der Aufschrift meines Namens und meiner Adresse herumzulaufen. Dabei dachte sie an eine bestimmte Kaffeemarke, die im Zuge einer Werbekampagne als Kaffeepäckchen verkleidete Männer auf die Straßen von Paris schickte.
Bestimmte Aspekte des *femininen Masochismus* scheinen mir mit dieser Position zusammenzuhängen. Einer der masochistischen Züge besteht im wesentlichen in der Behauptung des Subjektes, es sei »Teil« des anderen. »Ich bin ein Teil von dir, mach mit mir, was du willst«, erklärt der Masochist seinem Partner. Das bedeutet, ich bin nichts anderes als deine Kotsäule, über die du nach Lust und Liebe verfügen kannst.
Hängt die feminin-masochistische Position, deren Bedeutungen ich hier keineswegs erschöpfend darzulegen vorgebe, nicht auch mit den Schuldgefühlen wegen der anal-sadistischen Ein-

verleibung des Penis zusammen? Es scheint, als müsse die Frau, um die Einverleibung des Penis vollziehen zu können, vortäuschen, ihre gesamte Person als Ersatz für den geraubten Penis anzubieten, indem sie ihrem Partner nahelegt, ihr, ihrem Körper und ihrem Ich das anzutun, was sie in ihrer Phantasie dem Penis angetan hat.

Grunberger ist in seiner Untersuchung über den Masochismus von den Schuldgefühlen ausgegangen, die bei beiden Geschlechtern mit der analen Introjektion des väterlichen Penis verknüpft sind; aber der dort beschriebene Mechanismus deckt sich nicht vollständig mit dem, den ich meine. Das *Über-Ich* der Frau trägt meiner Ansicht nach Züge, die ebenfalls im Zusammenhang mit ihrer Identifizierung mit dem väterlichen Penis zu sehen sind. Ohne darauf einzugehen, ob die Frau ein stärkeres Über-Ich hat als der Mann (Melanie Klein) oder ein schwächeres (Freud) oder ob es quasi inexistent ist (J. Lampl-de Groot), will ich einige Aspekte der Freudschen Darstellung des weiblichen Über-Ich erläutern. Freud betont, daß das weibliche Über-Ich weniger »unpersönlich« ist als das des Mannes. Diese Feststellung läßt sich tatsächlich ohne große Mühe nachvollziehen. Die Frauen haben, zumindest dem Anschein nach, ein sich ständig entwickelndes Über-Ich; es ist schon fast ein Gemeinplatz, daß sie neue Züge annehmen und alte aufgeben, je nach ihrem augenblicklichen Sexualpartner. In solchen Fällen sagt man, die Frauen seien beeinflußbar, sie hätten keine eigene Meinung und keine Prinzipien, an denen sie festhalten. Die Patientin, die aufgrund der Bemerkung eines Hörers ihre Vorlesungen einstellte, scheint diesem Frauentyp, der seine Handlungen und Gedanken nach dem Urteil des Objekts richtet, genau zu entsprechen. Anscheinend kennt sie kein Gesetz, sondern nur aufhebbare Regeln; aber diese »Anpassungsneigung« gilt nur für ihre bewußten Schuldgefühle. Neben den sichtbaren Fluktuationen fehlt es nicht an interiorisierten Verboten; über allen anderen steht ein wegweisendes Verbot, das sich als eine Art 11. Gebot definieren ließe: »Du sollst kein eigenes Gesetz haben, dein Gesetz ist immer das des Objektes.« Es scheint, als hätten zahlreiche Frauen diesen fundamentalen Anspruch verinnerlicht, der ihnen stets die Position des Komplementes zuweist. Auch hier tragen die Konflikte des Mannes mit der allmächtigen Mutter und die weiblichen Konflikte wegen der Besetzung des geliebten Objektes dazu bei, die Frau in der Situation des Partialobjektes zu halten.[29]

Schluß

Es fällt auf, daß die von mir ausgewählten klinischen Fälle im Rahmen verschiedener Krankheitsverläufe eine analoge Familienkonstellation aufweisen: Die Mutter ist sadistisch und kastrierend, der Vater gut und verletzbar. Sicherlich sind nicht alle Familien nach diesem Schema strukturiert; vor allem können die beiden Hauptpunkte genau umgekehrt erscheinen, die Mutter das gute und bedrohte Element und der Vater das sadistische Element repräsentieren. Merkwürdigerweise wird die Person des Vaters in solchen Fällen zwiespältig und überlagert im weiblichen Unbewußten das Bild der phallischen Mutter. So überspannt die Familienkonstellation, die in den von mir dargestellten klinischen Beispielen dominiert, unter neurotischen Bedingungen auch sein mag, so objektiviert sie gleichwohl das normale unbewußte Modell, das dem Augenblick des Objektwechsels inhärent ist: das böse Objekt wird auf die Mutter, das gute auf den Vater projiziert. Die hohe Schädlichkeit dieser Konstellation besteht übrigens gerade darin, daß die Realität keinen korrigierenden Einfluß auf das unbewußte Modell nehmen kann. Die Urszene repräsentiert dann die Verbindung des bösen, destruktiven Objektes mit dem guten, das erhalten werden soll; anders gesagt: die schreckliche Mischung der aggressiven und erotischen Triebe.
Meiner Ansicht nach entspricht die Negation der Notwendigkeit einer Triebmischung in der weiblichen Sexualentwicklung einer Verleugnung der furchterregenden männlichen Phantasien über die Weiblichkeit und einer Verleugnung der mit Schuldgefühlen verbundenen Phantasien der Frau in bezug auf ihre eigenen Triebregungen. Es ist ein Versuch, den »schwarzen« Eros in einen pausbäckigen Amor zu verwandeln.
Auch scheint es mir unmöglich, alle weiblichen Konflikte, die mit dem Vater und seinem Penis verbunden sind, auf die frühen Konflikte mit der Mutter und ihrer Brust zurückzuführen. Das würde nämlich bedeuten, die radikale, dem weiblichen

Schicksal inhärente Veränderung, die durch den Objektwechsel herbeigeführt wird, gewissermaßen kurzzuschließen.
Freud war der Meinung, das Mädchen laufe in die durch den Penisneid hervorgerufene Ödipussituation ein wie in einen *Hafen;* da seine Kastration eine »vollzogene Tatsache« sei, habe es von der Mutter nichts mehr zu befürchten. Daraus soll beim Mädchen eine *Tendenz* resultieren, *die ödipale Situation zu perpetuieren.* Erstaunlicherweise sieht der Untergang des weiblichen Ödipuskomplexes tatsächlich anders aus als der des männlichen. (Eltern sagen gewöhnlich, daß ihr Sohn sie eines Tages verlassen, ihre Tochter aber im Grunde immer bei ihnen bleiben wird.) Hängt das nicht mit der Tatsache zusammen, daß das Mädchen seit dem Objektwechsel versucht, der Mutter zu entkommen, daß es mit seinem Bedürfnis, den Vater zu retten, auf Schwierigkeiten stößt und sich schließlich als sein Partialobjekt anbietet, als solches vor der Mutter geschützt, vom Vater geliebt und definitiv abhängig wird?
Anscheinend findet das Mädchen, das diese Position perpetuiert, nur dann einen *Hafen,* wenn es der Mutter den Platz an der Seite des Vaters überläßt. Wie wir schon gesehen haben, identifiziert sich dieses Mädchen in Wirklichkeit nicht mit der Mutter, es bleibt Kind und wird nicht zur Frau. Wir nehmen an, daß es sich so gleichzeitig gegen eine Kastration durch die Mutter schützt, denn letztlich hat es deren Platz ja nicht usurpiert. Eine ödipale Position, in der das Mädchen sich wirklich mit der Mutter identifiziert und sie von ihrem Platz vertreibt, dürfte wohl alles andere als bequem sein. Die Schwierigkeiten, die das Mädchen in diesem Falle sowohl wegen seiner Liebe zum Vater als auch wegen seiner Rivalität gegenüber der Mutter zu bewältigen hat, sind so schwerwiegend, daß der Ödipuskomplex beim Mädchen im gleichen Maße wie beim Knaben als »Kern der Neurose« begriffen werden muß.
Männer wie Frauen werden von einer Frau zur Welt gebracht: wir alle sind in erster Linie Kinder unserer Mutter. Unsere Wünsche scheinen sich in dem Bestreben zu vereinigen, diese Tatsache aufzuheben, so sehr ist sie mit Konflikten beladen und so sehr erinnert sie an unsere ursprüngliche Abhängigkeit. Die Schöpfungsgeschichte scheint diesen Wunsch, uns von unserer Mutter zu befreien, zu übertragen: der Mann wird von Gott geschaffen, der idealisierten Vaterfigur, Projektion der verlo-

renen Allmacht. Die Frau entsteht aus dem Körper des Mannes. Obgleich dieser Mythos anscheinend den Sieg des Mannes über die Mutter, über die Frau, die damit zu seinem Kinde wird, ausdrückt, stellt er für die Frau, insofern sie zugleich Tochter ihrer Mutter ist, einen relativ günstigen Ausweg dar: es scheint nicht so sehr in ihrem Interesse zu liegen, ihre »Bindung« an die Mutter fortzusetzen, vielmehr scheint sie sich dafür zu entscheiden, dem Mann zu gehören, *für* ihn geschaffen zu sein – nicht als Selbstzweck –, ein Teil von ihm zu sein – Adams Rippe. Wir haben versucht, diejenigen Konflikte aufzuzeigen, die zahlreiche Frauen in die Zwangslage bringen, sich zwischen zwei Abhängigkeitspositionen zu entscheiden.

1 Freud, *Über die weibliche Sexualität*, 1931.

2 Im Originaltext französisch.

3 »Wir nehmen jedoch an, daß es eine dispositionelle, durch biologische Faktoren bedingte Hemmung der weiblichen Sexualität gibt. [...] Die auffallend große Neigung der Frau zur Geschlechtskälte läßt sich letzten Endes auf dieselbe [Hemmung] zurückführen« (in: *Psychologie der Frau*.)

4 In: *Psychologie der Frau*.

5 Diese überraschende Gleichsetzung von analer Sphinkteraktivität und Männlichkeit ist aufschlußreich für den wesentlichen Gegenstand dieser Arbeit: die Schuldgefühle der Frau in bezug auf ihre anal-sadistischen Triebregungen. Wenn man H. Deutsch beim Wort nimmt, müßte man zu dem Schluß kommen, die »weibliche« Frau habe keinen Anus (Stella scheißt [nicht]).

6 »Ich hatte einigemal Gelegenheit, Träume von Frauen nach den ersten Kohabitationen zu erfahren. Diese deckten unverkennbar den Wunsch auf, den Penis, den sie verspürt hatten, bei sich zu behalten.« Meiner Ansicht nach drückt dieser Wunsch – den Freud für regressiv hält – einen ausgesprochen authentischen weiblichen Wunsch aus: den Penis zu behalten, um von ihm befruchtet zu werden. Im Unbewußten scheint mir der weibliche Sexualwunsch nach dem Eindringen des Penis untrennbar von seiner biologischen Bestimmung, der Befruchtung, oder, mit den Worten von E. Jones, den Penis zu behalten, um ein Kind aus ihm zu machen. Überdies ist der Trieb im Rahmen der primären Prozesse absolut und unbegrenzt, er läßt sich also weder zeitlich noch räumlich festlegen. Das gleiche gilt für den komplementären männlichen Wunsch, der sich nicht auf das Eindringen in eine bestimmte weibliche Körperzone in einem definierten Zeitraum beschränken läßt, sondern, wie Ferenczi in *Thalassa* (*Versuch einer Genitaltheorie*, d. Ü.) sagt, zur Wiederkehr des gesamten Körpers in den Mutterleib neigt.

7 Es würde uns nicht weiterbringen, wenn wir die Schwierigkeiten der Frauen, in beruflichen oder kreativen Aktivitäten aufzugehen, einzig und allein den soziokulturellen Faktoren zuschrieben, da wir sehr wohl in der Lage sind, die tieferen unbewußten Wurzeln dieser Schwierigkeiten aufzu-

decken. Es wäre meines Erachtens allerdings falsch, anzunehmen, daß die soziokulturellen Faktoren überhaupt keine Rolle spielten. Damit würde man verkennen, daß die internen Schuldgefühle der Frau ständig durch bestätigende externe Elemente belebt werden. Die Psychoanalytiker weisen übrigens den auslösenden Faktoren der Neurose einen angemessenen Platz zu, d. h. bestimmten Konstellationen von Elementen der Außenwelt, die besonders günstige Bedingungen für das Erwachen und die Kristallisierung der konflikthaften unbewußten Strukturen darstellen.

8 Siehe J. Chasseguet-Smirgel, *Communication au Congrès des Psychoanalystes de Langues Romanes*, Juli 1963: *La Hiérarchie des actes créateurs.*

9 Diese Behauptung hat Freud stets aufrechterhalten. Trotz zahlreicher gegenteiliger klinischer Beobachtungen und theoretischer Auffassungen hat er sie in seinem Aufsatz *Kurzer Abriß der Psychoanalyse* noch einmal wiederholt. In der Arbeit von Ruth Mack Brunswick (*The Preoedipal Phase*, 1940), die sie in Zusammenarbeit mit Freud schrieb, scheint er jedoch die Existenz früher vaginaler Empfindungen mehr oder weniger zu akzeptieren.

10 Diese Verschiebung der Besetzung schreibe ich übrigens jenen Schuldgefühlen zu, die mit der anal-sadistischen Komponente der Einverleibungstriebe zusammenhängen (siehe weiter oben).

11 Die narzißtische Besetzung dieser Merkmale wurde von Grunberger auf die anal-sadistische Phase bezogen, da in dieser Phase nur diejenigen Objekte als Werte eingeschätzt werden, die genau gemessen, verglichen und gewogen werden können.

12 Freud behauptet nicht nur die Unkenntnis von der Vagina, sondern darüber hinaus soll die Sexualität des Mädchens bis zum Kastrationskomplex, d. h. bis zum Ödipuskomplex, mit der des Knaben identisch sein. Rezeptive Befriedigungen erwartet es also ausschließlich von der Mutter, und zwar nicht in phallischer Form, da es zu dieser Zeit weder von der Existenz der Vagina noch von der des Penis weiß. Selbst wenn es sich dem Vater zuwendet und sich von ihm ein Kind wünscht, hat das nichts mit der Einverleibung des väterlichen Penis zu tun. Nach Freud tauchen diese Einverleibungswünsche (oder vergleichbare Wünsche) in der ödipalen Situation des Mädchens gar nicht auf; entsprechend verspürt der Knabe überhaupt keinen Wunsch, in die Mutter einzudringen; er weiß gar nicht, daß sie ein komplementäres Organ hat. Erst in der Pubertät weist »das Vordrängen des erigiert gewordenen Gliedes beim Manne gebieterisch auf das neue Sexualziel [...], auf das Eindringen in eine die Genitalzone erregende Körperhöhle« hin. Abgesehen davon, daß zahlreiche Autoren eine ganze Reihe von Hinweisen gefunden haben, die frühe Eindringungswünsche bestätigen, kann man sehr häufig beobachten, daß das Glied schon lange vor der Pubertät erigierbar ist; ja sogar beim Säugling kann man Erektionen feststellen, vor allem, wenn er gestillt wird. Zu der Frage, wie und wann das Mädchen seine Vagina entdeckt, hat Christian David meiner Ansicht nach ein wichtiges Argument geliefert, das die Vorstellungen von Jones, Melanie Klein, Josine Müller, Karen Horney und neuerdings auch Phyllis Greenacre stützt. Er betont, daß wir gewöhnlich in Termini von externen, sichtbaren Organen denken, ohne die Existenz einer tieferen Zoenaesthesie (verbale Kommunikation) zu berücksichtigen.

13 Nachdem das Kind aufgrund der Versagungen das primärnarzißtische Stadium überwunden hat.

14 Unbewußt hat der Knabe wahrscheinlich schon immer »gewußt«, daß seine Mutter keinen Penis hat, so wie er auch gewußt hat, daß sie eine Vagina hat. Dieses Wissen schloß andere Vorstellungen, wie die von der phallischen oder kastrierten Mutter, nicht aus, da solche Widersprüche im Rahmen der primären Prozesse durchaus zugelassen sind.

15 Bei der späteren Einstellung gegenüber Frauen spielen natürlich auch andere Faktoren mit, in erster Linie die Natur der Identifizierungen mit dem Vater und der realen Person des Vaters in seiner Beziehung zur Mutter.

16 Siehe Karen Horney, *Die Angst vor der Frau.* Die Mutter war das Objekt der aggressiven Strebungen des kleinen Knaben. Ihre erzieherischen und verbietenden Funktionen haben sie dazu gebracht, ihn zu dominieren und seine Wünsche zu versagen. Der Knabe möchte in sie eindringen; wenn er jedoch merkt, daß er klein und schwach vor ihr erscheint, unfähig, in sie einzudringen, fühlt er sich erniedrigt. Er empfindet eine starke narzißtische Kränkung, die in ihm Minderwertigkeits- und aggressive Vergeltungswünsche hervorruft, die er dann, vereint mit jenen aggressiven Strebungen, die aus den ersten Versagungen resultieren, auf die Mutter und ihre Vagina projiziert.

17 Einer meiner Patienten mit Ejaculatio praecox, dessen Symptom übrigens zurückgegangen ist, hat sich bei seinen ersten sexuellen Erfahrungen im Alter von 22 Jahren dreimal hintereinander mit äußeren Berührungen zufriedengegeben, da er von der Existenz der Vagina »nichts wußte«. Die Phantasien und Traumvorstellungen machten diese »Unwissenheit« bei einem sonst intelligenten, geistig wachen und lebhaften Manne verständlich. Für ihn ist das weibliche Organ mit einem bedrohlichen fäkalen Inhalt gefüllt (Höhlen voller Unrat und Trümmer, die Kloake einer Kuh in Form von Fladen, die »hart wie Granit« sind, Leichen in den Zimmern, verunglückte Autos, die quer auf der Straße stehen etc.). Deswegen erscheint das Eindringen als Gefahr. Um es zu verhindern, muß die vaginale Öffnung mit Glassplittern verstopft, mit Zement ausgegossen, als Nachttopf benutzt und bis zum Rande gefüllt werden; man kann sie auch wie ein W. C. behandeln, wo man vor dem Urinieren den Deckel hochklappt, oder aber man bemüht sich, den Inhalt herauszuziehen. In seiner Pubertät experimentierte der Patient häufig und lange am inneren Unterleib von Fliegen herum. Gleichzeitig hatte er folgende Lieblingsphantasie: er war Herr eines Harems und hielt eine ganze Menge Frauen jeden Alters mit der Peitsche in Schach. Er hatte eine strenge Ordnung eingeführt: die Frauen mußten auf Befehl defäzieren und wurden dabei streng überwacht. Gibt es einen besseren Ausdruck für die Inversion der infantilen Situation während der Sphinkter-Dressur, gibt es eine bessere Möglichkeit, den eigenen Sieg über den analen Penis der eindringenden Mutter sicherzustellen? (Derselbe Patient hatte außerdem Phantasien über Klitorisbeschneidungen.) Der Mann fürchtet also die Macht seiner Mutter, insbesondere die ihres analen Penis. Später wird er versuchen, die Frau daran zu hindern, ihre anale Komponente ins Spiel zu bringen. Da die Frau ihre eigenen analen Triebregungen gegenüber ihrem Vater mit Schuldgefühlen belädt, macht sie sich in gewisser Weise zur Komplizin der Abwehr des Mannes. Aus dieser Verbindung resultiert eine spezifische Hemmung der weiblichen Analität, die in den Sitten und Gewohnheiten zum Ausdruck kommt. Die Frau soll nicht fluchen, nicht spucken, keine scharfen Speisen und Getränke zu sich nehmen, und es ist noch gar nicht

so lange her, da schickte es sich nicht, daß die Frau über Geld oder Geschäfte redete. Charme und Anmut der Frauen können je nach den Umständen als Sublimation oder als Reaktionsbildung auf die Analität (im Gegensatz zur Vulgarität) verstanden werden. Im übrigen ist die Frau »unlogisch« und »ungenau« in ihrem Denken, unbegabt für die mathematischen Wissenschaften, die Mechanik etc. – Zeichen einer Hemmung der analen Komponente. (Da der anale Trieb einer Verdrängung unterliegt, kann er einen gewissen »korrosiven Aspekt« annehmen. Zusätzlich wird dieser »korrosive« Aspekt der weiblichen Aggressivität durch die schwächere Muskulatur der Frau begünstigt, die keine adäquate motorische Abfuhr erlaubt. Man sagt gewöhnlich, daß die Frauen kratzen, beißen und vergiften, während die Männer prügeln und zuschlagen.) Das Bedürfnis, sich ihres Sieges über die omnipotente Mutter zu vergewissern, wird von manchen Männern unterschiedslos auf alle Frauen verschoben. Nur die Tochter wird häufig davon ausgenommen, wahrscheinlich, weil sie sich immer in einer Abhängigkeitsposition befunden hat. Auf sie projiziert der Vater ein idealisiertes Bild, im Gegensatz zu der »normalen« und »anhaltenden Geringschätzung« (Freud, Ruth Mack Brunswick, Helene Deutsch), die er gegenüber allen anderen Frauen empfindet. Seine Tochter repräsentiert häufig den besseren Teil seines Selbst und des guten Urobjekts. Sie ist die Zärtlichkeit, die Reinheit, die Unschuld, die Anmut, eine privilegierte Beziehung für ihren Vater, die der Ambivalenz zum großen Teil entgeht. Eine solche Beziehung ist natürlich nicht die Regel, da manche Männer den Konflikt mit ihrer Mutter auf die Tochter übertragen (einer meiner Patienten, der unter neurotischen Zwangsvorstellungen und Ejaculatio praecox litt, sagte in einem Gespräch über seine sechsjährige Tochter, die sich ihm zu Gefallen – dessen war er sich voll bewußt – in der Schule besonders anstrengte: »Ich weise sie zurück, und wie ein echtes kleines Weib wird sie immer verbissener«); trotzdem kommt diese Art von Beziehung so häufig vor, daß man sie nicht isoliert sehen kann. Allein drei meiner augenblicklichen Patienten haben zu Beginn der analytischen Kur als eine ihrer bewußten Motivationen folgenden Grund angegeben: »Ich tue es für meine Tochter.«

18 In ihrem Aufsatz über die präödipale Phase (in Zusammenarbeit mit Freud) modifiziert Ruth Mack Brunswick jene Vorstellung, der zufolge der Kindeswunsch ein Substitut für den Penisneid sein soll; sie kommt zu dem Schluß, daß der Kindeswunsch in erster Linie einen Wunsch ausdrückt, das zu besitzen, was die omnipotente Mutter besitzt: ein Kind. Wenn der Kindeswunsch zugleich mit dem Penisneid und der omnipotenten Mutter zusammenhängt, muß es meiner Ansicht nach auch eine Beziehung zwischen dem Penisneid und der omnipotenten Mutter geben.

19 Wenn die Frau sich von der Analyse bessere Fähigkeiten erwartet, einen Beruf auszuüben, so tut sie damit nach Freuds Ansicht *(Die Weiblichkeit)* ebenfalls ihren Penisneid kund.

20 Nebenbei gesagt, das würde auch auf einen Mann zutreffen. Für ihn würde die Realisierung seiner professionellen Ambitionen bedeuten, einen Penis *wie* der Vater zu haben.

21 Es ist mir unangenehm, noch einmal zu wiederholen, daß das »Nicht-in-sich-Eindringenlassen« auch eine Maßnahme zur Erhaltung des Objektes sein kann. Ein ganzer Komplex von aggressiven Verhaltensweisen, die auf die Ablehnung des Vaters zielen, kann in vielen Fällen als Versuch ver-

standen werden, ihn vor dem *Kontakt* zu schützen.
22 Hervorhebung vom Verfasser.
23 Hier kann es sich selbstverständlich um eine Regression handeln.
24 Wir können die Rolle des Kindes nicht als narzißtische Bestätigung ansehen. Mittlerweile hat Joyce McDougall festgestellt, daß der Penisneid bei Müttern genauso ausgeprägt ist wie bei anderen Frauen. Leider ist uns allen bekannt, in welchem Maße Mütter sich ihren Kindern gegenüber kastrierend verhalten, ein Zeichen dafür, daß ihr Penisneid durch die Mutterschaft nicht gestillt wurde. Wenn nun behauptet wird, daß es den Frauen in solchen Fällen nicht gelungen ist, den Übergang vom Penisneid zum Kindeswunsch zu vollziehen, so ist das meiner Ansicht nach ein Versuch, dem wirklichen Problem aus dem Wege zu gehen. Ein Kind zu haben, bedeutet vielleicht den Besitz dessen, was die omnipotente Mutter besitzt (Ruth Mack Brunswick), aber es bedeutet noch lange nicht, daß man etwas *anderes* besitzt als sie, und genau das scheint mir das Ziel einer narzißtischen Vollendung zu sein.
25 bis 28 Der nach Freuds Darstellung »autonome« und »uneindringliche« Charakter dieser Frauen wurde vom Verfasser hervorgehoben.
29 Das ist offensichtlich die gleiche Position, die Simone de Beauvoir in *Das andere Geschlecht* beschrieben hat.

Maria Torok
Die Bedeutung des »Penisneides« bei der Frau

I

Zwangsläufig kommt in jeder Frauenanalyse eine Phase, in der die Frau eine neidische Begierde auf das männliche Glied und seine symbolischen Äquivalente entwickelt. Bei manchen ist der »Penisneid« nur eine episodische Erscheinung, bei anderen bildet er den Kern der Behandlung. Der brennende Wunsch, das zu besitzen, wovon die Frau glaubt, es sei ihr durch das Schicksal – oder durch die Mutter – vorenthalten worden, drückt eine fundamentale Unbefriedigtheit aus, die gelegentlich der Weiblichkeit selbst zugeschrieben wird. Die Überzeugung, daß die eigene Entbehrung das Gegenstück zum Vergnügen des anderen ist, wird gewiß von Patienten beiderlei Geschlechts geteilt und taucht in jeder Analyse auf. Eifersucht und Forderungen, Ärger und Verzweiflung, Hemmung und Angst, Bewunderung und Idealisierung, Ohnmachtsgefühle und Depression: es gibt eine Vielzahl verschiedener und variierender Symptome dieses Mangelzustandes. Auffällig ist nur, daß allein die Frau diesen Mangelzustand auf die Natur ihres Geschlechtes zurückführt: »Das kommt daher, daß ich eine Frau bin.« Darunter ist zu verstehen: Ich habe keinen Penis, daher meine Schwäche, meine Trägheit, meine fehlende Intelligenz, meine Abhängigkeit, ja sogar meine Krankheiten. »Im Grunde sind alle Frauen in der gleichen Lage wie ich, deshalb kann ich für sie, genau wie für mich selbst, nur Verachtung empfinden.« »Die Männer verfügen über alle Werte und Attribute, die sie würdig machen, geliebt und bewundert zu werden.«

Ist eine derart radikale Entwertung des eigenen Geschlechts überhaupt zu begreifen? Vielleicht sind ihre Wurzeln doch in einer effektiven biologischen Minderwertigkeit zu suchen? Dieser Gedanke drängte sich Freud auf, nachdem er erfolglos versucht hatte, dieses Hindernis der Analyse, das Begehren eines von Natur aus unerreichbaren Objekts, auszuräumen. Man sollte lieber »Fischpredigten« halten – um Freuds Redewendung zu gebrauchen –, als sich mit dem sinnlosen Unterfangen abzumühen, die Kranken ein einziges Mal zu bewegen, auf ihren infantilen Peniswunsch zu verzichten. Mußte man angesichts so vieler mißlungener Versuche nicht resignieren, dem »Penisneid« eine gewisse Legitimität zugestehen und ihn der Natur der Dinge, »der biologischen Minderwertigkeit des weiblichen Geschlechts« zuschreiben? In einem anderen Punkt, nämlich der affektiven Entwicklung des Kindes, kam Freud zu einem ähnlichen Schluß. Als er merkte, daß er zwischen die anale und die genitale Phase ein Zwischenstadium, das phallische Stadium, einschieben mußte, stellte er sich vor, es sei für beide Geschlechter gleich und ausschließlich an dem männlichen Glied orientiert. Wenn es stimmt, daß dem Kind in dieser Zeit nur ein einziges Geschlechtsorgan, nämlich das männliche, bekannt ist, dann ist der eifersüchtige Kummer des Mädchens über seine Unzulänglichkeit verständlich. All seine Hypothesen über die eigene Kastration und den Wert des anderen Geschlechtes ließen sich als Resultat eines der phallischen Phase inhärenten psycho-biologischen Phallozentrismus erklären. Aus diesem Grunde müssen der »Penisneid« sowie der Versuch, ihn zu überwinden, aus Freuds analytischer Perspektive notwendigerweise in einer Sackgasse enden. Wenn nun die These von der Eingeschlechtlichkeit des phallischen Stadiums durch entsprechende Phantasien dieser Zeit bestätigt wird, so scheint es dafür sehr wohl ein rein psychoanalytisches Argument zu geben, und wir sollten uns nicht mit der Bankrotterklärung begnügen, die die Biologie zu Hilfe ruft. Wir verstehen Freuds Verbitterung, wenn er sagen hört: Was soll die Analyse noch nützen, wenn Sie mir *das* nicht geben können? Wir verstehen aber auch die Verzweiflung seiner Patientin, die einen in ihren Augen äußerst wertvollen Wunsch *aufgeben* soll. Und Freud war der erste, der zugab, daß es nicht zu den Aufgaben eines Analytikers gehört, die Trauer um irgendeinen Wunsch zu empfehlen. Außerdem entlarvt sich der Wunsch der Frau, einen »Penis« zu haben, das heißt, ein »Mann« zu sein, in der Analyse von selber als Ausflucht, und zwar durch seinen neidischen Charakter selbst. Ein Wunsch kann erfüllt werden, niemals ein Neid. Der Neid kann nur neuen Neid und Destruktion erzeugen. Es kommt vor, daß der falsche Wunsch, der als Neid ausgegeben wird, eine Scheinbefriedigung erfährt. So verhält es sich mit den sogenannten »phallischen« Einstellungen mancher Frauen, die in der Imitation des anderen Geschlechts oder zumindest des Bildes, das sie sich davon machen, vollständig entfremdet sind. Ihr konstruiertes zerbrechliches Gebäude schützt nichts als Leere, Angst und Frustration. Genau das ist das Problem der Analyse, nämlich einen authentischen Wunsch, der, einem Verbot zum Opfer gefallen, unter dem äußeren Schein des Neides vergraben ist, ans Licht zu bringen. Die Proteste des Analysierten wörtlich nehmen, bedeutet hier wie auch sonst, der Analyse die Tür verschließen. Dieser Effekt tritt mit Sicherheit dann ein, wenn man den »Penisneid« durch einen angeblichen Kastrationszustand als »Los der Frau« legitimiert und ihre Phylogenese dafür verantwortlich macht. Ein anderes Mittel, das mit der gleichen Gewißheit zum Mißlingen der Analyse führt, wäre die extraanalytische Motivierung der Penisforderung, wie zum Beispiel die effektive Minderwertigkeitssituation, in der sich die Frau heutzutage auf der Ebene ihrer sozio-kulturellen Selbstverwirklichung befindet.

Der Analytiker, der sich nicht scheut, diesen »Knochen« der analytischen Kur, den »Penisneid«, anzupacken, muß zunächst einmal die Natur jenes Konfliktes aufhellen, der eine solche Verzweiflungslösung hervorgebracht hat. Er muß aber auch die Vorteile, die diese Lösung trotz allem mit sich bringt, richtig einschätzen und schließlich aus den quälenden Widersprüchen, in denen die Patientin verhängnisvoll gefangen ist, einen Nutzen für die Therapie ziehen.

Unter den Post-Freudianern haben sich Jones und M. Klein besonders verdient gemacht, da sie den »Penisneid« nicht länger für irreversibel halten. Beide schätzen die Qualität der ersten Beziehung zur Mutterbrust als den in dieser Hinsicht determinierenden Faktor ein. Sobald die Analyse eine positive Veränderung der frühen Mutterbeziehung bewirkt hat (sobald die Konflikte im Zusammenhang mit der Introjektion der Brust aufgearbeitet sind), verlieren der Neid im allgemeinen und der »Penisneid« im besonderen ihre reale Grundlage.

Diese Autoren halten folgende Überlegungen für wichtig: ihrer Ansicht nach können die Sachobjekte für den Analytiker nichts anderes bedeuten als *Zeichen* von bewußten oder unbewußten Wünschen oder Ängsten; mit anderen Worten: sie sind Hinweise auf jene subjektiven Momente, die das Subjekt zu ihrer Instituierung veranlaßt haben. Freud zufolge ist ein

Objekt, und sogar *das* Objekt, im Rahmen der Ökonomie von Individuen ein einfacher *Vermittler* des Triebzieles: der Befriedigung. Selbstverständlich kommt die Bezeichnung *Sachobjekte* von der Gegenständlichkeit der Objekte, die dadurch tatsächlich *objektiv* sind: da sie für jedermann gleich sind, eignen sie sich zum Tausch. Aus demselben Grund freilich eignen sie sich auch zur Verschleierung von Wünschen. Besteht nicht die Hauptaufgabe der Analyse darin, jenen verborgenen Wunsch aufzudecken, den die *Sache* verleugnet und zugleich realisiert? Wenn man die mit den Objekten zusammenhängenden Widersprüche durch *Sachen* wie »Penis« oder »Brust«, die, beispielsweise, dem Analytiker gehören und von irgendeiner Kranken voller Neid begehrt werden, analysiert, könnte das zu einer Verschärfung statt zu einer Aufhebung der Widersprüche führen. Wenn jedoch die internen Konflikte ans Licht (und zugleich zum Verschwinden) gebracht werden, so impliziert das die *Befriedigung* eines vitalen Wunsches. Die Erfüllung eines Wunsches ist nicht von objektiven Realitäten abhängig, sondern von unserer Fähigkeit, uns zu befriedigen, von unserem Recht auf Befriedigung, mit anderen Worten: von der Freiheit, die Beziehungstätigkeit unseres Körpers zur Geltung zu bringen. Die objektiven Realitäten, die als mangelndes oder begehrtes – meist unerreichbares – Objekt herangezogen werden, sind zugleich Therapie-Fallen, die die Hemmungen, die mit jenen Tätigkeiten verbunden sind, maskieren (und damit aufrechterhalten), Fallen, die oft den Wunsch auf Lebenszeit gefangenhalten.

Deshalb ist es angebracht, den Penis selbst, insofern er als ein Ding, eine objektive biologische oder soziokulturelle Realität angesehen wird, aus dieser Studie über den »Penisneid« auszuklammern. Es mag auf den ersten Blick paradox erscheinen, aber beim »Penisneid« ist nichts weniger wichtig als der Penis selbst. Dieses »Partialobjekt« wird uns als eine *Ad-hoc*-Erfindung zur Verschleierung eines Wunsches erscheinen, als künstliches Hindernis auf dem Wege, durch die Befreiung von gehemmten Akten zu sich selbst zu finden. Wozu dient das Künstliche? Wovor schützt es? Ehe wir es anprangern, müssen wir es *verstehen*.

So verkrüppelt, so entfremdet er auch geworden ist, der vom »Penisneid« verdeckte Wunsch wird auf jeden Fall zum Vorschein kommen. In diesem Sinne verdient dieses Symptom wie jedes andere unsere Anerkennung und unsere Aufmerksamkeit. Wenn es unserer analytischen Arbeit gelingen sollte, den Ursprung des »Penisneides« aufzudecken und ihn dadurch überflüssig zu machen, so kann das gleichwohl nicht so geschehen, daß eine Errungenschaft gegen einen Verzicht eingetauscht wird. Der »Penisneid« wird in dem Augenblick von selbst verschwinden, in dem der ursächliche Mangelzustand ein Ende nimmt.

II

Unter der Bedingung, daß die objektivistische Beurteilung des beneideten »Penis« aufgegeben und jede Frage nach der soziokulturellen Legitimität dieses Neides zurückgestellt wird, ist der Weg für ein rein psychoanalytisches Vorgehen offen. Für den Analytiker ist der »Penisneid« ein Symptom – nicht das einer »Krankheit«, sondern das eines bestimmten Wunschzustandes, des Zustandes eines nicht realisierten Wunsches, und dieser Zustand ist mit Sicherheit auf gegenläufige Ansprüche zurückzuführen. Wenn wir das Symptom in diesem Sinne befragen, dann werden wir nicht ohne Erstaunen feststellen, daß eine solche Befragung, solange sie nicht von der analytischen Einstellung abweicht, die einzige Möglichkeit darstellt, die generelle Bedeutung des Phänomens zu erfassen: die wirkliche Natur des Konfliktes, der mit Hilfe des Symptoms gelöst werden soll, und den genauen Verlauf des Prozesses.

Das erste, was einem dazu einfällt, sind die Gedanken Freuds, der annahm, die Entdeckung des männlichen Geschlechtsorgans durch das Mädchen sei ein hinreichender Grund für seinen Neid und damit auch für seinen Haß gegen die Mutter, die ja in der Hypothese des kleinen Mädchens für seine »Kastration« haftbar gemacht wird; und daß der »Penisneid« seinen *Inhalt* – man könnte ebensogut sagen: seinen Vorwand – gewiß nur aus der Erfahrung schöpfen könne. Aber ein Problem bleibt offen: in welchem fruchtbaren Augenblick muß diese Erfahrung gemacht werden, um einen für das ganze Leben irreversiblen Neid hervorzubringen? Eine Begegnung findet nur dann statt, wenn die eigenen Voraussetzungen sie zulassen.

Freud sagt: »Eisbär und Walfisch können, [...] ein jeder auf sein Element beschränkt, nicht zueinander kommen.« Wenn eine entscheidende Begegnung zwischen Knaben und Mädchen stattfindet, so steht sie nicht unter dem Zeichen der Unterschiedlichkeit, sondern unter dem der Ähnlichkeit; anders gesagt: beide haben ein Geschlecht. Wir haben einigen Grund anzunehmen, daß das kleine Mädchen das Geschlecht des Knaben zu der gleichen Zeit entdeckt, in der es das eigene weibliche Organ erforscht. Das Mädchen muß den Penis in einem ganz bestimmten Zusammenhang wahrgenommen haben, sonst wäre dieses Erlebnis als ein unwichtiger Zwischenfall des infantilen Lebens gewertet worden. Wenn das kleine Mädchen sich sagt: »*Das* hat mir meine Mutter nicht gegeben, deshalb hasse ich sie«, greift es nach einem Vorwand, seinen Haß auszudrücken, ohne ihn auch nur im geringsten zu erklären.

Die Assoziation von »Penisneid« und bewußtem oder unbewußtem Haß gegenüber der Mutter ist eine gängige Beobachtung. Es gibt aber noch eine andere, nicht weniger bemerkenswerte klinische Gegebenheit, deren Untersuchung die tieferen Motive dieses Hasses zu erschließen erlaubt. Man könnte diese klinisch konstante und signifikante Gegebenheit als die *Idealisierung des »Penis«* bezeichnen. Zahlreiche Frauen machen sich phantastische Vorstellungen von einem männlichen Organ, das über außerordentliche Qualitäten verfügt: unbeschränkte Macht, die Gutes oder Böses tut, die ihrem Besitzer absolute Sicherheit und Freiheit garantiert, die ihn gegen jede Art von Angst und Schuldgefühlen immun macht, die ihm zu Lust, Liebe und der Verwirklichung aller seiner Wünsche verhilft. *Der »Penisneid« ist immer der Neid auf einen idealisierten Penis.*

»Wenn man *das* hat [den ›Penis‹]«, sagt Ida, »hat man alles, man fühlt sich geschützt, es kann nichts mehr passieren ... Man ist, was man ist, die anderen müssen einem folgen, einen bewundern ... es ist eine absolute Macht, sie [die Männer] stehen nie unten, auf der Stufe der Bedürftigen, sie kennen keinen Liebesmangel. Die Frau? Unvollständigkeit, ewige Abhängigkeit, die Rolle der Vestalin, die das Herdfeuer hütet. Die Geschichten von der Heiligen Jungfrau haben da auch nichts genutzt ... Gottvater ist und bleibt ein Mann! Wenn ich das Wort ›rein‹ höre, denke ich an Brei ... Ich habe schon immer eine gewisse Verachtung für die Frau empfunden.« »Ich weiß nicht, woher dieses Gefühl kommt«, sagt Agnes, »es entspricht überhaupt nicht der Realität, aber für mich war es schon im-

mer so. Als wäre nur der Mann dafür geschaffen, sich selbst zu verwirklichen, Meinungen zu haben, sich zu bilden, weiterzukommen. Bei ihm scheint alles natürlich und einfach . . . eine Kraft, die nichts, nichts aufhalten kann . . . Er kann alles, was er will. Ich strample mich ab, ich zögere, ich stehe da, wie vor einer Mauer . . . Ich habe immer das Gefühl gehabt, daß ich nicht ganz fertig bin. Wie eine Statue, die darauf wartet, daß der Bildhauer ihr endlich *die Arme* macht.«
Yvonne, ein kleines Mädchen, war von Anfang an überzeugt, daß die Jungen »alles können . . . Sie sprechen sofort alle Sprachen . . . Sie könnten alle Kerzen aus der Kirche mitnehmen, und niemand würde sie daran hindern. Wenn sie jemals auf ein Hindernis stoßen, werden sie spielend damit fertig«.
Es dürfte kaum möglich sein, den *idealisierten* Penis ausdrucksvoller zu beschreiben. Offensichtlich geht es dabei um eine instituierte Bedeutung: »*die Sache* – egal welche –, die man *selbst nicht hat*«. Nun kann ein Mangel, so vital er auch sein mag, nie ein natürlicher Mangel sein, sondern nur die Auswirkung einer Versagung oder eines Verzichtes. Damit stellt sich die Frage: Wie kommt man dazu, zu Gunsten eines zur Unerreichbarkeit verurteilten externen »Objektes«, das übrigens – wie die Analysierten selbst zugeben – mit Sicherheit gar nicht existiert, ein so kostbares Teil von sich selbst aufzugeben? Beschränken wir uns im Augenblick auf die Feststellung dieser Tatsache. Sie hat einen Namen: *Verdrängung*. Jeder Idealisierung entspricht als Gegenstück eine Verdrängung. Aber wem kommt diese Verdrängung zugute? Der Mutter natürlich, wie der Haß ihr gegenüber zeigt. Obschon der idealisierte Penis effektiv nicht existiert, so hat sein Gegenstück: die Depression, die Selbstentwertung, der Zorn, für das Subjekt sehr wohl eine Existenz, und zwar eine reale. Man wird nicht einen Augenblick glauben, daß effektiven Zuständen von derartiger Intensität irgendeine *Idee* zugrunde liegen könnte, die man sich von einem Objekt macht, dem man begegnet ist. Wenn das Mädchen zu seiner verinnerlichten Mutter sagt: »Ich hasse dich, weil du mir diese Sache nicht gegeben hast«, sagt es zugleich: »Da dieser Mangel offensichtlich ist, ist auch der Haß legitim. Aber sei beruhigt, den eigentlichen Haß, den ich empfinde, weil du mich zur Verdrängung meines Wunsches gezwungen hast, halte ich für illegitim.«

Wie sieht die Verdrängung aus? Sicherlich ist es kein Zufall, daß es gerade der Penis ist – der in der Anatomie des Mädchens fehlt –, der mit all den Werten besetzt wird, die das Subjekt von sich selbst abstreifen mußte: Nichts könnte sich besser eignen zur Darstellung des Unerreichbaren als das Geschlecht, das man nicht hat, um so mehr, als es seiner Natur nach dem Erleben des eigenen Körpers fremd ist. Genau das Verbot jener Körpererfahrungen, die sich auf das eigene Geschlecht richten, wird hier auf großartige Weise symbolisiert. Kurz gesagt, die Ernennung einer unerreichbaren Sache zum begehrten Objekt verrät die Existenz eines Wunsches, der an einer unüberwindlichen Barriere zerbrochen ist. Die Überbesetzung der begehrten Sache ist ein Hinweis auf den ursprünglichen Wert des aufgegebenen Wunsches. Der Frau liegt viel daran, die für die Verdrängung verantwortliche Instanz, diesen Verfolger ohne Gesicht, zu ignorieren; eine Entlarvung würde bedeuten, daß sie sich den obskuren Regionen nähern muß, in denen Haß und Aggressivität gegen das Objekt lauern, das unbedingt geliebt werden muß. Im Penisneid verdichtet sich ein komplexer unbewußter Diskurs, der sich an die mütterliche Imago wendet. Dazu könnte man sich folgende Erklärungen vorstellen:

1. »Das, was mir fehlt, suche ich in einer *Sache* und *nicht in mir selbst.*«

2. »Meine Suche ist *vergeblich*, da man sich diese Sache gar nicht aneignen kann. Die offensichtliche Vergeblichkeit meiner Suche soll meinen *definitiven* Verzicht auf jene Wünsche garantieren, die du bei mir mißbilligst.«

3. »Mir liegt viel daran, den Wert dieser unerreichbaren *Sache* zu betonen, damit du das Ausmaß meines Opfers richtig einschätzen kannst, wenn du mich zwingst, meinen Wunsch aufzugeben.«

4. »Eigentlich müßte ich dich anklagen und dich meinerseits berauben, aber genau das will ich vermeiden, leugnen und ignorieren, da ich deine Liebe unbedingt brauche.« »Kurz, wenn ich den Penis idealisiere, um ihn dann besser begehren zu können, will ich dich damit beruhigen. Ich will dir zeigen, daß nichts zwischen uns treten kann, daß ich folglich nie zu mir selbst finden kann, daß mir selbst so etwas nie gelingen wird. Ich versichere dir, das wäre genauso unmöglich wie das Auswechseln meines Körpers.«

So ungefähr sieht der vom »Penisneid« geprägte Treueschwur aus. Was könnte dieser verbotene Teil des Selbst, der in dem Imago-Diskurs des Mädchens dem »Penis« entspricht, anderes sein als das verdrängte eigene Geschlecht?
Eine recht überraschende Feststellung. Sie scheint zu bedeuten, daß das vom Mädchen erlebte Geschlecht sich durch den *Sach*-Penis des Knaben, besser gesagt: durch ein anales Verständnis des Penis, symbolisieren läßt. In Wirklichkeit fehlt uns eine genetische Verbindung für diese Symbolisierung: die anale Beziehung zur Mutter. Die Vorstellung von einer erlaubten oder verbotenen, erreichbaren oder unerreichbaren »Sache« spielt direkt darauf an. Mit der Bitte »Ich will diese *Sache*« wendet das Mädchen sich an die Mutter. Nun impliziert die Vergeblichkeit dieser Bitte sowohl von ihrer Form als auch von ihrem Inhalt her ein umfassendes Versprechen an die Mutter: ihre Privilegien sollen unangetastet bleiben. Merkwürdigerweise jedoch bezieht sich die Autorität, die Oberhand der Mutter, in Wirklichkeit weniger auf die »Sachen«, die ihr »gehören«, als vielmehr auf die Akte der Schließmuskelbeherrschung selbst, die angeblich dem Willen der Mutter unterliegen. Daher rührt die Schwierigkeit für das Kind und später auch für den Erwachsenen, solche Akte zu vollziehen, ohne auf die Instanz der Imago zu rekurrieren. In diesem Kontext muß der »Penisneid« gesehen werden. Man wird nun verstehen, daß nicht die »Sache« an sich begehrt wird, sondern jene Akte, die generell eine Bewältigung von »Sachen« ermöglichen. Eine *Sache* begehren bedeutet im Grunde: der Imago einen Verzicht auf die *Akte* geloben. Das Kind muß sich also im Laufe der analen Beziehung zugunsten der Mutter von seiner eigenen Tätigkeit bei der Schließmuskelbeherrschung entfremden. Daraus resultiert eine unausgesprochene Aggressivität gegen die Mutter. Denken wir nur an folgendes: Das Kind muß die von der Mutter ausgeübte Herrschaft als Manifestation ihres Interesses an dem Besitz der Exkremente interpretieren, und zwar bereits während diese sich noch im Körperinnern befinden. Konsequenz: *Das Körperinnere gerät seinerseits unter die mütterliche Kontrolle.* Wie soll man sich von einer solchen Herrschaft freimachen, wenn nicht durch eine Umkehrung der Beziehung? So entstehen die mörderischen Phantasien vom Bauchaufschlitzen, das Körperinnere der Mutter herauszureißen, Ort und Funk-

tion ihrer Herrschaft zu zerstören. Aus diesem Grunde muß die Mutter dann auch wieder beruhigt werden. Daß das Begehren einer als Penis ausgegebenen Sache – die übrigens unerreichbar ist – diese Rolle vorzüglich erfüllen kann, ist nach diesen Überlegungen wohl verständlich.

Kommen wir auf die wichtigste Frage zurück: Welches Motiv liegt der Spezifizität dieser Wahl zugrunde? Warum gerade der »Penis«? Zur Klärung des Problems werden wir das Symptom nun von einer anderen Seite beleuchten: Statt wie bisher seine Genese aus der *Retrospektive* zu rekonstruieren, wollen wir nun eine andere, nicht weniger wichtige Dimension betrachten: die *prospektive* Dimension des Symptoms. Rückwirkend kann diese vielleicht Licht auf die Genese selbst werfen.

Unter prospektiver Dimension eines Symptoms und des zugrunde liegenden Konfliktes verstehen wir seinen rein negativen Aspekt, der überhaupt kein Problem löst und der sich nur durch etwas nicht Existentes definiert, das Nicht-Geschehene, den Schritt nach vorn, der verhindert wurde. Dennoch verleiht das prospektive Moment der Verdrängung ihren dynamischen Charakter. Die verhinderten Schritte der affektiven Reifung verlangen nach ihrer Vollendung. Die dafür verantwortliche Verdrängung läßt hinsichtlich der blockierten Schritte zwar schon einiges ahnen, aber der prospektive Aspekt des Symptoms wird in dem Diskurs mit der Imago nicht artikuliert. Nicht einmal unbewußt könnte das kleine Mädchen folgende Sätze an seine Imago richten: »Ich kann dir zwar sagen, daß ich den Sach-Penis begehre, um ihn zu besitzen und ein Knabe zu werden, aber meinen verkümmerten Wunsch, wie eine Frau mit dem Penis zu genießen, so wie es das Schicksal meines eigenen Geschlechts vorschreibt, kann ich nicht einmal empfinden.« Genau diese Tatsache, nämlich die genitale Unreife, muß uns als Wegweiser dienen, wenn wir die verdrängenden Verbote identifizieren wollen. Ausschlaggebend ist also jene Erfahrung, *die die genitale Reife und die Identifikationen hätte vorbereiten und verarbeiten müssen*, eine Erfahrung, die ganz offensichtlich mit dem verdrängten »kostbaren Teil« von sich selbst zusammenhängt.

Wie wir gesehen haben, sind mit dem »kostbaren Teil« *alle die Akte* gemeint, die die anale Mutter als ihr Privileg beansprucht hat. Das Mädchen war dieser Beraubung jedoch nicht wehrlos ausgeliefert, es verfügte über ein Instrument, sich alles zurückzuholen: *die Identifizierung* mit der herrschenden Mutter und ihrer Macht. Man wird also in der Identifizierung selbst eine Lücke feststellen, für die der »Penisneid« wohl der beste Beweis sein dürfte. Das führt zu dem Schluß, daß nicht allein die Verdrängung prägenitaler, analer Konflikte für den »Penisneid« verantwortlich zu machen ist; hinzu kommt eine spezifische totale oder partielle Hemmung der Masturbation, des Orgasmus und der Begleitphantasien. Der »Penisneid« erscheint nun als verkleideter Anspruch – nicht auf das Organ und die Attribute des anderen Geschlechts, sondern auf die eigenen Wünsche nach Reifung und eigener Verarbeitung zugunsten einer Selbstfindung im Zusammenhang mit orgastischen und identifikatorischen Erlebnissen. So weit die ersten uns zulässig erscheinenden Erklärungen zur generellen Bedeutung des »Penisneides«, insofern er als Symptom im Freudschen Sinne des Terminus verstanden wird.

III

Schon lange vor uns haben M. Klein, Jones, K. Horney und J. Müller die frühzeitige Entdeckung und Verdrängung vaginaler Empfindungen beschrieben. Wir selbst haben eine zusätzliche Beobachtung gemacht: Jede Begegnung mit dem anderen Geschlecht ist zugleich eine Erinnerung, eine Gelegenheit für das Erwachen des eigenen Geschlechts. Klinisch gesehen ist der »Penisneid«, die Entdeckung des männlichen Geschlechts, häufig mit der verdrängten Erinnerung an eine orgastische Erfahrung verbunden.

Mehrere Sitzungen hindurch hat Martha heftige Wein- und Lachkrämpfe. Nach und nach kommt der Inhalt dieser Gefühle zum Vorschein: Als kleines Mädchen war sie im Schwimmbad mit Knaben zusammengekommen. Seitdem wiederholt sie oft immer denselben Satz: »*So* kann ich nicht leben.« Im Laufe ihrer Analyse fällt ihr dieser Satz stets dann ein, wenn sie gerade unter tiefen Depressionen leidet. Bewußt heißt dieses »so«: ohne Penis. Aber wir verstehen auch, warum sie bei der gleichen Gelegenheit »die Schenkel aneinanderpreßte«, »ein Stückchen vom Badeanzug nach innen einrollte« und etwas »wie eine Woge der Erregung« spürte. Das Lachen unter Tränen (ein Gemisch aus Lust und Schuldgefühlen) legte den Gedanken nahe: »Ob man mich zu Hause noch mag«, wenn ich »so« bin (wenn ich diese »Woge« fühle)? Dieselbe Kranke empfand in der Pubertät derart heftige Schuldgefühle gegenüber ihrer Mutter, daß sie ihr die Menstruation, das Zeichen ihrer genitalen Reife, ein ganzes Jahr lang verheimlichte.

Das eigene Geschlecht ist also keineswegs unbekannt, ganz im Gegenteil; in Wirklichkeit beschäftigt sich das Kind ständig latent mit diesem Thema. Die Sorge, der Mutter zu gefallen, siegte über die orgastische Lust. Der Orgasmuswunsch kam während der Sitzungen in Form von Lachanfällen zum Ausdruck; er mußte jedoch mit Hilfe des »Penisneides« in der Verdrängung gehalten werden. Zuerst war »eine unsagbare Freude« da, eine »ungeheure Hoffnung«; dann nistete sich eine Überzeugung ein – wie sie dazu kam, weiß sie selbst nicht –: Es gibt etwas unendlich Begehrenswertes, nicht in mir selbst, sondern irgendwoanders; nicht in meinem Körper, sondern in einem *Objekt*, aber dieses »Etwas« ist unerreichbar. Halten wir den Widerspruch fest: »Die unendlich gute erregende Woge« vermittelt dem Mädchen das Gefühl, daß es nicht mehr *gut* für seine Umwelt ist. Wie wir sehen, wird der »Penis« als »gutes« Geschlecht erlebt, das sein Besitzer ohne Schuldgefühle genießen kann; er wird nicht mit Masturbation oder schuldhafter Einverleibung in Verbindung gebracht; er ist das Sinnbild perfekter Harmonie: Lust für die eigene Person bei gleichzeitiger Harmonie mit der Umgebung. Das Empfinden »dieser Woge« ist für die Außenwelt aggressiv und böse. Deshalb wird all das »Gute« zugunsten eines externen Objektes aufgegeben: des idealisierten Penis. Die Leere, die nun in das Subjekt einzieht, füllt sich mit Traurigkeit, Verbitterung und Eifersucht. Wenn aber das schrittweise, leidenschaftliche Erwachen der Reifung einmal versäumt ist, dann kann auch die schwelende Aggressivität nichts mehr ändern; dann hilft nur noch eine analytische Kur, die die für die Reifung erforderlichen Instrumente befreien kann.

Das Glücksgefühl des reifenden Erwachens geht über die unmittelbare Befriedigung hinaus. Dem Subjekt steht plötzlich die Tür zur Zukunft offen. Es ist wie eine große Entdeckung, wie wenn man sagt: »Ah! Jetzt ist der Groschen gefallen!« »So also werde *ich selbst* erwachsen; mein Wert bemißt sich an der Freude, mit der ich zu mir selbst finde.« (Mit

Recht weist J. Müller darauf hin, daß das freie infantile Sexualspiel das Selbstgefühl des Kindes bestimmt.) Tatsächlich sind die orgastischen Spiele der frühen Kindheit die eigentlichen Instrumente, die den Weg zur genitalen Geschlechtsreife und damit auch den Weg der gesamten heranwachsenden Persönlichkeit ebnen. Was entdeckt man auf dem Wege zum Orgasmus? Die Fähigkeit, sich eine Identität mit den Eltern vorzustellen, seine eigene Person in allen Positionen der Urszene zu sehen, und zwar auf sämtlichen Organisationsstufen der Urszene. Der erlebte Orgasmus hat tatsächlich den Wert einer Überprüfung; die Phantasie hat insofern einen Wert, als sie Lust »hervorruft«. Es ist verständlich, daß jede Hemmung einer solchen Begegnung mit sich selbst statt einer Identifizierung eine Lücke hinterläßt. Daraus resultieren ein unvollständiger »eigener Körper« (andere würden es Körperbild nennen) und, als Korrelat, eine fragmentarische Außenwelt.[1]

Der Wert einer Öffnung gegenüber der Zukunft, die den orgastischen Erlebnissen einen Sinn verleiht, wird in manchen Träumen anschaulich dargestellt: Auf diese Weise kann Agnes Erinnerungen und Gefühle ihrer frühen orgastischen Erlebnisse wiederbeleben. Der Traum handelt zunächst von einer »unsagbaren Freude«, die sich dann in Depression verwandelt. Am Ufer des Meeres. Sie wartet. Um sie herum sammelt sich eine aufgeregte Menschenmenge (Erwarten des Orgasmus); hinter ihr sind Toiletten (Erinnerung an eine Masturbationsszene). Sie sitzt auf der Erde. Auf ihren gespannten Rock setzt sich plötzlich ein schönes weiches Tier mit seidigem Fell. Sie atmet tief, breitet die Arme aus und streichelt es. Bewundernd zittert die Menge mit ihr. Alles war »so voll«, »so wunderbar«. Dieser Augenblick, sagt sie, »enthielt alles, alles, was ich je gewesen bin, alles, was ich je sein werde«.

Dieser Traum illustriert ausgezeichnet, daß sich die verdrängte orgastische Phantasie auf die Einverleibung des Penis in seiner Triebfunktion als Erzeuger des Orgasmus bezieht. Dieselbe Kranke empfand ihren Körper als unvollendet, sie wünschte sich einen »Bildhauer«, der ihr »die Arme machen« sollte. Ihre Hände konnte sie nur in beschränktem Maße benutzen, da sie an Masturbationstätigkeiten gefesselt waren, und zwar in ihrer fundamentalen phantasmatischen Funktion als Penis für die Vagina. – Von Ferenczi wissen wir, daß die Masturbation mit einer Verdoppelung des Subjektes einhergeht: Das Subjekt identifiziert sich mit beiden Partnern zugleich und realisiert auf diese Weise einen autarken Geschlechtsverkehr. Wir wollen eine weitere Bedeutung dieser Verdoppelung, dieses Sichberührens, dieser durch den Orgasmus authentisch gewordenen Erfahrung von »Ich-Mich«, hinzufügen: »Da ich es mir selbst machen kann, habe ich diejenigen überwunden, die mir die Lust bisher nach ihrem Gutdünken gewährt oder verboten haben.« Durch die Masturbation, durch das Sichberühren als solches, aber auch als spezifische Rückwirkung der Phantasie hat das Kind sich aus der Abhängigkeitsbeziehung zur Mutter befreit. Durch die eigene Unabhängigkeit ist auch die mütterliche Imago autonom geworden, das heißt, auch sie könnte ihre Lust bei jemand anderem suchen. Sollte die mütterliche Imago die Masturbation verbieten, so erlischt diese Möglichkeit selbstverständlich. Eine solche Imago entsteht durch exzessive oder frühzeitige anale Dressur und die Ausdehnung dieses Despotismus auf alle analogen Gebiete. Die überfordernde Mutter erzeugt eine eifersüchtige, leere, unbefriedigte Mutter-Imago. Wie sollte sie sich mit sich selbst begnügen, wenn ihr allein die Herrschaft über das Kind Befriedigung verschafft? Muß sie nicht eifersüchtig und argwöhnisch reagieren, wenn sie merkt, daß das Kind sich mit zunehmender Reifung von ihr löst? Die Wirkung des Masturbationsverbotes liegt genau darin, das Kind an den Körper der Mutter zu ketten und seinen eigenen vitalen Plänen Fesseln anzulegen. Die Kranken drücken diese Situation häufig mit folgenden Worten aus: »Ein Teil meines Körpers ist in meiner Mutter geblieben (Hände, Penis, Fäzes, etc.). Wie soll man sich das zurückholen? Sie braucht es doch so dringend! Es ist ihre einzige Freude.«

Die Hand, die »der Mutter gehört«, kann für die Kranke niemals das symbolisieren, was die Mutter sich selbst verbietet; diese Hand wird sich gegen jede Penisbedeutung sträuben.[2] Da der Weg zum Vater auf diese Weise versperrt ist, muß sich die Abhängigkeitsbeziehung zur Mutter fortsetzen. Das Mädchen lebt in einem Dilemma ohne Ausweg: Entweder identifiziert es sich mit einer leeren, wertlosen, gefährlich-aggressiven Mutter, die sich durch den Besitz des Kindes vervollständigen muß, oder aber es bleibt ein nichtiges Anhängsel eines unvollständigen Körpers. In der späteren Ehebeziehung besteht die

Gefahr, daß die Frau diese beiden Positionen reproduziert. Aufgabe der Analyse ist es, etwas zu vermitteln, womit dieser verzauberte Kreis von Sein und Haben durchbrochen werden kann. Mit Sicherheit wird hier kein Penis-Fortsatz verliehen; die »Arme«, die Agnes in der Analyse wiedergefunden hat, sind das Äquivalent eines Penis-Komplements, das weit über Sein und Haben hinaus das *Recht* bezeichnet, *zu handeln und zu werden.* Wenn der »Penis-Fortsatz-Neid« keinen Wunsch nach einem Penis-Komplement hinter sich versteckt, dann kann die Annäherung des Vaters nicht mehr an dem Gefühl scheitern, der eigene Körper sei eine Gefahr für den Penis. Das bedeutet zugleich, daß die Masturbation (und die Identifizierungen) nicht mehr als Zerstörung der Mutter erlebt wird.

Die orgastische Enthemmung in einer Analyse geht stets mit einem Gefühl von Stärke einher. Es ist undenkbar, daß eine Frau durch die Analyse zu einer genitalen Reife gelangt, ohne daß ihr »Penisneid«, der die schwelenden analen und Masturbations-Konflikte verdeckt, gelöst wäre; undenkbar auch, daß der »Penisneid« sich direkt in den Wunsch verwandelt, »vom Vater ein Kind zu bekommen«. Wenn das Kind die Rolle eines begehrten Penis-Objektes spielen muß, wenn es die Defekte der Mutter ausgleichen und ihr zu Vollständigkeit verhelfen muß, wie sollte seine Entwicklung akzeptiert, seine Entfaltung in eigenen Bedürfnissen von einer Mutter gewünscht und gefördert werden, die ohne das Kind in Verbitterung und Neid zurückfallen würde? Eine solche Mutter kennt nur einen Wunsch: Das Kind-Penis als illusorischen Garanten ihrer Vollkommenheit an seinen Zustand als ewiges Anhängsel zu fesseln.

In dem Maße, in dem der »Penisneid« auf einer Verdrängung beruht und als Schutz vor der Wiederkehr der *prägenitalen* Ängste dient, ist er ein Hindernis auf dem Wege zur Genitalität und damit unfähig, die genitale Reife selbst hervorzubringen. Der Weg vom »Penisneid« zur Genitalität führt notwendigerweise durch eine Zwischenstufe: die Phantasie, durch den väterlichen Penis Lust zu empfinden. Ist diese Phantasie einmal erlaubt, so hat das vom Vater gewünschte Kind nicht mehr die Bedeutung von dem, was man *hat,* sondern von dem, was sich in das zukünftige Leben integrieren wird.

IV

In ihrer genitalen Entwicklung steckengeblieben, lebt die unter »Penisneid« leidende Frau in einem Gefühl von Versagung, dessen wahre Natur sie sich kaum erklären kann. Sie hat nur eine vage Vorstellung von einer möglichen genitalen orgastischen Vollkommenheit und wird auch keinen Zugang finden, solange die Verdrängung bestehen bleibt.

Wir haben gesehen, daß das Symptom darin besteht, den Penis zu idealisieren, ihn mit allen verloren gegangenen Hoffnungen zu besetzen: mit der eigenen Lebenserwartung, der genitalen Reife. Denn genau das, was dem Kind bisher mißlungen ist, wird zum Sinnbild der Vollkommenheit. Dieser Wunsch an sich ist gewiß ein ewiger Wunsch, der nie aufgegeben wird; allerdings ist er hier verurteilt, sich »im Leerlauf zu drehen« oder sich an ein konventionelles Bild zu fixieren. Der größte Wunsch der unter »Penisneid« leidenden Frau ist zugleich der, dem sie am meisten ausweicht: dem Mann in einer vollen orgastischen Fusion zu begegnen, sich in einer authentischen Aktivität selbst zu verwirklichen. Es gehört zur alltäglichen klinischen Erfahrung, daß Frauen sich auf das Penis-Komplement, das Instrument der weiblichen Vervollständigung, stürzen, um sich dann in den Fängen einer bedrohlichen und eifersüchtigen Imago wiederzufinden. Die Folgen sind das Begehren eines idealisierten Penis und der Haß gegen seinen mutmaßlichen Besitzer. Von nun an siegt die Enttäuschung über die Liebe, die Versagung über die Erfüllung.

Der Übergang zu jenem Stadium, das gewöhnlich genitales Stadium genannt wird, geht mit dem Gefühl einher: Jetzt »kann« ich, jetzt bin ich nicht mehr »kastriert«. Das bedeutet zunächst einmal die Enthemmung von masturbatorischen Gesten und Phantasien, ohne die der analytische Prozeß blockiert wäre. Wenn Verdrängung hier das gleiche ist wie Ich-Lücke, die Beschränkung von Fähigkeiten und eigenen Werten, so bedeutet die Aufhebung der Verdrängung Macht, Selbstgefühl und, vor allem, *Vertrauen* in die eigenen Fähigkeiten und die eigene Zukunft.

»Ich weiß nicht, wie ich es beschreiben soll«, sagt Olga, »der Eindruck, den Ihre Worte auf mich gemacht haben. Ich kann es nicht fassen ... Es ist, als hätten Sie mir eine *Macht übertragen.* Obwohl ich doch letztes Mal ziemlich deprimiert war. Aber als ich vor der Tür stand, habe ich mir im stillen wiederholt, was Sie mir gesagt hatten, und die ganze Angst ist verschwunden. Selten habe ich so viel geweint wie in dieser Woche ... Das ist wie ein unerwartetes Licht ... Und gestern abend habe ich ... nein, ich habe noch nie mit jemandem darüber gesprochen. Kurz, es war wie ein *Erwachen*. Es hat mir Spaß gemacht.« »Jetzt habe ich Lust, mich selbst auszuprobieren. Wissen Sie, ich lächle einfach allen Männern zu, und die reagieren ganz freundlich. Man macht mir Komplimente, ich kann es nicht fassen!«

In der vorangegangenen Sitzung hatten wir uns gemeinsam Gedanken über die Idealisierung gemacht, mit deren Hilfe sie jede erreichbare Realität von sich fernhielt. Es war klar geworden, daß diese Abwehr in die gleiche Richtung lief wie das Verbot der Mutter, die Männlichkeit des Vaters anzutasten. Die Bloßstellung der Imago öffnete den Zugang zum Kern des Problems: der Masturbation. Einige Sitzungen später kommt Olga mit »*einer* ganz kalten Hand« zu mir, die Hand fühlt sich an, als gehöre sie ihr nicht. In diesem Zusammenhang sprechen wir über alle Objekte, deren Berührung die Mutter verboten hatte, insbesondere ihr eigenes Geschlecht. Die »ganz kalte« Hand war nichts anderes als die Demonstration ihres Gehorsams gegenüber den Verboten der mütterlichen Imago. Wenn die Idealisierung des »Penis« auf ihre eigentliche Ursache, die Verdrängung der Masturbation, zurückgeführt werden kann, wird zugleich eine Energie freigesetzt, die, wie wir sehen, die Fähigkeiten des eigenen Geschlechts wiederherstellt. Ich meine das dem Kind geraubte – und jetzt wiedergewonnene – Vermögen, sich mit den Darstellern der Urszene auf allen Organisationsstufen zu identifizieren und die momentane Richtigkeit dieser Identifikationen[3] mit Hilfe der daraus gewonnenen orgastischen Lust zu überprüfen.[4]
Um dem Leser eine konkretere Vorstellung von diesen Thesen zu vermitteln, erscheint es mir angebracht, eine kurze Sequenz aus einer analytischen Kur wiederzugeben. Ida, eine junge Frau ungarischer Herkunft, hatte die Hilfe der Psychoanalyse in Anspruch genommen, um sich von zahlreichen affektiven und beruflichen Schwierigkeiten zu befreien.

»Es versetzte mir einen Schock, als ich sah, daß Jacques das Geschirr spülte. Ich schämte mich, als hätte man ein verborgenes Teil von mir selbst enthüllt. Ich bin nicht imstande, mit Nadeln zu arbeiten, zu flicken oder zu nähen ... Ich schäme mich wegen meines weiblichen Körpers. Ich schämte mich, mitanzusehen, wie Jacques ... wie soll ich sagen? ... eine Frau wurde. Natürlich ist das nicht der Grund, warum er so ist ... Aber wieso war das so beunruhigend?« »Vielleicht, weil ›Frau‹ für Sie nicht die gewöhnliche Bedeutung hat. ›Frau‹ heißt für Sie, ›geschlechtslos‹ sein. Beunruhigend war möglicherweise der

Gedanke, Jacques könne ›geschlechtslos‹ werden.« »Ich weiß nicht. Ich bin ganz verwirrt. Wieso habe ich geglaubt, eine Fackel [ihre Bezeichnung für den Penis], das wäre das Größte, dann hätte man alles. Warum habe ich den Männern diese ungeheure Macht unterstellt? Sind sie wirklich so? Aber nein, sie sind eben nicht so!« »So, wie Sie die Männer beschreiben, kann ich Ihren Neid auf die Fackel jedenfalls verstehen.« »Aber Jacques ist gar nicht so, auch nicht mein Vater oder mein Großvater, niemand ist so. Das war meine eigene Idee. Für meine Mutter waren alle Frauen Feinde. Olivier nicht. Olivier, mein Bruder, konnte ein Freund sein. Er konnte zu den anderen Männern sagen: Seht mal, meine Mutter, sie ist großartig. Sie selbst wurde von ihrer eigenen Mutter im Stich gelassen. Sie glaubte, die Babys kämen durch den Bauchnabel zur Welt. Es stimmt wirklich, was wir letztes Jahr gesagt haben: Das Kind hat ihr keinen ›Unterleib‹ gegeben. Für mich bedeutet das Kind das Leben des ›Unterleibs‹, es ist alles, was man ›untenherum‹ haben kann, alles, was von unten wachsen kann. Dann hatte meine Mutter die Gelbsucht. Im Grunde mußte ich genauso sein wie sie [Erinnerung an einen Traum, in dem sie ein gelblich-oranges Kind gebärt]. Im Grunde mußte ich ihr fast wie ein Feind vorkommen. Aber ich war auch eine Freundin ... Warum hat sie zu mir gesagt: Du wirst nie schön sein, nie so zart und sensibel wie Susanne? Sie hat mich nie vor etwas geschützt, sie hat mir nie wirklich geholfen. Ich habe nie etwas für mich gehabt. Ich habe nie etwas behalten. Meine Objekte habe ich immer verschenkt.«

Offensichtlich ist »Frau« für Ida das gleiche wie »Kastrat«. Die Absicht, den Mann zu kastrieren, rechtfertigt sich durch den Wunsch, das einzige Geschlecht, das männliche Geschlecht mit all seinen »Vorteilen«, selbst zu erwerben. Die Interpretation deutet auf eine doppelte Bewußtwerdung hin: 1. in bezug auf den idealisierten Charakter des begehrten Penis; 2. in bezug auf den subjektiven Charakter dieser Idealisierung. Da sie sich selbst als Quelle jener Bedeutungen erkannt hat, die »Frau« und »Penis« für sie haben, da sie zugleich verstanden hat, daß es sich nicht um absolute, unerschütterliche externe Fakten handelt, kann Ida jetzt über die Bedeutungen hinaus zu der Genese kommen: »meine Mutter«. Weil ihre Mutter in dieser Weise in ihr weiterlebt, muß »Frau« notwendigerweise für sie »Kastrat« bedeuten, »ohne Unterleib«, »Ungeheuer«. Deshalb muß sie auch den Penis idealisieren und begehren. Die unvollständige, leere und frustierte Mutter hat sie entwertet und für ihre eigene Zukunft kastriert. Ida versteht nun, daß sie deshalb nichts für sich behalten kann.

»Arme Mutter, sie fühlt sich sehr alleingelassen. Sie glaubt, daß ich mich jetzt nur noch um mein Baby kümmern werde. Ich habe von einer Schlange geträumt. Sie kroch aus meiner Brust und wollte die anderen stechen. Die Hebamme hat mir gesagt, daß das Kind bald kommen muß. Arme Mutter. Heute hat sie angerufen, aber sie wollte mit Jacques sprechen. Sie muß sehr einsam sein. Im Kinderheim waren nur Mädchen, und dann war noch der gute alte Doktor da. Ich mochte ihn gern. Er gab mir Spritzen. In der Schule waren Mädchen und Jungen gemischt. Meine Mutter schickte mich nie pünktlich zur Schule. Ich mußte immer zu spät weggehen, weil sie nicht alleinsein wollte. Auch die Ferien wollte sie immer überziehen. Sie konnte die Schule nicht leiden. Obwohl die Schule Kraft, Autorität, Regelmäßigkeit und Sicherheit bedeutet. Ich bin gern zur Schule gegangen.«

(Ida hat ernsthafte Hemmungen, ihr Studium fortzusetzen.) Ida dringt noch tiefer in die Bedeutung ihrer Mutterbeziehung ein. Sie begreift jetzt: Wenn sie ihr Kind bekommt, wird die Mutter »arm«. Mutter und Tochter sind untrennbar miteinander verquickt, die eine füllt die Leere der anderen aus.
Es besteht eine Äquivalenz zwischen dem *stechenden* Schlangen-Baby und dem guten alten Doktor, der ihr *Spritzen* gibt: beide sind Lustobjekte für Ida; beide Gefahren für die Mutter. Sie merkt ganz deutlich, daß sie sich mit Hilfe dieser Lustobjekte befreien könnte. So kann Ida sich erklären, warum die Mutter sie hindert, mit der Schule, die für sie eine »Kraft«, eine »Autorität« darstellt, in Kontakt zu kommen. Aus dem gleichen Grund kommt Ida auch zu spät zu ihren Sitzungen. Die »leere« Mutter »ohne Unterleib« muß sie – um ihre Leere zu füllen – als *eigenes* Lustobjekt immer in ihrer Nähe behalten. Kurz gesagt: Entweder autonom sein und *mit* dem Penis genießen, oder aber Zubehör der Mutter bleiben – das ist das Dilemma. (Wenn ich meiner Lust nachgehe, wird die Mutter arm und leer; dieser Gedanke ist mir unerträglich.)

»Ich habe geträumt, daß wir einen kleinen Hund von meiner Mutter haben wollten. Nicht ich, sondern mein Mann. Als ich klein war, machte es mir Spaß, mein Pipi zurückzuhalten. Wenn die alte Haushälterin merkte, daß ich von einem Bein aufs andere trat, schickte sie mich aufs Klo. Komisch, wenn ich mit meinem Mann geschlafen habe, muß ich auch immer ... Man hat mir immer eingeredet, die Mädchen hätten nichts, nichts als ein Loch, wo etwas herauskommen kann. Ein Mädchen darf nichts zurückhalten. Das kleine Bärchen finde ich lustig. Ich habe es für das Baby gekauft, aber im Augenblick behalte ich es für mich. Ich bin eng wie eine Jungfrau. Ich kann mir kein Pessar einführen. Das blutet und fällt ins Klo. Heute gebe ich Ihnen Ihr Geld.«

Sie hat etwas von der Mutter zu fordern: Die Freiheit, ihr »Pipi« im Körper zurückzuhalten, um damit zu spielen und die Lust zu genießen. Schon durch das Reden über diese Dinge beginnt die deprimierende Bindung sich aufzulösen. Ida muß die Mutter beruhigen; sie will sie nicht arm machen, im Gegenteil, sie bezahlt sie sogar, außerdem ist ihr Inneres so eng, daß sie beim besten Willen dort nichts zurückhalten könnte. »Selbstbefriedigung kommt für mich nicht in Frage, für dich besteht gar keine Gefahr, du kannst mich als Anhängsel behalten.« Etwas zurückhalten heißt in diesem Zusammenhang, daß man sich selbst Lust bereiten und sich dadurch unabhängig machen kann. Wichtig ist, daß Idas eigener »Unterleib« langsam »ins Gespräch« kommt.

»Oh, bei der Geburt hatte ich ungeheure Schwierigkeiten, das Kind herauszupressen. Dann habe ich plötzlich an alles gedacht, was wir hier besprochen haben, ich habe ganz laut, ganz laut nach Ihnen gerufen, und dann ging es, die Angst war weg. Ich bin wieder zu spät gekommen, wegen der Küche, wissen Sie. Übrigens arbeite ich nicht mehr. Ich habe mir plötzlich gesagt: Ich bin eine richtige Frau.« »Eine richtige Frau? Was meinen Sie damit?« »Oh, ein paar Kleider, eine Frisur, von Zeit zu Zeit fünf Minuten Ruhe, ein gelungener Rinderbraten. Sie haben ganz recht, es ist etwas Seltsames passiert. Ich sah Jacques an seinem Schreibtisch sitzen; er schrieb. Ich wollte das auch können. Ich war wie ... eifersüchtig. Mein Studium ... ist immer noch meine große Angst. Ich habe noch Berge zu besteigen. [Das bezieht sich auf einen Traum, in dem sie mit ihrer Mutter Berge besteigt. Unter ihnen ist ein Abgrund, »wie fürchterlich«, da ist eine Kiste mit Krebsen, ein dicker roter Krebs.] Meine Mutter in dieser Küche ... schrecklich. An dem Tag hatte ich den Eindruck, zwei Mütter zu haben, eine, die wie immer freundlich lächelt, redet und viele verschiedene Dinge erledigt, die andere, eine unbekannte Frau, ungreifbar und absurd [Anspielung auf eine Szene in der Küche: Bei einer heftigen Auseinandersetzung in der Küche hatte ihre Mutter den Vater verletzt]. Da fällt mir ein, ich habe geträumt, daß ich bei einem Kurzwarenhändler war, der Knöpfe verkaufte. Ich wollte einen Nähkasten haben.«

Ida beruhigt mich: Ich tue ihr wohl, nur mit meiner Hilfe konnte sie ihr Kind herauspressen. Keine Gefahr, daß sie ihre Unabhängigkeit in Anspruch nimmt. Trotzdem fragt sie sich, ob ich ihr wohl eine weitere Lust, die wahre Lust, genau die, die ihre Mutter ihr verboten hat, erlauben werde: das Studium. Kommt gar nicht in Frage, versichert sie: jetzt fühlt sie sich wie eine »richtige Frau«, anders gesagt, wie ein richtiger Kastrat. Das ist aber immer noch besser als eine Befreiung aus dem Besitz der Mutter. Verletzt und ihrer Vollständigkeit beraubt, würde die Mutter gefährlich wie in der Küchenszene. Im übrigen enthält der Verzicht auf die eigene Vollständigkeit, wenn Ida vorgibt, eine »richtige Frau« zu sein, die gleiche Gefahr: Aggressivität und Unbefriedigtheit. Es gibt keinen anderen Ausweg als die totale Hemmung. Studieren, zurückhalten, auch das »Pipi zurückhalten« oder beim Koitus Lust empfinden: das alles sind verbotene Bereiche. Die leere Mutter fesselt Ida an sich. Sie verhindert, daß Ida sich ihr entzieht und sich dieser »Kraft« nähert.

»Ich kann einfach nicht pünktlich sein. Immer komme ich zu spät, wie in der Schule. Ich habe gemerkt, daß Sie letztes Mal leicht verärgert waren. Ich kann jetzt gut mit dem Baby umgehen. Wenn meine Mutter mich nicht zur Schule gehen ließ, habe ich mich geärgert; eigentlich wollte ich meine Wut zeigen, aber schließlich habe ich doch immer den Mund gehalten. Der Gedanke, das Studium wiederaufzunehmen, macht mir Angst. Sie haben mit mir über diesen Traum von dem Berg gesprochen. Ich war mit meiner Mutter, hinter ihr. Ich hatte unheimliche Angst. Unter uns, das war schrecklich, wie das ganze Leben ›unten‹. Ich fürchtete mich auch, herunterzufallen. Übrigens, heute Nacht habe ich geträumt. Ich stehe im Sand oder auf irgend etwas Tonartigem. Es bricht ein, und ich sinke immer tiefer. Ich habe das Gefühl, meine einzige Rettung wären bestimmte Gesten, bestimmte Bewegungen. Ich müßte mich einfach gehenlassen, ohne mich zu sträuben . . . bestimmte, ich weiß nicht, was für welche . . . bestimmte Gesten machen. Am Rande des Loches: irgendein Mann, ich konnte sein Gesicht nicht sehen, ich wußte nicht, wer er ist. Irgendeine indifferente neutrale Person [der Analytiker]. Ich hatte einerseits das Gefühl, er würde mich retten, andererseits kam er mir zu schwach vor, als könne er nichts für mich tun. Ich sank immer tiefer ein und suchte immer noch nach diesen Gesten, ich mußte sie unbedingt wiederfinden. Aber schließlich war es gar nicht so schlimm, ich dachte, ich würde es trotzdem schaffen. Ich weiß nicht mehr, ich weiß nicht mehr. Es war ähnlich wie die Geburt.«

Der »Traum vom Berg« (sie steht mit ihrer Mutter auf dem Gipfel, unten: Abgrund und Krebs) erinnert sie jetzt an einen anderen Traum, der nicht so lange zurückliegt: dieses Mal ist sie »unten« und mit einem Mann zusammen; sie wagt Explorationen. Sie geht ins Innere (wie das Baby in ihrem Körper). Sie kann sich sogar vorstellen, sich mit dem Penis, der in sie eingedrungen ist, zu identifizieren. Sie ist beruhigt; für ihn besteht keine Gefahr, er könnte es sogar genießen. Wie die masturbatorische Verdoppelung bedeutet das In-sich-Eindringen, das Sich-nach-»innen«-Ziehenlassen, schon ein Fürmöglichhalten der Beziehung zum Mann. Die Mutterbindung, die »unten« als einen »Abgrund mit Krebsen« erscheinen läßt, kann vom »Gipfel des Berges« aus überwunden werden. Die orgastische Seite des Traumes kommt einige Sitzungen später deutlicher zum Ausdruck. »Es war ähnlich wie die Geburt«, wo das Kind sich von der Mutter trennt. Diese Trennung findet zugunsten eines Orgasmus durch Immission statt. Von diesem Augenblick an verfügt Ida selbst über die Puppe, die sie für die Mutter war; künftig kann sie diese Puppe manipulieren und sich einem neuen Problem zuwenden, der genitalen Beziehung.

»Ich kriege panische Angst, wenn Jacques mich festhält. Ich mußte an den Innenflur in Ihrem Haus denken. Ich bin beim Gynäkologen gewesen. Dieses Mal hatte ich gar keine Angst. Ich war ganz entspannt. Wenn Jacques mich so festhält, daß ich mich nicht losmachen kann, trete ich mit den Füßen. Ich kann es nicht ausstehen, wenn mich jemand festhalten will. Wenn er mich streichelt, das hab ich gern, aber trotzdem überfällt mich diese Panik. Ich denke dann an etwas Anderes [an ihren Geburtsort, wo ihre Mutter wohnt]. Als Kind war ich häßlich. Das war meine eigene Schuld. Ich sagte mir: Ich werde das durch einen starken Willen kompensieren, durch die Kraft zu arbeiten. Vom vielen Weißbrotessen wurde ich dick. Das Vergnügen war mir wenigstens erlaubt.« »Anstatt eines anderen, das verboten war?« (Ida lacht) »Ich verstehe, was Sie meinen. Im Grunde wollen Sie sagen, daß ich vor Ihnen genausoviel Angst habe wie vor Jacques. Vielleicht komme ich deshalb immer zu spät?«

Die Mutter ist jetzt mit einem »Innenflur« ausgestattet, ihr Körper ist nicht mehr leer. Ida kann nun von ihrem eigenen Innern sprechen. Die »Frau ohne Unterleib« droht nicht mehr, sie an sich zu ketten. Sie versucht nun in der Übertragung, ihre panische Angst vor dem Geschlechtsverkehr zu verarbeiten.

»Für meine Mutter war ich eine Anziehpuppe. Ich schäme mich bei dem Gedanken, daß ich zu Hause [bei ihrem Vater] splitternackt im Wald spazierengegangen bin. Jaques sagt auch, daß ich ihm ausweiche, genau wie Sie. Obwohl ich ihm so manche Szene mache, ist er immer nett zu mir ... Ich ging von ihm weg, weil ich auf dem Teppich schlafen wollte. Er kam mir nach, und schließlich haben wir beide auf dem Teppich geschlafen. Ich sehe mir gerade die Gegenstände in diesem Zimmer an. Als ich klein war, konnte ich es im Bett nicht aushalten. Ich fand es langweilig. Ich sah mir lange die Gegenstände in meinem Zimmer an ... Für meine Mutter, ja, eigenartig ... war ich ihre Puppe. Manchmal wünscht sie, ich wäre ihre Mutter. Wenn ich bei ihr bin, verschwinde ich, ich darf nicht als Ich existieren. Sie will unbedingt, daß ich mich um sie kümmere, nur um sie. Sie hat mich angerufen. Ich habe ihr gesagt, daß ich krank und müde bin, daß ich eine Gebärmutterentzündung habe. Mein Baby finde ich eigentlich ziemlich komisch. Es paßt beinahe in einen Korb. Seltsam. Mit dem Pessar kann ich jetzt schon ziemlich gut umgehen, aber ich habe noch ein bißchen Angst. Ich habe Jacques gesagt, daß es blutet ... und daß es innen nicht gut ist. Heute nacht habe ich geträumt. Übrigens ... ich werde Ihnen diesen Traum nicht erzählen. Ich werde Sie schmachten lassen, Sie warten lassen, auf nichts. Es passierte in den Galeries Lafayette. Wir waren mit Jacques dort, um Vorhänge zu kaufen. Wir waren in der 5. Etage. Plötzlich brannte es, Feuer, Rauch. Jacques ging rauf in die 6. Etage. Es war besser, nach oben zu gehen als nach unten. Bei einem Brand hat Jacques wirklich einmal den Feuerwehrmann gespielt. Eine Freundin von mir hat gesagt: Ich brenne beim Geschlechtsverkehr. Ich habe mir Gedanken gemacht, warum er nach oben gegangen ist. Ich bin in der unteren Etage geblieben. Ich bin ohnmächtig geworden. Es war genau das gleiche Gefühl wie in dem Traum, wo ich immer tiefer in den Sand versank. Warum habe ich das geträumt? Jacques streckt mir manchmal die Zunge raus, das ist scheußlich. [Wir analysieren gerade ein Problem, das mit der Fellatio zu tun hat.] Es tut gut, daß ich darüber reden konnte. Sie haben keine Angst vor Feuer.«

»Es war das gleiche Gefühl«, aber nicht mehr das gleiche Symbol. In ihrem Traum vom »Abgrund« dringt sie selbst in sich ein, in ihrem Traum von »Brand« stellt sie sich vor, daß sie die Zunge (Penisfunktion) des Mannes in sich einführt und keine Angst vor dem »Feuer« (Fackel: Bezeichnung des Penis in ihrer Kindheit) hat, wie sich auch der Analytiker, der hier die väterliche Imago repräsentiert, nicht vor Idas »innerem Feuer« fürchtet.

»Ich will nicht mehr bei Ihnen bleiben, ich gehe weg! Ich habe übrigens einen reduzierten Preis bei der SNCF bekommen.« »Sie haben mich reduziert. Damit ich über nichts mehr verfüge, was von mir zu Ihnen gelangen könnte. Man hat Ihnen schon immer geraten, dem Vater nichts wegzunehmen!« »Ich habe etwas geträumt, von Brigitte Bardot und mir. Ich hatte einen kindlichen Wutanfall, habe mit den Füßen gestampft und geschrien: Ich will es haben! Ich will es haben! Es ging um ein Kleid. Ich denke an meinen Vater am Strand. Er hatte etwas in der Hose, und deswegen durfte ich nicht mit ihm spielen, es kam gar nicht in Frage.« »Kam auch BB in der Hose nicht in Frage?« »Oh, mir ist etwas passiert. Ich habe einen Vogel gekauft und ihn mit nach Hause genommen. Bald war er tot. Es war schrecklich. Ach ja, am Strand habe ich mir gesagt: Zum Spielen dürfte er das nicht in der Hose haben. Wenn von der Scheidung gesprochen wurde, hat man mir immer gesagt, mein Vater würde mich vielleicht entführen, und ich müßte mich bei meinen Großeltern verstecken, sie würden mich schützen. Der arme kleine Vogel, ich wollte ihm doch ein schönes warmes Nest machen.« »Eigentlich haben Sie große Lust, dem

›Vogel‹ ein warmes Nest in Ihrem Körper zu machen. Aber Sie fürchten, daß er sich in Ihrem Innern nicht wohlfühlen wird. Deshalb ist es besser, wegzugehen statt näherzukommen. Hat man Ihnen nicht geraten, sich vom Vater fernzuhalten? Vielleicht war mit einer Begegnung eine Gefahr für Sie und für ihn verbunden?«

Unfehlbar tritt das Verbot der Mutter genau in dem Augenblick in den Vordergrund, in dem der Wunsch Gestalt annimmt: »Für dich kommt BB nicht in Frage.« Ida »reduziert« den Penis des Vaters, so daß er unbrauchbar wird. Sie schützt sich auf diese Weise vor dem Wunsch, ihn zu ergreifen und in sich einzuführen. Die Vorstellung von der Gefahr und die Gedanken an das Verbot der Mutter tauchen gleichzeitig auf. Die Interpretation bezieht sich auf diese Bewegung.

»Ich habe mich zu meiner Mutter zurückgezogen. Ich war krank. Ich mußte brechen. Meine Mutter hat sich immer geweigert, mich in ihre Küchengeheimnisse einzuweihen. Sie ließ mich nur Zwiebeln schneiden und Petersilie hacken. Hacken und schneiden, sonst durfte ich nichts. An die Kochkunst ließ sie mich nicht heran.« »Sie hat Ihnen ja auch die Kunst nicht beigebracht, dem Vater näherzukommen.« »Heute Nacht habe ich geträumt. Vom Kino. Und auch vom Büro. Langweilig und angenehm. Da war eine Arena ... Der Löwe sollte im Innern sein, aber in Wirklichkeit war er draußen. Er lief, lief um die Arena herum ... Ich war mit einem Freund zusammen und bat ihn, mich zu schützen. Ich war neben ihm, wir liefen auch. Der Löwe lief in der gleichen Richtung wie wir. Er war wie ein Mann. Komisch. Ich drehte mich um und sah, daß er tanzte, daß er Sprünge machte, er machte Spagat in der Luft ... Ich habe mich vorgestellt, wegen der Bewerbung. Es war ganz schön aufregend, vor etwa 50 Leuten zu reden. Aber ich habe es gemacht. Wieviel schulde ich Ihnen für diesen Monat? Ich hatte wirklich Lampenfieber, ich wagte nicht zu sprechen. Ich möchte Ihnen etwas sagen ... Wissen Sie, ich habe immer gedacht, in mir wäre alles tot, vollkommen tot. Und jetzt, jetzt habe ich etwas gefühlt ..., daß meine Vagina empfinden kann. Nicht zu fassen! Ich habe gemerkt, daß ich Lust empfinden kann. Vorher hatte ich große Angst. Jetzt kommt ›es‹. Ich kann nicht einmal Angst haben. Doch. Ich fühle, daß ›es‹ kommt, daß es schon da ist. Ich weiß nicht. Mit Jacques spreche ich nicht darüber. Ich habe den Eindruck, daß er Angst hat. Wenn sich das nicht löst, müßte er eine Analyse machen. Komisch, ich spreche mit Ihnen, als wären Sie gar nicht da. Es kommt mir vor, als hätte ich gar nichts zu sagen.« »Denken Sie vielleicht, daß Ihre Lust mir Angst macht?« »Ich verstehe nicht, wieso ich plötzlich an Mutter und Vater denken muß, und auch an die Deutschen. Mutter war immer ärgerlich, wenn er mich besuchen kam. Sie war eifersüchtig. Es war immer, als könnte etwas passieren, wenn Vater mir die Hand hielt. Die Leute waren feindselig. Obwohl er sehr schön war. Aber alle wußten, daß sie sich scheiden lassen wollten. Ich habe auch gedacht, daß ich von einer Mutter und einem Vater stammen könnte, die gar nicht zusammen waren ... Dann hatte ich Angst, Mutter könne etwas zustoßen. Vielleicht ist sie unglücklich. Ich fühle mich glücklich ... Vor einem ganz bestimmten Verhalten meiner Mutter hatte ich fürchterliche Angst. Ich stellte mir vor, wie sie sich meinem Vater gegenüber verhielt, wütend und schreiend; sie warf ihm unerträgliche Dinge an den Kopf. Ich hätte alles getan, um das zu vermeiden. Sie ist nie so glücklich gewesen wie zu der Zeit, als ich in der Klosterschule war. Aber jetzt, ich weiß nicht, ich nehme es ihr nicht mehr übel. Trotzdem war ich in der letzten Zeit voller Haß. Das läßt nach. Ich glaube, ich bin nicht für sie verantwortlich. Ich denke etwas Dummes: Ich habe ein schönes Baby, und Sie, Sie haben keins. Vielleicht stimmt das gar nicht, ich weiß nicht recht. Auf jeden Fall denke ich es ... und ich habe Mitleid. Das ist albern. Ich möchte wissen, wieviel ich Ihnen schulde.« »Für das Baby?« (Ida lacht) »Nein, so habe ich es nicht gemeint. Komisch, als würde es mir jetzt Spaß machen, Ihnen etwas wegzunehmen ... Wirklich albern, solche Geschichten ...«

Nachdem das Hindernis beim Namen genannt ist, kann der Einverleibungswunsch formuliert werden. Das komplexe Symbol vom »Löwen« (menschenfressender Mann) verdichtet das Bild des Penis (Lust-Objekt) und die Liebesgesten von Mann und Frau zugleich (die »Sprünge; der »Spagat«). Der Wunsch, durch das Einführen des Penis zum Orgasmus zu kommen, sucht nach Integration (der Löwe »läuft ihr nach«). Aber sie schafft es noch nicht ganz: der Löwe bleibt »draußen«. Der Wunsch präzisiert sich (*mit* dem Penis Lust zu empfinden), aber Ida fürchtet sich, weil sie allmählich orgastische Gefühle empfindet, von denen in der vorhergehenden Sitzung die Rede war. Wenn sie diese Gefühle zuließe, würde das den Bruch der Mutterbindung bedeuten. Frustriert und verletzt könnte die Mutter die Situation umkehren und die Tochter verletzen, so wie sie einst den Vater verletzt hat. Wie dem auch sei, schon die Tatsache, den Ausweg zur orgastischen Lust für möglich zu halten, erlaubt Ida, die Wiederaufnahme ihrer bislang gehemmten beruflichen Tätigkeit ins Auge zu fassen.

»Ich kann nicht mehr schlafen. Auch heute habe ich die ganze Nacht nicht geschlafen. Als hätte ich etwas Besseres zu tun, als zu schlafen. Trotzdem habe ich geträumt. Neben dem Schwimmbad war eine Art Bordell. Dort war eine Frau, eine Prostituierte. Sie war ziemlich sympathisch, gar nicht boshaft. Es war heiß. Ich hatte große Lust zu baden. Sie nicht. Schließlich gab sie doch nach. Plötzlich tauchten vier Männer auf, es war scheußlich. Ich sollte ... die ›Dienste des Hauses‹ übernehmen. Ich war entsetzt, wir gingen weg. Dann war ich im Zug. Ich habe gesagt: ich brauche Hilfe, man will mir etwas

Schreckliches antun. In dieser Situation war ich sehr gerissen: Ich wandte mich an einen Soldaten und sagte ihm, daß es seine bürgerliche Pflicht sei, mir zu helfen. Er gab mir eine Telefonnummer. Ich kann mich nicht mehr genau erinnern, aber ich glaube, am Ende ging doch alles schief. Oh, ich bin wahnsinnig müde. So müde, daß ich meine nächste Umgebung nicht mehr erkennen kann. Wieviel schulde ich Ihnen? Mein Mann hat gesagt, ich sei sehr intelligent. Das hat mir gut getan, es kam mir vor, als hätte man mich von außen beruhigt. Ich weiß nicht, warum ich meine, daß Frauen nichts wert sind. Immer sind es Männer, die die Dinge in die Hand nehmen und erledigen. Oh! Ich habe mich in den Finger geschnitten. Gestern hat es den ganzen Tag geblutet. Ich weiß überhaupt nicht, wie es dazu kam. Mit einem Messer? Es hat wahnsinnig geblutet. Wieso? Wie ist mir das passiert? Ich bin ganz schläfrig. Ich hatte auch überhaupt keine Lust, mich zurecht zu machen, mich anzuziehen. Wieviel bekommen Sie denn für diesen Monat, ich vergesse es immer, ärgerlich.« »Im Augenblick glauben Sie, daß Sie mir für die Lust, die Sie sich durch Ihr Körperinneres verschafft haben, einen Finger schulden.« »Am Strand war ich immer allein. Die anderen Kinder hatten ihre Eltern, ich war allein, immer.« »Sind Sie ganz sicher?« »Ah, Sie haben recht, an jenem Tage nicht ... Da fällt mir ein, im Traum kam der gleiche Strand vor, wo ich Vater gesehen habe.«

Aufgrund von Schuldgefühlen versucht Ida, die Entwicklung rückgängig zu machen. »Siehst du«, sagt sie zu mir, »ich habe mir nichts eingeführt, ich habe nichts gemacht, übrigens haben Frauen auch gar nichts, sie haben keinen ›Unterleib‹, du hast also nichts zu befürchten, ich bleibe deine Puppe.« Zwischen Penis und Finger bildet sich eine Äquivalenz. Wie kam es dazu, daß sie sich in den Finger geschnitten hat? Sie ist überzeugt, daß die Mutter über diese Verletzung Auskunft geben kann. Ist sie es nicht, die Ida daran hindert, sich den Finger-Penis einzuführen und sich von ihr zu befreien? Da aber dieser »Finger« (ihr Lustobjekt) von der Mutter vorenthalten wird, bedeutet das Schneiden schon ihren Wunsch, sich dem Besitz der Mutter zu entziehen, obgleich dieser Wunsch hier noch in selbstzerstörerischer Form zum Ausdruck kommt.

»Heute Nacht habe ich vom Tod meines Vaters geträumt. Wir waren in C ... In Wirklichkeit habe ich schon seit einiger Zeit keinen Brief mehr von meinen Eltern bekommen. Vaters Tod könnte ihr Schweigen erklären. Er war im Auto. Mutter war bei ihm. Noch ehe er beim Totendenkmal ankam, wurde ihm übel. Er konnte kaum noch fahren. Muter bat einen anderen Mann um Feuer. Ein Zeichen dafür, daß es ihm nicht gut ging. Ich sagte mir: Er müßte aufpassen. Dann war er tot. Ein Herzanfall. Aber es war gar nicht traurig. Kaum eine Regung, wie damals, als meine Großmutter starb. Vielleicht sogar ein heftiges Gefühl, aber es war mir fremd. Es hatte auf jeden Fall nichts mit dem zu tun, was ich verstehen konnte. Es war eher ein Gefühl von Scham. Im Traum mußte ich dann die Stadt verlassen. Meine Mutter war bei mir. Ich wollte gehen, aber sie hielt mich fest. Immer die gleiche Erpressung, Nervenzusammenbrüche... Ich sagte mir, es wäre besser, nachzugeben: Ich war mir nie sicher, was passieren würde. Als ich von Vaters Tod erfuhr, gab es keinen Zweifel mehr. Ich dachte an Mutter und sagte mir: Er hat sehr gelitten, aber jetzt ist alles klar. Um einen Toten braucht man sich keine Sorgen mehr zu machen. Ich habe immer weniger Angst vor dem Tod. Ich habe wieder angefangen zu arbeiten, zu lesen, nachzudenken... Das ist wichtig. Dann bin ich zu dieser Versammlung gegangen. Ich hatte Lust, etwas zu sagen, aber ich habe es nicht getan. Ich warte auf das Ergebnis meiner Bewerbung. Dann hätte ich Zeit für mein Studium gewonnen. Mein Vater, der arme, er wurde ständig von meiner Mutter bedroht, immer in Gefahr, verlassen zu werden. Ich habe auch geträumt, daß es überall brennt: links, rechts, unten, oben, vorne, hinten. Komisch.«

Sie läßt den »Vater«, »das Feuer der Mutter«, »sterben« und befreit ihn von der Mutter. Dieser Vater ist zugleich Ida selbst, die, wie er, unter dem Zwang und den Drohungen gelitten hat, verlassen zu werden. Idas Wunsch nimmt Gestalt an; sie will sich von der Mutter losreißen und jetzt sogar ihre eroberte Autonomie in Form der ödipalen erotischen Lust in Anspruch nehmen. Unterdessen tun die Schuldgefühle ihre Wirkung, und der zweite Teil des Traums zeigt Ida erneut als Komplement der Mutter. Trotzdem läßt ihre Angst vor dem Bruch mit der Mutter nach. Sie hat vor, ihre Aktivitäten wiederaufzunehmen und besetzt alles, das heißt: ihren ganzen Körper, mit »Feuer« (»Feuer ist das Leben«).

»Ich komme schon wieder zu spät. Gestern war unser Hochzeitstag. Ich habe Jacques eine Pfeife geschenkt. Letztes Jahr habe ich Ihnen kaum etwas von meiner Hochzeit erzählt, ich mußte es Ihnen verschweigen, es gewissermaßen stehlen. Ich bin wirklich erleichtert. Es ist nicht mehr so wie früher, obwohl immer noch einiges zu tun bleibt. Und dann habe ich immer darauf gewartet, daß Sie Entscheidungen treffen. Jetzt entscheide ich selbst. Heute nacht habe ich etwas Komisches geträumt. Zu Hause fand eine Art von para-politischer Zusammenkunft statt. Etwas Verdächtiges. Mein Mann war gegenüber im Nachbarhaus. Ich wollte mich gerade kämmen und suchte einen Spiegel. Ich mache die Tür zum Badezimmer auf und mich packte das Grausen! Ich sah meinen Schädel. Obendrauf waren noch einige Haare... wie eine Bürste... ein paar spärliche Haare. Im Nacken waren kaum noch Haare. Sie fielen ab, wie verbrannt. Es war abscheulich, häßlich... Ich rief um Hilfe: Beeilt euch! ›Ja, sagte man mir, das ist eine ernste Krankheit. Sie muß sofort behandelt werden.‹ Ich ging zu meinem Mann ... Ich sagte ihm: Das ist wahnsinnig gefährlich, eine Katastrophe, aber er verstand kein Wort. ... Als ich zehn Jahre alt war, habe ich gedacht: Was würde geschehen, wenn sie stürben und ich ein Waisenkind wäre? Auch heute noch liegt mir viel daran, Eltern zu haben ... Ich habe von einer früheren Freundin geträumt, ich habe sie fest umarmt. In meinen Beziehungen zu Frauen ist noch lange nicht alles klar. Ich bin froh, zu wissen, daß das Feuer Ihnen keine Angst macht, das bedeutet, daß ich leben kann. Ich habe nämlich entdeckt, daß die Leute in Wirklichkeit gar nicht leben. Sie sind ausgelöscht. Mein Mann ist ein schwelendes Feuer. Er hat viel Vertrauen zu mir. Ich habe Lust zu sagen, ich bin glücklich, aber sofort denke ich an eine Katastrophe.«

»Sich kämmen« und »sich berühren«, das heißt, sich masturbieren, bedeuten Gefahr und Bedrohung für sie selbst und für die anderen. Der Sinn des Traumes wird sich später aufklären: Ida versucht, die Erinnerung an eine bestimmte Szene wiederzubeleben. Die Vorstellung von der Masturbation impliziert den Wunsch, sich durch den Tod beider Eltern zu befreien. Die »Zusammenkunft« bedeutet: Wenn man sich berührt, realisiert man eine Zusammenkunft mit sich selbst, ähnlich wie wenn die Eltern sich beim Geschlechtsakt vereinigen.

»Ein Freund hat mir einmal gesagt: Du brauchst lange, bis du dich in Bewegung setzt; wenn es aber einmal soweit ist, hält keiner mehr mit. Ich habe von einer Lokomotive geträumt, und von einem Kind, das von Entführern bedroht wird. Der Zug fuhr zwischen dem Strand und den Badenden entlang. Man mußte die Gleise überqueren. Ich denke an einen Löwen, der jemanden in den Arm gebissen hat, der ihn streichelte ... Ich habe Angst vor Jacques. Ich hatte schon immer ungeschickte Hände. Wenn ich nähe, steche ich mich und schneide mich in den Finger. A propos, wieviel schulde ich Ihnen?« »A propos was?« »Ich weiß nicht, ich kann Schulden nie zusammenrechnen. Es wäre mir lieber, Sie würden es mir sagen. Ich mag nichts mit Geld zu tun haben. Das ist ein Privileg meiner Mutter. Sie verwaltete die Kasse. Die Schublade aufmachen, das Geld anfassen ... für mich ist das, wie wenn ich Feuer berühre!« »Die Fackel?« (Ida lacht) »Seltsam. Es macht mir Spaß, daran zu denken, daß Sie letztes Mal, als ich nicht gekommen bin, auf mich gewartet haben. Vielleicht haben Sie Minute um Minute auf mich gewartet, es ist ja meine Stunde, meine Sitzung, niemand kann an meiner Stelle kommen. Und daß Sie ... daß Sie an mich gedacht haben. Aber, wenn ich wieder gesund bin ... ich meine, wenn wieder alles in Ordnung ist, wenn ich wieder arbeite und mein Studium weitermache, was soll dann aus Ihnen werden?« »Wird meine Kasse leer sein? Wird mein Zimmer leer sein?« »Ach ja, genau, mein Mann hat jemandem ihre Adresse vermittelt. Weil er meint, daß Sie gut sind, und das ist selten. Ich weiß nicht, was ich davon halten soll.« »Daß mich das ausfüllen wird? Daß es mich trösten wird?« »Ich weiß nicht. Es ist das erste Mal in meinem Leben, daß ich wirklich etwas für mich habe.«

Wenn die Autonomie, die Selbstverarbeitung und die Identifikationen einen masturbatorischen Kontakt mit dem eigenen Geschlecht begünstigen, gerät dieser Kontakt unter den Einfluß starker Schuldgefühle analen Charakters. Es ist Aufgabe der Mutter, die »Kasse«, zu verwalten, sie zu füllen und zu leeren. Ihr verpflichtet sich Ida, die Macht ihrer Finger, die sie einen Augenblick mißbraucht hat, zurückzugeben. Damit kehrt sie vollständig in ihre alte Situation als beherrschtes Objekt zurück.

»Es ist ungeheuer! Was halten Sie von einer Person, die ihr Baby auf den Mund küßt? Ich habe mir gesagt, ich muß es Ihnen sofort erzählen. Ich war wie verdammt, ich meine, in meinem Traum. Da war ein totes Gewässer mit dicken Würmern. Man mußte sie essen, oder ... wenn man sie aß, mußte man sterben? Wir waren bei meinen Großeltern. Ein grausiges Bild. Dicke, dicke Würmer, sie erinnern mich an dieses Hackfleisch, das schlecht geworden war, weil ich es in einem Plastikgefäß gelassen hatte. Es war voller Würmer. Ich war in der klassischen Situation der Frau, die ihre Angst nicht zeigen will. Mein Mann, der genauso angeekelt war, spielte den Helden. Schließlich habe ich meine Fassung wiedergefunden. Ich stellte den kleinen Topf in einen großen und brachte ihn zur Mülltonne. Beinahe wäre ich ohnmächtig geworden. Aber ich wollte unbedingt meinen Mut beweisen. Vielleicht ist es blöd von mir, aber stellen Sie sich vor, dann habe ich diesen Traum interpretiert. Ich kenne mich in der Psychoanalyse gar nicht aus, ich habe auch nicht darüber nachgedacht, es ist mir spontan eingefallen. Auf jeden Fall habe ich interpretiert. Ich habe mir gedacht, ich hätte sicher Angst, die Leute könnten beim Geschlechtsverkehr sterben. Das gibt es wirklich, wissen Sie, in den Zeitungen ... schließlich ist ja auch, ich weiß nicht mehr wer, ein Präsident oder irgend jemand auf diese Weise gestorben. Es ist dumm, seine eigenen Träume interpretieren zu wollen.« »Warum sollte das dumm sein?« »Weil ich von der Psychoanalyse keine Ahnung habe, und außerdem ist das Ihre Arbeit ... Im Grunde ist das genauso wie mit Mutter. Sie sagt mir immer: Du bist dumm, man könnte meinen, du hättest ein Brett vorm Kopf. Sie wollte immer, daß ich abhängig von ihr bin, daß ich sie unbedingt brauche. Eigenartig, dieser Traum bei den Großeltern. Ich merke, daß die Küche besonders wichtig ist. Ich denke an meinen Großvater, in der Küche, als ich dort wohnte ... reichte ich ihm gerade bis zu seinem ... so daß mein Gesicht ... ach, diese Dinge sind einfach schrecklich ...« »Daß Sie mit seinem Penis das gleiche machen konnten wie mit Ihrem Baby?« »Ah, da fällt mir ein, ich habe noch mehr geträumt. Von einem winzigen kleinen Baby, kaum größer als mein Kugelschreiber. Es war in einem durchsichtigen Etui, und ich konnte es mir überall hinstecken. In die Tasche, in die Schublade, oben, unten, von vorn und von hinten. Das war lustig!«

Idas Schuldgefühle drücken sich nicht mehr in einfachen Hemmungen aus. Sie begnügt sich jetzt damit, der Imago etwas zu demonstrieren. Trotz des auf den ersten Blick deprimierenden Traumes nimmt sie sich das Recht, über sich zu verfügen – und das auch auszusprechen –, »sich zu kämmen«, »sich Interpretationen zu geben«, »sich das Baby einzuführen«, »den Wurm zu essen«. Das bedeutet zugleich eine Introjektion der Funktion des Analytikers. Hier sehen wir eine wichtige Veränderung der mütterlichen Imago.

[Es geht um die »Entführung« eines Mädchens auf der Straße.] »Mir wird schlecht davon, ein eigenartiges Gefühl. Es erinnert mich an irgend etwas in der Küche. Diese Küche quält mich. Ich habe etwas geträumt, man tanzt, ich lasse mich auffordern, dann verwandelt sich der Saal in ein Amphitheater, ich sitze. Plötzlich wird das Amphitheater zu einer Küche. Eine Frau hält mir einen Krebs hin. Etwas Gallertartiges, fast Ekelhaftes, ich soll es essen. Ich zögere. Dann nehme ich es an. Ich schneide mir ein kleines Stückchen ab und gebe ihr den Rest zurück. Im Grunde habe ich mich bei den Ordensschwestern prostituiert. Gestern abend habe ich eine Szene gemacht. Ich habe gesagt, man muß den Leuten das Recht lassen, dumm zu bleiben, wenn sie es nicht anders wollen. Warum ich das gesagt habe? Alle verachteten meinen Vater, ich war die einzige, die ihn liebte. Im Grunde stand meine Mutter wohl unter dem Einfluß ihrer Eltern ... Diese Frau ... was die für Geschichten über meinen Mann verbreitet hat ... Ich habe geträumt, ich hätte Zwillinge, im Traum hatte mein Baby einen beweglichen kleinen Penis, man konnte ihn abmachen und wieder dranmachen, man konnte daran herumspielen. Mit meinem Mann habe ich mich noch nie so gut verstanden wie jetzt; trotzdem bin ich eifersüchtig, ich habe Angst, irgendeine Frau könnte ihn mir wegnehmen.« »Vielleicht gerade deshalb, weil Sie sich wohlfühlen?« »Ich habe auch Angst, das Haus könnte brennen. Ich habe Angst, meinen Mann zu verletzen. Ja, ich habe Angst, ihn zu verletzen.« »Wie Ihre Mutter, die Ihren Vater in der Küche verletzt hat?« »Sie müßten mit meinem Mann eine Analyse machen.«

Eine neue Schwierigkeit taucht auf. In der Phantasie kann sie nun schon eine Lösung von der Mutter realisieren, indem sie ihre anale Macht in den Masturbationsakt introjiziert; aber es fällt ihr schwer, diese Macht, die sie als Gefahr für den Partner erlebt, mit allen Implikationen wahrzunehmen. Die Imago beinhaltet einen gewissen Widerspruch. Deshalb akzeptiert Ida nur eine partielle Introjektion: sie teilt den Krebs. Doch erst die totale Introjektion des Krebses könnte zur Aufhebung der Hemmungen beim »Tanzen« und »Studieren« führen (objektgebundener Orgasmus und intellektuelle Aktivität). Genau darin – und deswegen – besteht der Widerspruch; sie müßte gleichzeitig die gewalttätige, aber frustrierte Mutter sein, die zwar »schneidet«, aber »nichts ißt« (die sich selbst keine Lust bereiten kann). Beinhaltet die Gewalt gegenüber ihrer Mutter nicht die Kastration ihres Genitalobjektes?

»Ich suche das Geheimnis der anderen. Wie sind sie? Was tun sie? Na ja, sie merken vielleicht, daß meine Schuhe nicht geputzt sind und daß mein Rock klemmt. Als junges Mädchen wünschte ich mir, daß mich alle ansehen und alle sich in mich verlieben. Ich wollte gesehen werden, angesehen werden. Auf diese Weise wird man zur Schauspielerin. Auf dem Weg hierher habe ich im Bus über die Russische Revolution gelesen. Gestern ist Jacques weggefahren; er macht eine Reise. Ich habe mich mit einer Schere in den Finger geschnitten. Mutter pflegte mich nicht gern. Du darfst nicht krank werden, sagte sie. Ich glaube, ich hätte Lust auf Kamille oder einen Tee. Wenn Mutter und Vater abends ins Bett gingen, hatte ich oft Bauchschmerzen. Sonntags, wenn ich mit Vater zusammen war, war ich glücklich. Jacques Mutter ist krank, sie hat vielleicht etwas am Uterus.«

Jacques Abreise rückt in die Nähe der Küchenszene. Dieses Mal hat sie die Schere genommen und Jacques von der Mutter »abgeschnitten«. Von da an: Schuldgefühle, Selbstverstümmlung, Angst vor Krankheiten. Dennoch wird die ödipale Bewegung klarer.

»Ich kann nichts schlucken. Ich mache eine Diät. Vielleicht habe ich einen Ulcus oder irgend etwas anderes am Magen. Ich müßte mich röntgen lassen. Als ich klein war, habe ich micht nie beklagt! Nie!« »Auch dann nicht, wenn Sie in Ihrem kleinen Bett lagen?« »Doch, im Grunde habe ich oft geweint. Heute nacht habe ich geträumt. Ein Berg: innen drin waren wertvolle Schätze, alte Steine, es war ein sehr, sehr harter Berg. Jacques ist hineingegangen.«

Ida kann die nächtliche Intimität ihrer Eltern nicht »schlukken«. Der Traumberg (Mutter) birgt wertvolle Schätze in seinem Innern. Nach Idas Auffassung will sie gar nicht eindringen und sich diese Werte aneignen, ganz im Gegenteil, sie scheint Jacques an den »Berg« zurückzugeben. Aber es ist klar, daß sie in Wirklichkeit aus ihrem Mann einen heimlichen Verbündeten macht, der sich des »Wertes« bemächtigen und ihn ihr geben kann.

»Ich bin wegen meines Magens zum Arzt gegangen. Deshalb bin ich nicht zu Ihnen gekommen. Diesen Monat habe ich wenig Geld. Die Analyse wird mir allmählich zur Last.« »Es ist Ihnen lästig, offen zuzugeben, daß hier einige ›Werte‹ für Sie zu holen sind. Deshalb glauben Sie, Sie müßten krank, schwach und arm sein. Wenn Sie arm sind, läuft das schließlich darauf hinaus, daß ich arm werde, weil ich nicht bezahlt werde.« »Das stimmt, ich weiß auch überhaupt nicht, was mit mir los ist. Ich bin aufgeregt und aggressiv und weiß nicht, warum. Mein Mann, ich liebe ihn wirklich, wissen Sie, und doch bin ich immer so häßlich zu ihm. Ich bin mir nicht sicher, wozu ich imstande wäre, was ich ihm alles antun könnte.« »Wenn Sie wütend auf sich selbst sind, tun Sie sich ja auch etwas an: Sie stechen, schneiden und verletzen sich, Sie verweigern sich die Nahrung, die intellektuelle Nahrung und die Liebe. In Ihrer Wut haben Sie vielleicht Lust, einer anderen Person das gleiche anzutun.« »Bei den Nonnen ... gab es überhaupt keinen Spiegel. Ich konnte mich nie im Spiegel betrachten.« »Im Traum haben Sie es getan.« »Ach ja, damals, als meine Haare verbrannt waren?« »Ja, als Sie das Gefühl hatten, irgend etwas sei ›verdächtig‹.« »Ich erinnere mich genau. Bei den Nonnen konnte ich mich nie von oben bis unten waschen. Ich meine, ich mußte es Stück für Stück machen. Das war lächerlich. Untenherum habe ich mich nie angeguckt. Seltsam. Wenn mein Arm nachts zwischen Matratze und Wand herunterhängt und den Teppich berührt, habe ich immer das Gefühl, jemand könnte ihn abschneiden oder hineinbeißen – obwohl es doch unten weich und seidig ist. Oft ziehe ich ganz plötzlich den Arm zurück, so komisch kommt mir das vor.« »Was unten ist, ist gefährlich.« »Da fällt mir ein, bei den Nonnen, dieser Soldat, der eines Tages kam ... ich sehe ihn ganz deutlich vor mir, diesen Deutschen. Ich hatte ... auf jeden Fall schlief ich ... Ich glaube, ich hatte gerade ... und er sagte zu mir: wenn du nicht brav bist, Baby ...« »Wenn du mit der Hand da unten drangehst ...« »Nein, er sagte nur, wenn du nicht brav bist, schneide ich dir den Arm ab. Dann war Weihnachten, ich durfte mir etwas wünschen. Ich habe mir einen kleinen Bruder gewünscht. Ich war 3 Jahre alt. Ich war mir ganz sicher, daß man sich so etwas wünschen konnte. In Wirklichkeit habe ich einen Plüschbär bekommen, aber das war nicht das Richtige ... Es machte mir überhaupt keinen Spaß. Ein kleiner Bruder ist etwas Lebendiges, damit kann man spielen. Und dann, vor allem, ein kleiner Bruder wäre ein Beweis gewesen!« »Wofür?« »Daß es meine Eltern wirklich gibt; wenn sie ihn gemacht haben, muß es sie auch geben.« »Für diesen Beweis hätte eine kleine Schwester auch gereicht, aber Sie wollten unbedingt einen kleinen Bruder.« »Ein kleiner Bruder, das ist wie eine Verlängerung. Ja, der hat einen Penis, und meinen Vater kannte ich im Grunde ja gar nicht, im Kloster gab es fast keinen Mann, außer dem Priester, dem guten alten Doktor ... wirklich, dieser Plüschbär ... Ein kleiner Bruder wäre wie eine Verlängerung zu meinem Vater gewesen. Eigentlich ist es komisch, das zu denken, ich schäme mich, daß ich das nicht weiß ... Das Jungfernhäutchen, wo ist das? Gleich am Eingang kann es nicht sein, eher ein bißchen weiter oben. Ein kleines Mädchen kann es mit dem Finger fühlen. Ach ja, wenn ich die Treppe fegte, fing ich immer unten an. Das Fegen war mir gar nicht so wichtig, nur daß ich den Stiel in der Hand hielt. Man konnte ihn bewegen. Ich denke daran, wie Kinder die Treppe hochklettern: erst das eine Bein auf die Stufe, dann ziehen sie das andere nach. Es machte mir Spaß, den Besen beim Hochgehen zu bewegen, man konnte ihn zwischen die Beine klemmen.« »Er verlängerte den Finger, den Arm, er deutete auf Ihren Vater.« »Sehen Sie, mit einem kleinen Bruder hätte ich spielen können, und außerdem, ein kleiner Junge, das ist was Liebes, was Artiges, was Gutes.« »Sie haben mir einmal erklärt, daß ein Junge für Ihre Mutter kein Feind ist.«

Ida schreckt vor der Aggressivität ihres Wunsches, die Mutter zu »entleeren«, ihr ihre »Werte« zu nehmen, zurück. Sie weicht mir aus, um mich zu schützen. Sie weigert sich, etwas ins Auge zu fassen, das sie dazu treibt, mich zu »berauben«, mich zu »schneiden«, mich zu »stechen«: den Wunsch, ihre Autonomie, die ich für mich »zurückhalte«, selbst in Besitz zu nehmen. Diese Sitzung zeigt jene Bewegung, die auf den »Penisneid« hinausläuft, *in statu nascendi*. Wir können hier die Zuspitzung des Konfliktes mit der analen Mutter beobachten. Diese Art von Konflikt löst sich gewöhnlich zugunsten des Masturbationsaktes und der Begleitphantasien. Tatsächlich kommt Ida am Ende auf Erinnerungen zu sprechen, die mit der Masturbation zu tun haben, und schließlich erinnert sie sich auch wieder an den traumatischen Augenblick, der sie veranlaßt hat, auf diese Lösung zu verzichten. In ihrer Verzweiflung erfindet sie nun in der Utopie des »kleinen Bruders« den »Penisneid«. In der Vorstellung des Mädchens ist der Besitz eines Penis mit zahlreichen Vorteilen verbunden, die sich aber allesamt in einem einzigen zusammenfassen lassen: der Fähigkeit, eine dauerhafte, harmonische Beziehung zur Mutter zu unterhalten. Worauf beruht die magische Kraft des »Penis«? Die Antwort liegt auf drei verschiedenen Ebenen, die jedoch nicht immer leicht zu unterscheiden sind. Auf der rein analen Ebene scheint der Penis, der als nicht vom Körper abgetrennte Kotsäule empfunden wird, ein Zeichen dafür zu sein, daß die Sphinkter-Autonomie seines Besitzers nicht angetastet wurde. Für ihn besteht kein Grund, gegen die Mutter aggressiv zu werden (»Ein Junge, das ist was Liebes, was Artiges, was Gutes«), damit ist er auch frei von Schuldgefühlen. Genauso wichtig ist die Existenz eines Penis als Geschlechtsteil in bezug auf die Ebene der psychischen Verarbeitung: sein Vorhandensein macht den Masturbationskonflikt überflüssig (wo stets ein »Finger« ist, braucht man den Finger nicht hinzutun), folglich kommt es zu keinem Konflikt mit der Umwelt: Der Knabe kann Lust empfinden, ohne »böse« zu werden. Ihm steht der Weg in die Zukunft offen. Schließlich ist der Penis auf der prospektiven Ebene, auf der Ebene des genitalen Voegefühls, eine Verlängerung zum Vater, wie Ida sagt; außerdem kann er dem Genitalobjekt des Mädchens näher kommen. Hier haben wir nun eine ganze Reihe infantiler Bedeutungen, die den »Penisneid« bei Ida unterhalten, einen Neid, der, wie wir sehen, recht wenig mit dem männlichen Genitalorgan zu tun hat. Er ist Ausdruck einer Verdrängung, die sich auf die autoerotischen Identifikationsphantasien mit der analen Mutter bezieht.

»Heute nacht hatte ich einen seltsamen Traum. Ich habe ihn vergessen. Trotzdem kann ich mich ein bißchen erinnern ... Diese Arbeit finde ich gar nicht so schlecht. Außerdem wäre es eine gute Disziplin ... Ich wäre gezwungen, ordentlich zu sein, mich zu kämmen, mich hübsch anzuziehen ... Ich weiß nicht ... Ich singe, und dann habe ich plötzlich Lust, zu schimpfen, wie Vater. Mein Verhalten ist voller Widersprüche. Ich werde arbeiten. Ich glaube, Jacques Mutter geht es gut. In dieser Hinsicht ist alles in Ordnung ... Eigenartig, daß ich mich schäme, zu arbeiten, zu studieren. Als wäre das nicht mein gutes Recht. Als ich klein war, konnte ich nicht in Ruhe arbeiten. Das war wie ein skandalöses Privileg. Ich durfte nicht zu meinem eigenen Vergnügen arbeiten. Meine Mutter sagte oft: Laß doch, du kannst später noch an dich denken. Und dann – je mehr ich arbeitete, um so mehr Spaß machte es mir, aber Mutter wurde immer trauriger, ganz traurig. Für mich ist das wie ein steckengebliebener Dorn. Sie konnte nicht ohne mich auskommen, und plötzlich, eines Tages, konnte sie ganz alleine glücklich sein! Sie brauchte mich nicht mehr! Vorher war ich richtig versklavt, sie brauchte mich unbedingt, und ich habe mir gesagt: Du wirst nicht alleingelassen. Als ich klein war, war sie fort ... Die Abhängigkeit hatte auch eine erfreuliche Seite, wie wenn man von Gott abhängig ist. Das ersparte mir, allein zu leben. Manchmal waren wir auch wie zwei Schulfreundinnen. Aber das war nur die Oberfläche ... Und Vater, der arme, war von diesem fremden Paradies total ausgeschlossen. Es war eher eine Hölle. Er hatte Angst vor uns – zwei Frauen, die sich verbünden, das kann nicht Gutes heißen. Sie wollte eine Verbündete aus mir machen. Manchmal war er zärtlich zu uns, das tut mir richtig weh. Im Grunde schämte ich mich seinetwegen, ich schämte mich wegen meines Vaters.« »Sie schämen sich wegen Ihres Vaters, Sie schämen sich wegen Ihres Studiums.« »Vater glaubt, daß ich in Zukunft nur noch ihm schreiben werde und Mutter nicht mehr. Das macht mich fertig. Ich frage mich, warum?«

Die Erinnerung an die Szene mit dem Soldaten läßt Ida die Möglichkeit einer Identifizierung mit dem Vater erkennen. Nun kommt es zu einer neuen Schwierigkeit. Wegen der Schwäche des Vaters, der genau wie die Tochter unter der

Herrschaft der Mutter steht, ist diese Identifikationslösung tatsächlich zum Scheitern verurteilt.

»Ich bin müde. Gestern habe ich mich wegen dieser Arbeit vorgestellt... Ich habe große Lust dazu. Ich habe mir auch gleich Haarklammern, Lippenstift etc. gekauft. Das macht mir Spaß. Ich kann Ihnen das Geld erst später geben... Am Anfang war es mir unerträglich, wenn ich Sie nicht gleich bezahlen konnte. Jetzt sage ich mir: Eigentlich können Sie ein bißchen warten. Sie hätten ja schließlich auch einen anderen Beruf wählen können. Sie verdienen Ihr Geld auf dem Rücken der anderen. Es ist ein Skandal, auf diese Weise Karriere zu machen!« »Letztes Mal sagten Sie, zu arbeiten, zu studieren sei für Sie ein Privileg, ein ›skandalöses‹ Vergnügen. Man möchte meinen, heute machen Sie mit mir das gleiche, was Ihre Mutter mit Ihnen gemacht hat: Sie werfen mir mein Vergnügen vor, meine Arbeit, meine Karriere, das Geldverdienen.« (Ida lacht) »Ja, man möchte meinen, ich nehme Ihnen das genauso übel wie... Also dieser Traum... dieser Alptraum... Ich war mit Jacques zu Hause. Er mußte versteckt werden. Es ging um irgend etwas Illegales. Wir wurden von der Obrigkeit verfolgt, eine dramatische Geschichte. Er wurde von Soldaten gesucht. Zuerst war er im Nebenzimmer. Der Polizeipräsident kam höchstpersönlich. Er erklärte mir, ich müsse ihn im Bett unter der Decke verstecken, so würde man ihn nicht finden. Komisch, der oberste Vorgesetzte dieser Soldaten erklärte mir, wie man seiner eigenen Autorität entkommen kann. Aber Jacques nahm die ganze Sache zu leicht. Er bewegte sich und kam heraus. Ich sagte mir: Sie werden klopfen, sie werden hereinkommen, aber er wollte nicht unbeweglich liegenbleiben, er bewegte sich die ganze Zeit. Wie ein Baby... Ich war auf der Hut. Sie könnten ein zweites Mal kommen. Es klopft. Ich sage Jacques, er solle ruhig bleiben, aber er ist nicht zu halten. Er steht auf und öffnet die Tür. Eine alte Dame kommt herein. Sie sind also da, sagt sie, Guten Tag. Und schon war sie wieder weg. ich habe sie mit den Soldaten sprechen sehen. Ich sagte mir, wir sind verraten... Ich hatte Angst, man würde ihn mir wegnehmen, man würde ihn umbringen. Gestern abend... haben wir miteinander geschlafen... Gewöhnlich bin ich es, die..., aber dieses Mal hatte ich Lust, weiterzumachen. Ich war sehr erregt. [Aber ein äußeres Ereignis unterbricht den Akt.] Ich fühlte mich wie amputiert. Seltsam, mit Vater, als wären unsichtbare Kräfte am Werke... Ich durfte nicht mit ihm zusammensein. Im Grunde war jeder Tag voller Geheimnisse. Dieser deutsche Soldat... Unter all den Gewehren und Schießwaffen war er kaum noch zu sehen. Er sagte: Tag, Baby! Und ich sagte auch: Guten Tag, Andreas!« »Guten Tag! Wie die alte Dame im Traum, die Verbündete der Soldaten?« »Ja, genau. Und dann habe ich im Traum gedacht: Sie hat gesehen, was sie nicht sehen durfte. Das ist Verrat... Vielleicht suchten sie jemanden von der Resistance oder irgend etwas anderes, was in mir versteckt sein könnte. Ich meine, im Bett. Da waren zum Beispiel meine Arme, und vielleicht auch ganz am Ende meine Hände. Komisch, so etwas zu sagen. Die Hände sind ja eigentlich immer am Ende.« »Wenn sie sich bedroht fühlen, fühlen sie sich vielleicht wie abgetrennt an.« »Wissen Sie, die Nonnen in den Heimen sind wirklich so. Man schläft nicht mit den Händen unter der Decke. Eigenartig, manchmal wage ich nicht, die Leute auf der Straße anzusehen, sie zu beobachten – wie sind sie wirklich? Vorher wagte ich nicht einmal, sie anzusehen, wenn ich mit ihnen sprach ... Ich denke an die Super-Mutter. Sie war eine Hexe. Jeder wußte, daß sie Obst klaute. Ich fragte mich, warum sie wohl in einem großen Bett schläft. Wir, wir hatten unsere kleinen Betten, unsere kleinen Zudecken ...«

Mit den Worten ihrer Mutter fährt Ida fort, ihre eigenen Pläne und deren Realisierung rückgängig zu machen. Dennoch enthält der Traum eine bedeutungsvolle Passage in bezug auf den modifizierten Anspruch der Imago: Dieses Mal zeigt die oberste Autorität selbst den Weg, wie man ihrer eigenen Macht entkommt. Außerdem kann sie die »Soldatenszene« wiedererleben und dabei ihr Lustobjekt (Hand, Penis, Ehemann) unter der Decke behalten. Das äußere Ereignis, das den Koitus unerwartet unterbricht, wird von Ida in Funktion ihrer Schuld interpretiert – »Ich fühlte mich wie amputiert«, sagt sie. Am Rande sei gesagt, daß diese »Kastration« sich nicht auf das Organ bezieht, sondern auf die Handlungen und die damit verknüpfte Lust. In ihrem Traum erscheint das Lustobjekt, das sie unter der Decke versteckt, wieder als etwas »Gestohlenes«; auf jeden Fall ist es mit einem aggressiven Akt (sie wird verfolgt) verbunden. In dem Maße, in dem die Verfolgung nachläßt (»Die Hände sind ja eigentlich immer am Ende«), erwirbt Ida das Recht, über das Lustobjekt zu verfügen; parallel dazu verliert der »Penisneid« seine Existenzgrundlage und verschwindet.

Idas Analyse ist damit noch nicht abgeschlossen; aber schon jetzt kann man auf verschiedenen Ebenen Ansätze zur Befreiung feststellen. Ida gewinnt in zunehmendem Maße Vertrauen zu sich selbst und schätzt sich allmählich auch im beruflichen Bereich höher ein.

V

Zum Abschluß unserer Untersuchung ist es nun an der Zeit, eine Frage zu stellen, die bisher ausgeklammert war: Warum sind das Kastrationsgefühl und, in seinem Gefolge, der »Penisneid« das fast universelle Schicksal der Weiblichkeit? Warum verzichtet die Frau so häufig auf Aktivität, auf Kreativität, auf ihre eigenen Mittel, »das Leben zu meistern«; warum akzeptiert sie, sich in ihr Gemach zurückzuziehen, »in der Kirche zu schweigen«, in einem Wort, warum bleibt sie lieber abhängig? Eine Antwort auf diese Frage zu finden ist alles andere als leicht; Voraussetzungen wären Untersuchungen in den verschiedensten Bereichen und eine Dokumentation, über die wir nicht verfügen. Trotzdem ist es legitim, das Problem aus psychoanalytischer Sicht zu fassen und mit Hilfe der uns zur Verfügung stehenden Informationen zumindest eine Hypothese zu formulieren.

Vom psychoanalytischen Standpunkt aus kann eine Institution weder entstehen noch überdauern, ohne irgendein zwischenmenschliches Problem zu lösen. Im Prinzip bringt eine institutionelle Lösung den Betroffenen Vorteile im Vergleich mit ihrer früheren Situation. Es ist nun an uns, die Vorteile, die für Mann und Frau aus der institutionellen Ungleichheit resultieren, zu erklären, zumindest in dem Bereich, der der psychoanalytischen Forschung zugänglich ist: dem affektiven Leben.

Wir haben allen Grund anzunehmen, daß dieser Jahrtausende alte Zustand sich auf die Komplizenschaft der Frau stützt, und zwar trotz der durch ihren »Penisneid« verdeutlichten Proteste. Wenn Mann und Frau einen solchen *modus vivendi* eingerichtet haben, der unerschütterlich alle Kulturen überlebt hat, müssen sie spezifischen affektiven und komplementären Konflikten ausgesetzt sein.

In bezug auf die Frau wollen wir von folgenden Überlegungen ausgehen: Mit dem Ende des analen Stadiums müßte das kleine Mädchen in seinen Masturbationsphantasien eine gleichzeitige Identifizierung mit beiden Eltern realisieren können. Nun stößt diese Entwicklung freilich auf eine doppelte Schwierigkeit: zunächst eine anale, in dem Sinne, daß die Autonomie in der masturbatorischen Befriedigung notwendigerweise eine sadistische Aneignung der mütterlichen Vorrechte bedeutet; sodann eine ödipale, da eine phantasmatische Realisierung der Urszene durch Identifizierung mit beiden Eltern die Vertreibung der Mutter impliziert. Solange diese doppelte Schwierigkeit nicht überwunden ist – und das ist in der Tat eine Ausnahme –, bleibt eine Lücke in den Identifizierungen: 1. in der Identifizierung mit dem Vater wegen der Spezifizität seines Geschlechtes; 2. in der Identifizierung mit der Mutter, weil sie die genitale Partnerin des Vaters ist. Diese fundamentale Lücke ist verbunden mit einer besonderen Konstellation der Imagines: einer anspruchsvollen, kastrierten und eifersüchtigen Mutter und einem begehrten Vater, der verachtet und zugleich überbewertet wird. Der einzige Ausweg aus der Sackgasse der Identifizierungen ist die Errichtung eines unerreichbaren phallischen Ideals (das mythische Bild eines idealisierten Vaters), das der Mutter ihre Vorrechte sichert und zugleich die Nostalgie enthält, eine über das genitale Schicksal entscheidende Lücke zu füllen: die Identifizierung mit dem Vater. Wenn sich eine Frau mit derartigen Imagines in die Ehe begibt, wird sie plötzlich mit ihren latenten genitalen Wünschen konfrontiert, obwohl die Probleme des analen Stadiums noch ungelöst dominieren. Auch die vorübergehenden ödipalen Hoffnungen weichen schon nach kürzester Zeit einer Zweitausgabe der analen Mutterbeziehung, mit dem Ehemann als Partner und dem »Penisneid« als Siegel. Der Vorteil dieser Position besteht darin, daß ein frontaler Angriff auf die Mutter-Imago sowie die tiefe Angst, sich ihrer Herrschaft zu entreißen, erspart bleiben.

Das Drama der spezifischen Beziehung zwischen Mutter und Tochter konkretisiert sich folgendermaßen: Wenn die Tochter versuchen würde, sich auf den Vater zu stützen, um sich von der analen Mutter zu befreien, hätte sie es gleichzeitig mit dem heterosexuellen Objekt der Mutter zu tun, stünde folglich schon wieder im Gegensatz zu deren Interessen. Auf beiden Ebenen zugleich angegriffen, bleibt der Mutter keine Wahl, sie muß als höchst gefährlich erscheinen – von der restlosen Zerstörung bedroht, droht sie selbst mit restloser Zerstörung. Die Überlagerung von Herrschaft und Rivalität *in demselben Objekt* blockiert die Auswege aus dem analen Stadium und zwingt das Mädchen, seinen Wünschen zu entsagen. Es wird zu einem Anhängsel (dem »Lückenbüßer«, der »Puppe«) der Mutter, später zum »Phallus« seines Ehemannes. Allem Anschein nach handelt es sich dabei um eine universelle Schwierigkeit in der Entwicklung der Frau. Sie erklärt *grosso modo,* warum die Frau die Abhängigkeit vom Mann, der ein Erbe der analen Mutter-Imago ist, akzeptiert. Abhängigkeit ist der Preis für ein paar verschleierte genitale Realisierungen, die sich die Frau – in glücklichen Fällen – gestattet.

Die Vorteile des Mannes, die er aus dieser, durch die weiblichen Schuldgefühle bedingten, Abhängigkeitsdisposition zieht, sind auf den ersten Blick leichter zu verstehen. Wenn man allerdings genauer darüber nachdenkt, scheint es gar nicht mehr so selbstverständlich, daß der Mann sich *a priori* eine solche Herrschaftsbeziehung wünscht. Die Falschheit, die Ambivalenz und die Verweigerung von Identifikationen, die zwangsläufig mit einer solchen Beziehung einhergehen, müßten ihn im gleichen Maße an seiner eigenen vollen und authentischen Selbstverwirklichung hindern. Gleichwohl, wer wollte bezweifeln, daß der Mann sich, entgegen seinen eigenen übergeordneten Interessen, fast universell zum Komplizen des Abhängigkeitszustandes der Frau macht? Wer wollte in Abrede stellen, daß es ihm gefällt, diesen Zustand zu einem religiösen, metaphysischen oder anthropologischen Prinzip zu erheben? Welches Interesse nimmt er an seiner Herrschaft über ein Wesen, durch das er sich selbst verstehen und das ihn verstehen könnte? Die Entdeckung seiner selbst durch das andere Geschlecht wäre die Erfüllung der Humanität; aber genau das haben die wenigsten von uns begriffen.

Nachdem wir die spezifischen Probleme der Frau skizziert haben, wenden wir uns nun kurz denen des Mannes zu. Der Knabe kann sich in dem Augenblick, in dem er sich von der analen Mutter befreit, auf eine Identifikation mit dem Vater, dem Besitzer des »Phallus«, stützen. So entzieht er sich der mütterlichen Herrschaft: Der phallische Vater ist sein Verbündeter, die Mutter aber noch nicht sein Genitalobjekt. Auf diese Weise kann er zwei beängstigende Momente in seiner Entwicklung geschickt umgehen: 1. die Zerstörung der analen Mutterbeziehung durch eine besonders gefährliche identifikatorische Einverleibung (sowohl durch die Aufhebung ihrer Herrschaft als auch durch die ödipale Vertreibung der Mutter); 2. das eigentliche ödipale Moment, das eine Identifikation mit dem Rivalen und dessen Ausschaltung impliziert. Diese beiden Lücken in den Identifikationen von Knaben stehen, wie man sieht, in Symmetrie zu denjenigen, die wir beim Mädchen entdeckt haben. Der unmögliche Wunsch nach Erfüllung kristallisiert sich hier wie dort auf parallele Weise in dem Begehren des nämlichen illusorischen Objektes: des »Penis«. Offensichtlich ist dieses Begehren unabhängig von der genitalen Differenzierung und hängt ausschließlich mit der nicht-integrierten analen Beziehung zusammen. Wenn in diesem Stadium ein Geschlechtsunterschied auftritt, so bezieht er sich auf den Besitz oder Nichtbesitz des »Sachpenis« und seiner symbolischen Verkörperungen – beides ist gleichermaßen illusorisch. Von dieser Zeit an bestimmt der phallische Köder den Weg zu den institutionellen Beziehungen beider Geschlechter. Das ganze Problem mißlungener Identifikationen wird mittels des Fetischs hinter der aktiven oder passiven Faszination versteckt. Der Besitz des Fetischs hat den Neid zur Folge, und der Neid wiederum kann den Wert des Fetischs bestätigen. Damit wird der tiefere Sinn für den Mann deutlich, den »Penisneid« beim anderen Geschlecht zu begünstigen und ihn in die Institutionen zu tragen. Wenn der Mann als exklusiver Besitzer des Fetisch anerkannt wird, ist dieses angebliche Privileg, das durch die *eine* Begierde hervorgerufen und getragen wird, selbst nur noch eine Variante des Neides, ein umgekehrter Neid, der auf die Frau projiziert wird. Das Penis-Emblem verrät sich als ein Mittel, sich als beneidenswert darzustellen, und zwar, logischerweise, um nicht selbst im Neid zu leben. Solange der Mann es nötig hat, die Lücken seiner Vollständigkeit, die er zu vertuschen sucht, durch einen Fetisch zu objektivieren, kann er auch nicht beneidenswert sein. Trotzdem wird er mit Hilfe dieses Unterschlupfs seinen beängstigenden Wunsch, den Platz der Mutter in der analen Urszene einzunehmen, weiterhin ignorieren. Die neidische und mit Schuldgefühlen beladene Frau ist geradezu bestimmt, ihn bei der Projektion dieses Wunsches zu unterstützen; sie wird den »femininen Teil« übernehmen, den der Mann nicht bewältigt hat und den er mit allen Mitteln kontrollieren und beherrschen muß. Deshalb ist der Mann darauf beschränkt, eine verstümmelte, abhängige, neidische Frau einer reifen und kreativen Partnerin vorzuziehen.

Der biblische Mythos vom ersten Paar gibt eine vielsagende Beschreibung dieser Problematik. Als abgespaltener Teil von Adam stellt Eva genau das dar, was er für sich selbst ablehnt. Sie wird der Ursünde bezichtigt, so daß ihm die volle Verantwortung erspart bleibt. Demnach hätte Eva das göttliche Gebot übertreten und den heiligen Vater »kastriert«. Deshalb muß sie die Last einer doppelten Schuld auf sich nehmen: ihre eigene und die auf sie projizierte Schuld des Mannes. So ist sie gezwungen, zwei Herren zugleich zu dienen: Gott (dem kastrierten Vater) und ihrem Ehemann (der Mutter, die nicht kastriert werden darf). Nach dem göttlichen Gebot soll sie in Feindschaft mit der Schlange leben und den »Penisneid« entwickeln. Als Teil von Adams Körper ist Eva zugleich seine Sache (seine Dienerin) und sein Attribut. Kontrolliert und unterdrückt, ist sie als Mittler der Projektion gezwungen, in Unterwerfung zu leben – nicht mit einem Partner des anderen Geschlechts –, sondern mit einem tyrannischen Repräsentanten der analen Mutter-Imago.

Das ist, in Kürze, unsere psychoanalytische Hypothese in bezug auf die affektiven Aspekte jener Institution, die »weibliche« Abhängigkeit und Passivität postuliert und die Frau unter den Neid eines Emblems zwingt, um dieses vor dem Wunsch ihres Geschlechtes zu schützen. Im Vergleich zu verschiedenen gesellschaftlichen und philosophischen Ansätzen hat diese Hypothese immerhin einen Vorteil: Da sie aus klinischen Erfahrungen gewonnen wurde, ist sie dazu bestimmt, der Therapie zu dienen. Wir sind überzeugt, daß die Lösung des »Penisneides« auf individueller Ebene eine Aufgabe der Analyse ist, natürlich nur unter einer Bedingung: Der Analytiker selbst muß frei sein von dem phallozentrischen Vorurteil, das so alt wie die Menschheit ist.

1 Die Masturbation kann natürlich später mit andersgearteten Inhalten wiederauftauchen; dennoch wird das, was vorher verdrängt worden ist, die spätere Persönlichkeit negativ beeinflussen.

2 Hier ist wichtig, daß die Hand als Introjektionsmittel der Urszene immer das Genitalorgan des anderen Geschlechts darstellt.

3 Sogar die Identifizierung mit dem Kastrator, der den »Autoerotismus« verbietet, läuft über Masturbationsphantasien. Fehlt diese Identifikation – so paradox und neurotisierend sie auch sein mag –, dann kommt das Verbotene einer effektiven Kastration gleich. Dieser Vorgang äußert sich durch eine Art Erstarrung und extreme Spannungszustände. Die psychotische Selbstkastration ist nichts anderes als der verzweifelte Versuch einer tödlichen Identifikation, um eine nicht weniger tödliche Hemmung aufzuheben.

4 Es gibt zwei Möglichkeiten, die reifenden Identifikationen des Kindes zu kompromittieren: 1. den Orgasmus verbieten, der die Validität der eigenen Fortschritte überprüfen könnte; 2. die Phantasie unterdrücken und durch eine objektgebundene Realität (Verführung) ersetzen. Im letzteren Fall wird die phantasmatische Identifikation durch eine zwar effektive, aber vorzeitige Realisierung kurzgeschlossen. Dieses Trauma führt zu Hemmungen, deren verstümmelnde Effekte dem Orgasmusverbot in nichts nachstehen.

Joyce McDougall
Über die weibliche Homosexualität

> »[...] die Bisexualität! Mit der hast Du sicherlich Recht. Ich gewöhne mich auch, jeden sexuellen Akt als einen Vorgang zwischen vier Individuen aufzufassen.«
> *Freud an W. Fließ, 1. 8. 1899*

Einleitung

Es gibt nur wenige klinische Untersuchungen über die Homosexualität: der Homosexuelle, ob Mann oder Frau, verlangt wegen seiner homosexuellen Praktiken selten nach einer Analyse. Gewiß gibt es Personen, die aus Furcht vor ihnen unerträglich erscheinenden homosexuellen Impulsen eine Analyse machen; klinisch gesehen sind das jedoch klassische Fälle von Neurosen. Im Gegensatz dazu hält der Homosexuelle sein erotisches Leben für seinen individuellen Besitz und für einen integrierten Bestandteil seiner Identität. Die Therapie zum Zweck der Veränderung kommt für ihn einer Kastration gleich. Erst wenn das prekäre Gleichgewicht, das nur mit Hilfe der Homosexualität aufrechterhalten werden kann, bedroht oder durchbrochen wird, greifen die Homosexuellen beiderlei Geschlechts nach der Hilfe der Psychoanalyse. Dann, und wirklich erst dann, unter dem Einfluß eines Zusammenbruchs des homosexuellen Status quo, enthüllt sich das bewußte Motiv für das Verlangen nach einer Analyse – die zugrunde liegende Depression, die unsagbare Angst.

Ich habe das Glück, daß vier Frauen mit ausschließlich homosexuellen erotischen Beziehungen sowie mehrere andere mit dominierenden homosexuellen Wünschen bei mir eine Analyse gemacht haben. Das klinische Material dieser Analysierten weist eine spezifische ödipale Konstellation auf, die mir Aufschluß gab über den ökonomischen Wert und die Rolle der ausagierten Homosexualität für die Erhaltung der Ichidentität. Es wäre natürlich fahrlässig, aus diesem beschränkten Material eine *Struktur* abzuleiten. Trotzdem glaube ich, daß solche klinische Erfahrungen über die sexuellen Symptome hin-

aus eine eigentümliche Struktur erkennen lassen, die allerdings mehr umfaßt als die allein durch Homosexualität gekennzeichneten Fälle.
Da die psychoanalytische Theorie von der Universalität homosexueller Strebungen beim Menschen ausgeht, können wir eine solche Arbeit nicht beginnen, ohne zwei besonders dringende Fragen zumindest ansatzweise beantwortet zu haben:

– Wie weit erstreckt sich der Terminus »homosexuell«; in welchen Grenzen sind Neurose oder Psychose zu bestimmen; wo beginnt die Perversion?
– Auf welche Weise wird die homosexuelle Libido von den nicht-homosexuellen Erwachsenen besetzt und integriert?

Die klinischen Kategorien sind bekanntlich äußerst durchlässig, vor allem in bezug auf die Homosexualität. In der klinischen Praxis der Psychoanalyse finden wir fast überall homosexuelle Tendenzen. Hat ein Terminus wie »latente Homosexualität« dann überhaupt noch einen Sinn? Welchen Platz muß man den homosexuellen und perversen Themen in den Masturbationsphantasien einräumen? Welcher Zusammenhang besteht zwischen der ausagierten Homosexualität und der Identifikation mit dem anderen Geschlecht? Was die Frau angeht: Gibt es einen strukturellen Unterschied zwischen jener Homosexuellen, die sich nur von weiblichen Partnern angezogen fühlt, und der »virilen« Frau, die andere Frauen verschmäht und sich nur in männlicher Begleitung wohlfühlt?
Im übrigen zeigt selbst die manifeste Homosexualität nicht immer das gleiche klinische Bild. Das wird schon daran deutlich, daß die Hilfe der Psychoanalyse von zahlreichen homosexuellen Frauen nicht in Anspruch genommen wird; trotz einer gewissen Unfähigkeit zur heterosexuellen Liebe scheint ihr berufliches oder soziales Leben unbelastet. Schon darin unterscheiden diese Frauen sich von den anderen, die sich von ihren sexuellen Problemen, ihren Arbeitshemmungen und ihren unbefriedigenden Beziehungen wie gezeichnet vorkommen. In den zuletzt genannten Fällen führt die Zerbrechlichkeit des narzißtischen Bildes und des Identitätsgefühls zu anderen Erscheinungen: schweren Phobien, tiefen Depressionen, ja sogar zu Depersonalisierung und Verfolgung.
Es empfiehlt sich, diese Analysierten von jenen zu unterscheiden, die aufgrund von Ängsten und Schuldkomplexen wegen

homosexueller Masturbationsphantasien zur Analyse kommen. Die Phantasie kennzeichnet den Neurotiker, während die ausagierte Homosexualität (wie auch andere sexuelle Abweichungen) eher durch den Mangel an Phantasietätigkeit charakterisiert ist. Daher rührt vielleicht eine Verstärkung des Zwanges, reale Handlungen auszuführen. Die manifest Homosexuelle ignoriert in aller Regel Schuldgefühle; ohne die soziale Zensur zu verkennen, empfindet sie ihr homosexuelles Verhalten als vitales Bedürfnis und neigt eher zur Idealisierung als zur Verdammung des Objekts. Die vorliegende Studie bezieht sich auf keines der beiden extremen Erscheinungsbilder: weder auf die Neurosen, die eine ausgeprägte Abwehr gegen die homosexuellen Strebungen enthalten, noch auf Fälle, die von Psychosen gezeichnet sind, Fälle, in denen sich Angst und Schuldkomplexe in Projektionen äußern, die der Paranoia nahe kommen.
Im Zusammenhang mit der weiblichen Homosexualität gibt es zwei weitere klinische Symptomatologien. Die erste ist die sogenannte »maskuline« Frau, die sich aufgrund einer Identifikation mit dem Mann mehr als Mann denn als Frau fühlt; bei der zweiten treten an die Stelle der ausagierten Homosexualität Ersatzhandlungen, so in bestimmten Fällen von Kleptomanie und Toxikomanie, die eine der homosexuellen Frau ähnliche ödipale Konstellation und psychische Struktur implizieren. Nichts anderes als die Analyse einiger kleptomaner Patientinnen mit intensiven homosexuellen Phantasien (die sich aber darauf beschränkten, ihre weiblichen Beziehungen zu erotisieren) vermittelte mir Erkenntnisse über die unbewußte Bedeutung der ausagierten Homosexualität. Sicherlich ist die Kleptomanie nicht immer ein Äquivalent für eine sexuelle Abweichung; aber bei den Patientinnen, mit denen ich mich befaßt habe, war der homoerotische Charakter des Stehlens durchsichtig. »Ich versuche, diese Lust zum Stehlen zu bekämpfen. Aber im Laufe der Tage kann ich schließlich an nichts anderes mehr denken. Es wird zu einer unerträglichen Spannung. Wenn ich nachgebe, ist es wie eine große Erleichterung. Endlich kann ich wieder ruhig schlafen – bis zum nächsten Mal!« Ihre Lust verzehnfachte sich, wenn sie ihr Abenteuer mit einer Freundin teilen konnte. Über die orgastische Resonanz dieser periodischen Unternehmungen war sie sich übrigens völlig im klaren.

Auch die Zusammenhänge zwischen dem zwanghaften Stehlen und den homosexuellen Wünschen müssen in Verbindung mit der manifesten Homosexualität untersucht werden. In einem kurzen Kapitel werde ich außerdem auf das Problem der »virilen« Frau eingehen.

Wir können uns nun der offengelassenen Frage nach den homosexuellen Komponenten jener Frauen, die nicht homosexuell werden, zuwenden. Gegenüber beiden Elternteilen bestehen Wünsche, die man als »homosexuelle« qualifizieren kann; es ist jedoch angebracht, diese Wünsche nach ihren Zielen zu unterscheiden – einer ist narzißtisch, der andere libidinös. Das kleine Mädchen wünscht sich, *seine Mutter sexuell zu besitzen.* Es hofft, auf diese Weise eine Einheit zu schaffen, von der der Mann ausgeschlossen ist. Darüber hinaus wünscht es, *sein Vater zu sein* (was nicht unbedingt eine Identifikation mit der sexuellen Rolle desselben impliziert). Zu behaupten, das Kind müsse »zwischen der Identifikation und der Objektbeziehung wählen«, wäre eine illusorische Vereinfachung der Problematik; außerdem würde das die Homosexualität nicht erklären.

Es ist selbstverständlich, daß sich das Mädchen auf allen Ebenen mit seiner Mutter identifiziert, um zu einem harmonischen Erwachsenenleben zu gelangen; aber die Identifikationen mit dem Vater, die für das weibliche Schicksal, für die Sexualität und die Identitätsgefühle des Mädchens ebenso wichtig sind, stellen uns vor die größten Rätsel. Will das Mädchen der Vater sein, um wie er das begehrte und geliebte Objekt der Mutter zu werden? Die Behauptung, daß es selbst einen Penis besitzen möchte, läßt den Ursprung eines solchen Wunsches im dunkeln und verweist uns auf die Bedeutung, die dem väterlichen Penis zugemessen wird. Ist dieser Penis ein narzißtisches Objekt und als solches begehrenswert? Oder das vermutete Objekt des mütterlichen Wunsches? Symbol der Macht oder der Projektion? Die beiden zuletzt genannten Bedeutungen werden durch prägenitale Konflikte erzeugt, das heißt, noch bevor die *ödipale* Bedeutung des Geschlechtsunterschiedes bekannt ist. Aus dieser Sicht ist der Besitz eines Penis äquivalent mit dem Schutz vor einer gefährlichen Unterwerfung unter die »anale Mutter« oder vor dem »Verschlungenwerden« durch die unersättliche »orale Mutter«. Alle diese Phantasien könnten in der Struktur des Unbewußten eine Rolle spielen.

Ebenso häufig findet man beim kleinen Mädchen den Wunsch, ein Penis für die Mutter zu sein – um die phantasmatischen Aggressionen wiedergutzumachen; oder aber es spielt sich vor ihr auf, um sich auf diese Weise zum exklusiven Objekt ihres Interesses zu machen etc. Nun bringt uns aber die einfache Beschreibung des Reichtums der unbewußten Phantasie nicht weiter. Gefangen in dem Netz von unbewußten Wünschen und Ängsten gegenüber ihren Eltern, spinnen die Kinder mit dem, was sie diesen stummen Botschaften entnehmen können, ihre Phantasien aus und vermischen sie mit der Erregung ihrer eigenen Triebe. Auf diese Weise bildet sich die Ichidentität.

Wo werden sich die homosexuellen Tendenzen, die aus zwei Strömungen hervorgehen (mütterlichen und väterlichen), bei der nicht-homosexuellen Frau integrieren? Schematisch würde ich sagen, daß sie auf dreifache Weise zum Ausdruck kommen: zunächst in einer Identifikation mit dem Partner innerhalb der heterosexuellen Beziehungen. Das ist auch in Freuds Bemerkung enthalten, die dieser Arbeit als Leitmotiv vorangestellt wurde. Ausgehend von den biologischen Ansätzen von Fließ hat Freud eine psychische Theorie von der Bisexualität entwikkelt. Seine Vorstellungen über die »Bisexualität« verweisen uns auf die Situation des Kindes angesichts der Urszene, auf seinen Wunsch, sich mit beiden Elternteilen zu identifizieren, um sich ihre Rechte und Funktionen anzueignen. Auch in den »sublimierten« Beziehungen zu Freunden des eigenen Geschlechts kommen homosexuelle Strebungen zum Ausdruck; und schließlich finden die an beide Elternteile gerichteten homosexuellen Wünsche mancherlei Befriedigung, wenn das Mädchen selbst Mutter wird. Das gilt auch für jede schöpferische Arbeit. Eine unbewußte Identifikation mit dem Elternteil des anderen Geschlechts erlaubt Männern wie Frauen, schöpferische Werke – sozusagen durch Parthenogenese – zu »erzeugen«. Wenn das in jedem schöpferischen Akt enthaltene homosexuelle Element in der Analyse verkannt wird, können bei beiden Geschlechtern – und dafür gibt es mehr als ein Beispiel – hartnäckige Probleme, insbesondere im Bereich der Selbstverwirklichung, die Folge sein.

Wenn im heterosexuellen Leben gewöhnlich die Freundschaft, die Mutterschaft und die Arbeit mit der homosexuellen Libido

besetzt werden, was mag dann bei der homosexuellen Frau mit dieser Libido geschehen? Wir schlagen folgende Hypothese vor: In ihrer harmonischen Entwicklung auf Hindernisse gestoßen, konnte die homosexuelle Frau *die Integration ihrer Homosexualität nicht realisieren.* Dieser Lücke entsprechen die Störung des Identitätsgefühls, die Ängste in der Beziehung zum Anderen und die schweren Hemmungen der Sublimierungsfähigkeit.
Die vorliegende Studie beschränkt sich auf die Untersuchung der Identifikation mit beiden Eltern – die besondere ödipale »Lösung«, die für die homosexuelle Frau daraus resultiert.

Virilität und Homosexualität

Ehe wir uns mit dem klinischen Material beschäftigen, das die homosexuellen Patientinnen in die Analyse eingebracht haben, müssen wir sie von jener Gruppe von Frauen unterscheiden, die eine sogenannte »virile Identifikation« durchgemacht haben. Zu meinem Erstaunen machten mehrere Patientinnen zur gleichen Zeit bei mir eine Analyse, die zwar ausgesprochen maskuline Identifikationen zeigten, in ihrer psychischen Struktur jedoch überhaupt keine Ähnlichkeit mit homosexuellen Frauen hatten. Es waren Frauen, die sich in ihren Aktivitäten und in ihrem ganzen Auftreten eher als Männer verstanden. Dieses Gefühl der Identifikation mit der männlichen Welt ging einher mit Mißtrauen und einer geringschätzigen Haltung gegenüber anderen Frauen (während die Homosexuelle dazu neigt, die Weiblichkeit bei anderen Frauen zu idealisieren). Unterschiedslos sprachen die »virilen« Frauen den Männern eine Überlegenheit der Intelligenz und der ethischen Werte zu. Gerade in diesen Punkten machten sie einen Unterschied zwischen sich selbst und den mehr »femininen« Frauen: Ihre eigenen Ideale und intellektuellen Interessen etc. hielten sie für vorwiegend maskulin. Sie neigten zu dem Glauben, Männer seien lieber in ihrer Gesellschaft als in der von »femininen« Frauen. Bis auf wenige Ausnahmen waren diese Frauen alle verheiratet und hatten Kinder. In der Anamnese tauchten bei keiner von ihnen homosexuelle Erfahrungen oder bewußte homosexuelle Phantasien auf. Ihre sexuellen Beziehungen waren oft von Unlustempfindungen begleitet, vom Vaginismus und von Erstickungsgefühlen bis zu panischer Angst und Ekelgefühlen. In einigen Fällen waren diese Symptome das determinierende Motiv für ihre Analyse.

In den analytischen Arbeiten werden Patientinnen dieser Art häufig als »Homosexuelle« beschrieben, weil sie sich ganz offenkundig eine maskuline Identität zuschreiben sowie in ihrem Verhalten und in ihrer Kleidung meist wenig Weiblichkeit bekunden. Bei näherer analytischer Erforschung jedoch sind die Unterschiede zwischen diesen beiden Typen von Patientinnen (den »virilen« und den »homosexuellen«) frappierender als ihre Ähnlichkeiten.

Ich habe versucht, die gemeinsamen Züge der beiden Gruppen herauszustellen, da ja alle diese Patientinnen gewisse Störungen in ihrem sexuellen Identitätsgefühl aufweisen. Zumindest dem Anschein nach haben die einen wie die anderen eine Form maskuliner Aktivität entwickelt. Dennoch besteht ein bemerkenswerter Unterschied zwischen der Frau, die ihren eigenen Idealen und einem guten Teil ihrer Aktivitäten einen virilen Sinn gibt, und jener, die auf der Suche nach weiblichen Sexualpartnerinnen in ihrer Objektwahl einem maskulinen Typ den Vorzug zu geben scheint.

Ich will hinzufügen, daß von den Fällen, die mir gegenwärtig sind, keine einzige Frau wegen Problemen ihrer homosexuellen Aktivität oder ihrer virilen Identifikation zur Analyse kam. Andererseits klagten alle Patientinnen über depressive Zustände, mangelnde Anpassungsfähigkeit und ein Unsicherheitsgefühl. Bei den homosexuellen und kleptomanen Patientinnen war eine Tendenz zu phobischen Reaktionen zu beobachten, während die virilen Frauen Züge aufwiesen, die zwanghaften Strukturen verwandt sind.

Welche Hindernisse standen der harmonischen weiblichen Entwicklung und dem gesicherten sexuellen Identitätsgefühl dieser Frauen im Wege? Mit der Analyse der Identifikationen mit beiden Eltern und der mißlungenen Integration von homosexuellen oder anderen prägenitalen Libidokomponenten soll der Versuch gemacht werden, diese Frage zu beantworten. Ich werde die Natur der verschiedenen Identifikationen und Objektwahlen in zwei klinischen Bildern beschreiben, die ich um der Klarheit willen *virile* Gruppen und *homosexuelle* Gruppen genannt habe; die letztere wird jedoch der Hauptgegenstand meiner Studie sein.

Von Anfang an wollen wir festhalten, daß beide Gruppen jede Identifikation mit der *genitalen* Mutter in ihrer Rolle als Sexualpartnerin des Mannes zurückweisen. Die homosexuelle Frau gibt sich keine Mühe, auf einen Mann anziehend zu wirken; sie fühlt sich dazu gänzlich außerstande. Das steht keineswegs in Widerspruch zu der Tatsache, daß sie ständig sexuelle Aggressionen befürchtet. Auch die virile Frau wird sich kaum als Objekt von Sexualwünschen verstehen; doch sie fühlt sich beleidigt oder angegriffen, wenn ihr sexuelle Angebote gemacht werden. Ihre sexuellen Beziehungen zum Mann oder Liebhaber sind oft mit psychischem oder gar physischem Leiden verbunden: Diesen Sachverhalt sucht sie gewöhnlich zu verbergen. Darüber hinaus trachtet die Homosexuelle, den Mann radikal aus ihrem Leben auszuschließen; nur selten tritt sie im sozialen oder beruflichen Bereich in offene Rivalität mit ihm. Die virile Frau dagegen unterhält auf dieser Ebene mehr befriedigende Beziehungen.

Trotz einer gewissen Ähnlichkeit in der Unfähigkeit, sich mit der Mutter zu identifizieren, enthüllt sich ein deutlicher Unterschied in der Einstellung zu anderen Frauen. Die virile Frau scheint das Bild der Mutter wie auch das aller anderen Frauen als Objekte, die über irgendeinen libidinösen Wert verfügen, eliminiert zu haben; im Gegensatz dazu ist die homosexuelle Frau auf der Suche nach zärtlichen und liebevollen Beziehungen zu Frauen, die der Mutter-Kind-Beziehung gleichen. In bezug auf das Bild des Vaters scheint die Situation umgekehrt: Die Homosexuelle scheint den Vater und alle anderen Männer als Objekt der libidinösen Besetzung ausgeschlossen zu haben, während die virile Frau ständig auf der Suche nach nicht-genitalen Beziehungen zu Männern ist, ähnlich wie man sich die Beziehungen des kleinen Mädchens zum Vater vorstellen kann. Ihre Positionen lassen sich in zwei Zitaten aus Sitzungen von je einer Vertreterin beider Gruppen zusammenfassen. Eine Patientin, eine verheiratete Physikerin mit Kindern, meint folgendes: »Es ist wirklich zu traurig, eine Frau zu sein. Frauen mögen keine Frauen, und die Männer können sie auch nicht besser ertragen!« Eine andere Patientin, der die heterosexuelle Welt als ein geschlossenes System vorkam, sagte: »Was könnte man von einem Mann erwarten? Nur die Frauen sind uneigennützig in ihrer Liebe, nur sie verstehen das Leiden eines anderen menschlichen Wesens.«

Das Gefühl von Identität und Integrität kann nur durch die vollzogene Identifikation mit beiden Eltern erworben werden; sie allein erlaubt die Integration der libidinösen Urtriebe. Dieses Gefühl von Identität und Integrität kann in stabilen heterosexuellen Beziehungen und in einer angepaßten Arbeitsfähigkeit *ausgedrückt und erhalten werden.* Diejenigen Frauen, die wir soeben beschrieben haben, bemühen sich, ihr unsicher gebliebenes Identitätsgefühl durch eine komplexe Serie von Objektbeziehungen aufrechtzuerhalten, die auf jeden Fall zum Scheitern verurteilt sind und sexuellen oder sublimierten Abirrungen oder gar Neurosen zum Zuge verhelfen. Folglich ist es die Aufgabe der Psychoanalyse, geeignete Bedingungen anzubieten, damit die Möglichkeiten dieser Integration wiederhergestellt werden können.

Die virile Frau

Beginnen wir mit der Darlegung einiger Aspekte des klinischen Materials, das von der »maskulinen« Frau in die Analyse eingebracht wurde.

Frau E. arbeitet im Bereich der Nuklearphysik, sie ist verheiratet und Mutter von zwei Kindern. Bei ihrem ersten Gespräch mit uns machte sie folgende Bemerkung: »Man könnte sagen, daß mein Mann und ich uns von Grund auf ähnlich sind. Wir haben an derselben Universität studiert und bilden in vielen Punkten ein ideales Paar. Ich liebe die Gesellschaft der Männer und fühle mich bei ihnen immer wohl. Mit Frauen dagegen verstehe ich mich nicht gut. Das einzige, was mich ärgert, ist, daß mir der Sexualverkehr überhaupt keinen Spaß macht, und ich fürchte, mein Mann könnte das merken ... Mehrere Jahre lang wollten wir beide keine Kinder haben. Seit der Geburt meines Ältesten sind die sexuellen Beziehungen mir unerträglich geworden. Vor einigen Tagen hat der Kleine aus Versehen mein Geschlecht berührt; ich bin deswegen derart wütend geworden, daß ich ihn geschlagen habe. Es war genau das gleiche Gefühl, wie wenn mein Mann mich berührt.«

Eine andere Patientin mit einer ähnlichen psychischen Struktur kam nach der Geburt ihres zweiten Kindes zur Analyse. Sie litt seit mehreren Jahren unter sporadischem Vaginismus. Jetzt befürchtete sie, daß ihre wachsende Aversion gegen den Geschlechtsverkehr eine Kluft in ihr Eheleben reißen könnte. Im Gegensatz zu Frau E. hatte sie sich schon immer Kinder gewünscht, aber seit Anfang ihrer Adoleszenz hatte sie mit Vorliebe davon geträumt, Kinder ohne Geschlechtsverkehr zu bekommen. Zur gleichen Zeit bezogen sich ihre Phantasien auf »reale« Beziehungen zu Männern, das heißt, sie wollte ihnen ein nicht-sexueller Gefährte sein. »Die Vorstellung, ein einfaches ›Frauchen‹ zu werden, erfüllt mich mit Abscheu. Wenn ich mit anderen Frauen zusammen bin, fühle ich mich belästigt und beunruhigt, ich ziehe zweifellos Gespräche mit Männern vor. In gewisser Weise habe ich auch den Eindruck, daß die Männer mich vorziehen, mich, so wie ich bin; daß sie mich lieber mögen als den Typ von Frau, die die ganze Zeit über irgendwelche lumpigen Kleider redet und nichts anderes im Kopf hat als ihre Frisur.«
Beide Frauen haben ihren Vater idealisiert und sich eng an sein Bild gehalten. Auch enthält ihre Einstellung gegenüber ihrer Mutter einen kaum verdeckten Haß, der im Laufe der Analyse bewußt ausgedrückt wurde. Den Analytiker wird nun die Frage beschäftigen, wieso das Bild des idealisierten Vaters offensichtlich nicht als angemessenes Element ins Ich integriert werden konnte, obwohl das doch das Selbstbild des Mädchens als *Frau* hätte stärken können. Es ist klar, daß der Vater in allen Fällen dieser Art eine wichtige Rolle bei der Bildung des Über-Ich und des Ichideals gespielt hat. Alle diese Patientinnen zeigten eine weitgehende Identifikation mit den Idealen des Vaters im sozialen, ethischen und intellektuellen Bereich; gleichwohl ließen ihre moralischen Vorstellungen eine gewisse Rigidität und eine erhebliche Beeinflussung durch die »Sphinkter-Moral« erkennen. Außerdem war klar, daß die Struktur des Ich in allen Fällen sozusagen ein festes Bündnis mit dem Über-Ich geschlossen hatte, was für die Verdrängung der sexuellen Wünsche wichtig war und gleichzeitig enge Verbindungen zur männlichen Welt erlaubte. Die libidinösen Strebungen konnten sich anscheinend nur in Form von sublimierten Aktivitäten ausdrücken. Doch selbst diese Aktivitäten erwiesen sich

als von Anfang an beschädigt, da sie auf einer unbewußten Ebene als phallische männliche Aktivitäten galten und in diesem Namen verboten waren. Frau zu sein bedeutete, nichts zu sein, nichts zu schaffen. Die Aktivität war das Privileg des Mannes. Erst nach mehreren Monaten Analyse konnten die Kranken erkennen, daß sich hinter ihrem Selbstbild, das sie von allen anderen Frauen unterschied, eine Phantasie verbarg, die aus ihnen »verfehlte Männer« machte. Obwohl der interiorisierte Vater bei der psychischen Strukturierung eine wichtige Rolle gespielt hatte, konnte er, wie wir schon gesehen haben, als Objekt der sexuellen Wünsche nie akzeptiert werden. Bis zu einem bestimmten Punkt war er also ständig *außerhalb* des Ich geblieben. Er mußte immer und ewig anwesend sein. Auf diese Weise übernahm jeder Mann die Rolle des idealisierten Vaters, zu dem das Mädchen einen engen und sogar zärtlichen Kontakt ertragen konnte. Das war jedoch nur auf Kosten des erotischen Lebens möglich.

Um das »kastrierte« Selbstbild, das diese Frauen unbewußt von sich haben, besser verstehen zu können, wollen wir nun näher auf die präödipale Mutter-Imago eingehen, und zwar unter dem Gesichtspunkt ihrer entwertenden Handlung gegenüber dem Vater, die der Identifikation des Mädchens mit dem Vater zugrunde liegt. Wir haben schon gesagt, daß diese Identifizierung von der Kastration gezeichnet ist. Unter dem Einfluß von Erinnerungen, die mit der Rolle der Mutter zu tun haben, weicht die phallische Vater-Imago langsam einem ohnmächtigen und verletzbaren Vaterbild.

Einzelheiten aus der Anamnese, die zur Erforschung der Gefühle gegenüber der Mutter benutzt wurden, haben immer wieder verraten, daß die Mutter den Vater auf die eine oder andere Weise in eine passive und wenig virile Rolle gedrängt hatte. Im einen Fall starb die Mutter zu Beginn der Latenzzeit der Kranken, und eine verabscheute Stiefmutter trat an ihre Stelle. In einem anderen Fall wußte die Kranke, daß ihre Mutter ihren Vater häufig betrog; er selbst schien sich mit dieser Situation abzufinden. Bei wiederum einer anderen entstand der Eindruck, als hätte die Mutter die Einstellung des Vaters gegenüber seiner Tochter kontrolliert; auf Befehl der Mutter hatte er ihr zahlreiche Bitten abgeschlagen. Diese Mütter, die bewußt wegen ihres Verhaltens gegenüber dem Vater verachtet wurden, wurden außerdem noch wegen ihres Interesses an sexuellen Beziehungen verdammt; dieses Interesse hatte sich durch die Anwesenheit von Liebhabern oder die Geburt von jüngeren Geschwistern gezeigt. Unbewußt wurden diese Mütter im Vergleich zum Vater als mächtiger und zusätzlich als ihn kastrierend empfunden. Das kastrierte Selbstbild hatte weniger den Sinn einer Identifikation mit der »Mutter ohne Penis« (das hätte zu einer gewöhnlichen Neurose geführt) als vielmehr den einer Identifikation mit dem für phallisch gehaltenen, aber unter Kastration leidenden Vater. Die Mutter-Imago dieser Patientinnen erweckte keinerlei Identifikationswunsch, statt dessen freilich eine massive Angst vor der Identifikation mit einer »kastrierenden« Mutter, die sich zu der Furcht vor der ödipalen Mutter, die die inzestuösen Wünsche gegenüber dem Vater verboten hatte, hinzugesellte.

Eine der Patientinnen machte die interessante Beobachtung, daß ihre Vagina mit den Qualitäten eines kastrierenden Organs ausgestattet war. Bei einer medizinischen Untersuchung wurde sie vom Arzt gebeten, ein ringförmiges Pessar, das sie tragen mußte, herauszunehmen. Ziemlich überstürzt führte sie den Finger in die Vagina ein (nach ihrer bewußten Erinnerung zum ersten Mal) und wäre vor Schrecken fast ohnmächtig geworden, als sie merkte, daß ihr »irgend etwas in den Finger biß«. Eine andere Patientin träumte, wie sie ihre Hand in die Vagina steckte und einer ihrer Finger abgebissen wurde. Nach der Analyse der oralen und analen Besetzungen der Vagina war leichter zu verstehen, warum diese »prägenitale« Vagina ausschließlich auf die Mutter projiziert worden war und die junge Frau sich folglich weigerte, vaginale Gefühle oder Wünsche zu akzeptieren. Mit dem Zugeständnis, eine eigene Vagina und entsprechende Wünsche zu haben, fürchtete sie den eigenen Besitz eines Organs, das für den geliebten Vater gefährlich und kastrierend sein könnte. Der Kampf gegen die genitalen Triebregungen und die ödipalen Wünsche erfuhr so eine besondere Verstärkung. Als die genitalen Wünsche der ödipalen Zeit ans Licht kamen, erschienen sie in der Rückerinnerung als Nachfolger eines Gefühls vollkommener Verlassenheit, das durch die einst geliebte, mächtige Mutter hervorgerufen worden war. Die entwertete und des Verlassens für schuldig befundene Mutter wurde später auf alle Frauen projiziert, so daß jede Frau

von vornherein von der Patientin verlassen und verleumdet wurde.
Das Verständnis dieser Abwertung der Frau in Termini von Penisneid und Kastrationsangst war den Patientinnen relativ leicht zugänglich; die viel tiefere *Furcht* gegenüber Frauen und jeglicher Rivalitätssituation mit ihnen wurde weit nachdrücklicher verdrängt. Außerdem konnten wir eine Gegenbesetzung der normalen homosexuellen Strebungen beobachten, die ursprünglich mit der Mutter verbunden sind.
Aus bestimmten Motiven, die jetzt langsam klar werden, war die Verleumdung derjenigen Frauen, die durch ihr Verhalten und ihre Kleidung den Männern zu gefallen suchten, besonders heftig; ebenso die damit verbundene Überzeugung, daß Männer Frauen dieser Art nicht mögen. Wie sollten sie auch, wenn ihnen nichts als die Kastration geboten wurde?
Die Patientinnen hatten das Gefühl, sie selbst hätten an Stelle der Kastration einen höheren Wert, etwas nicht Weibliches und Sicheres anzubieten. Am Anfang ihrer Analyse waren sie außerstande wahrzunehmen, daß in Wirklichkeit ihr eigenes Verhalten kastrierend war, da sie den Männern eine sexuelle Rolle ihnen gegenüber verweigerten. Ihre eigene Liebe zu ihren genitalen Partnern durfte keine genitale sein. Die Tatsache, daß diese Frauen mit Vorliebe solche Partner wählen, die unbewußt nach Frauen suchen, die eben unter dieser Art von Problemen leiden, macht das ganze Bild nur noch komplizierter. Aus alledem resultierten ein Gefühl vollständiger Frustration und die Unfähigkeit zu verstehen, warum ihre Beziehungen sowohl zu Männern als auch zu Frauen unbefriedigend waren. Auf einer anderen Ebene kam zu der unbefriedigenden sexuellen Situation eine weitere Frustration hinzu: die jeder sublimierten Aktivität inhärente Gefahr. Laufend und bei allen Vorhaben konnte man bei diesen Frauen ein zwanghaftes Scheitern beobachten; wenn gleichwohl etwas zu Ende geführt wurde, dann nur um den Preis einer tiefen Depression. In dem Maße, in dem Kastrationsphantasien gegenüber dem Vater ins Spiel kamen, taten hier auch die Schuldgefühle mit dem Ziel der Wiedergutmachung ihre Wirkung. So erwies sich das Gefühl, etwas Wertvolles anbieten und austauschen zu können, im sexuellen wie in jedem anderen Bereich als trügerisch. Die lükkenhafte Vorstellung von ihrer weiblichen Identität führte zu

Schwierigkeiten, sich mit den Bedürfnissen des anderen, insbesondere mit seinen Liebesobjekten, zu identifizieren; folglich war auch die Möglichkeit einer reziproken Genitalbeziehung ausgeschlossen.

Die homosexuelle Frau

Wir wollen nun die Imagines der Eltern untersuchen, so wie sie in der Analyse von Frauen, die homosexuelle Beziehungen zu errichten und zu unterhalten suchen, langsam zum Vorschein kommen. Um Mißverständnisse zu vermeiden, werde ich die Beziehungen zu beiden Elternteilen und ihren Imagines getrennt behandeln. Ich möchte jedoch nachdrücklich darauf hinweisen, daß diese Aufteilung eine künstliche ist, da die *Beziehung zwischen den Eltern* für die Beziehung des Kindes (und alle daraus hervorgehenden Identifizierungen und Introjektionen) ausschlaggebend ist. Ob die Beziehung der Eltern als liebevolle oder abweisende, als gegenseitige Aufwertung oder als Zerstörung empfunden wird, ändert nichts daran, daß das Kind seine Eltern als ein Paar betrachtet, das eine privilegierte Beziehung unterhält, von der es ausgeschlossen ist. Es möchte sich die Eigenschaften und Funktionen beider Eltern aneignen, und in der Phantasie introjiziert es alle beide. Es verbindet also die Bedeutung jeden Elternteiles unmittelbar mit seiner eigenen, realen oder imaginären, Beziehung zum anderen. Aus diesem Grunde bin ich gezwungen, mich ständig auf die Imago des anderen Elternteils zu beziehen, wenn ich zunächst auf die Beziehung des Mädchens zum Vater und danach auf die zur Mutter eingehe.

Das Vaterbild

An dem klinischen Material wollen wir zunächst untersuchen, auf welche Weise der Vater in der Analyse dargestellt wird. Wir werden feststellen, daß er weder idealisiert noch begehrt wird – er wird verabscheut. Darüber hinaus wird er als abstoßendes, aufbrausendes, brutales und gewalttätiges Wesen beschrieben, was seinem Porträt einen analsadistischen Zug verleiht (da die erotischen Aspekte der Analität verdrängt sind).

Auf der anderen Seite werden ihm aber auch seine phallischen Qualitäten abgesprochen; in seiner Eigenschaft als Mann wird er als unwirksam und ohnmächtig beschrieben. Der Vater, der früher in seiner Funktion als Phallusträger gesehen wurde, ist aufgrund der libidinösen Regression zu einem analen und sadistischen Vater geworden. Deshalb ist das Zeichen des Vaters nicht mehr der Phallus, sondern jedes *Objekt* und jeder *Akt*, die mit den fäkalen Stoffen in Verbindung gebracht werden. Ferner werden wir sehen, daß die Imago des Vaters mit allen Eigenschaften der »bösen« Mutter ausgestattet und die Mutter auf diese Weise wieder zu einem konfliktfreien Objekt wird.
Ein bemerkenswertes Ergebnis des klinischen Materials ist das Schicksal dieser väterlichen Imago. Wir werden sehen, daß sie als Grundlage für eine pathologische Introjektion dient, daß sie durch Introjektion im Ich des Mädchens angesiedelt wird. In seiner Selbsteinschätzung offenbart es die Unmittelbarkeit seiner identifikatorischen Bindung an den Vater, den es in Termini von analem Erotismus und Sadismus beschreibt; aber diese Identifikation bleibt tief im Unbewußten vergraben. Die nachdrücklich besetzte und ambivalente Introjektion des Vaters führt zu schwerwiegenden Modifizierungen der Ich-Struktur (in der gleichen depressiven Weise, die Freud in *Trauer und Melancholie* darstellt). Diese Introjektion bildet von nun an einen sehr wichtigen narzißtischen Teil des Ich der Patientin, der die Ambivalenz ihres weiteren Lebens besiegelt. Zur gleichen Zeit verhält sich das Über-Ich sadistisch gegenüber dem Subjekt (ein Beispiel dafür finden wir in der Depression). Aber ein Teil dieser Aktivität des Über-Ich, mit der Verfolgungsschuld versehen, wird auf den Vater und jeden anderen Mann rückprojiziert. Wir werden noch darauf zu sprechen kommen, in welcher Weise der Vater und alle anderen Männer als mögliche Verfolger gefürchtet werden, was in manchen Fällen sogar zu wahnhaften Ängsten führt. Die anderen wichtigen Faktoren, die zu dieser pathologischen Entwicklung der Vater-Tochter-Beziehung *beitragen*, sollen im Zusammenhang mit der Mutterbeziehung des Mädchens diskutiert werden.
Zunächst einige kurze Auszüge aus der Analyse von Olivia. Sie ist eine anmutige junge Frau von rund zwanzig Jahren, stammt aus einer französisch-italienischen Familie und lebte zu Anfang ihrer Analyse mit einer älteren Frau zusammen,

von der sie sagte, sie sei mit ihr verheiratet. Eines Tages kommt sie mit einem Brief von ihrem Vater in der Hand zur Sitzung; sie macht einen physisch leidenden Eindruck. »In den Ferien muß ich wieder nach Florenz fahren! Das macht mich krank. Ich habe die ganze Nacht nicht geschlafen und hatte dauernd das Gefühl, ich müßte mich übergeben. Ich kann diese Geräusche meines Vaters nicht ertragen, das schreckliche Pfeifen in seiner Brust, sein Husten. Er will mich damit nur verrückt machen. Ich kann ihn nicht ansehen. Er hat kleine Zukkungen im Gesicht. Er ekelt mich an.« Im Laufe früherer Sitzungen hatte sie sich an das Kratzen seines Bartes erinnert. Soweit sie zurückdenken konnte, hatte sie ihn immer verabscheut; andererseits glaubte sie, daß er sie ebenfalls haßte. Sie fährt fort: »Ich habe solche Angst, daß ich einen Anfall kriege, wenn ich nach Florenz komme. Wenn ich krank bin, haßt mein Vater mich mehr denn je.« Olivia spielt auf eine schwere Brech-Phobie an, die ihr die Teilnahme an sozialen Aktivitäten ersparte und eines der wichtigsten Motive für ihre Analyse war. (Interessanterweise beschäftigten sich auch zwei andere Kranke mit homosexuellen Problemen ständig mit Gefühlen von Übelkeit.) Olivia fährt fort: »Ich bin überzeugt, daß mein Vater mich krankmachen will. Sie werden es wahrscheinlich nicht glauben, aber ich bin sicher, daß er mich am liebsten töten würde.« Häufig kam sie auf den Gedanken zurück, ihr Vater wünsche ihren Tod; es gab sogar Perioden, in denen sie die Überzeugung äußerte, er plane bewußt, sie verschwinden zu lassen. Im dritten Jahr ihrer Analyse korrigierte sie diesen Glauben und sagte: »Mein Vater ist sich gar nicht klar darüber, aber *unbewußt* möchte er mich umbringen.«
Hören wir nun Karen, eine begabte französische Schauspielerin, die wegen tiefer Ängste phobischer Art zur Analyse kam. Sobald sie vor dem Publikum auftrat, machten die Ängste ihre ganze Arbeit zunichte. »Sobald ich an meinen Vater denke, höre ich, wie er den Schleim im Halse hochwürgt, wie er sich schnupft, seine scheußlichen Geräusche beim Essen – es kam mir vor, als würden sie sich über den ganzen Tisch verbreiten und uns alle [sie selbst und ihre drei Schwestern] einhüllen. Jedes Mal, wenn er mit mir sprach, hatte ich das Gefühl, ohnmächtig zu werden, als wollte er mir ins Gesicht spucken. Ich möchte ihm die Eingeweide herausreißen, diesem Schwein. Er ist ein

Brechmittel. Nicht einmal essen konnte er, ohne diese Geräusche zu machen.« Ein anderes Mal sagte sie: »Als Kind fürchtete ich ständig, mich nicht in der Gewalt zu haben. Ich wurde oft ohnmächtig. Jeden Morgen, bevor ich zur Schule ging, betete ich: ›Lieber Gott, mach, daß ich heute nicht brechen muß.‹« Bei anderen Gelegenheiten beschrieb sie eine erschreckende Phantasie, die fast zwanzig Jahre angehalten hatte; sie stellte sich vor, daß ihr Vater sich heimlich von hinten an sie heranschlich, um ihr den Kopf abzuschneiden. »Ich glaube, er muß mir wirklich gedroht haben, mich zu töten, als ich noch klein war. Jedes Mal, wenn er hinter mir auftauchte, zuckte ich zusammen. Ich weigerte mich, mich im Auto neben ihn zu setzen.«

Kommen wir nun zu Eva, einer jungen amerikanischen Studentin: »Ich bin nicht imstande, den Gesichtsausdruck meines Vaters zu beschreiben. Auch wenn ich gar nichts gemacht habe, habe ich immer Angst, daß er wütend auf mich wird. Mein Herz schlägt, als würde er mich jeden Augenblick umbringen. Vor ein paar Tagen habe ich eine Perle aus einer Brosche verloren, die meine Eltern mir geschenkt haben. Allein der Gedanke, was passieren wird, wenn mein Vater das merkt, versetzte mich in Schrecken. Er ist brutal und abstoßend. Beim Essen hat er überhaupt keine Manieren. In seine Anwesenheit fühle ich mich gelähmt vor Angst und bin unfähig zu sprechen.«

Diese Beispiele, die sich beliebig ergänzen ließen, weisen eine gewisse Ähnlichkeit in der Vorstellung vom Vater auf. Seine physische Nähe ruft Angst und Ekel hervor. In den frühen Phasen der Analyse wird nur wenig von seiner Beziehung zur Mutter oder seiner männlichen Aktivität in der Außenwelt gesprochen. Der Vater wird auf Distanz gehalten, und es folgt ein Kampf gegen die »Vereinnahmung« durch seine Ticks, seinen Schleim, seine Wutausbrüche. Der anale Charakter dieser Beschreibungen und die gleichzeitige Faszination sind ebenso offensichtlich wie ihre Verknüpfung mit Vorstellungen von sadistischen Angriffen. Man gewinnt den Eindruck von einem kleinen Mädchen, das unter dem Terror des Vaters lebt, der sie überfallen oder in sie eindringen will. Die Urszene nimmt einen anal-sadistischen Aspekt an, und zwar in Gestalt der ekelhaften Geräusche, die dem Vater zugeschrieben werden. Im übrigen bemerken wir die Ausweitung dieser Ängste – eine

Voreingenommenheit in bezug auf die Gesundheit, die Angst vor der Aggression oder dem plötzlichen Auftreten einer tödlichen Krankheit.

So erschreckend dieses Bild vom Vater auch sein mag, so wurde er dennoch als Mann für unwirksam gehalten. Im Empfinden des Kindes hatte die Mutter die väterliche Autorität insgeheim in Anspruch genommen oder für nichtig erklärt. Diese Mütter hinterließen in der Erinnerung keine Spur von herrschenden oder virilen Gestalten, im Gegenteil, sie wurden eher als abhängig von ihrem Ehemann beschrieben, schienen jedoch ihr Eheleben von ihrem Leben als Mutter getrennt zu haben. Eine von ihnen schmiedete mit ihren beiden Kindern ein Komplott, um den Vater um sein Geld zu betrügen. Eine andere widersetzte sich nach Angaben der Kranken jedem Entschluß des Vaters, der »wie ein Depp« alles mit sich machen ließ. Unter Berufung auf die Zartheit und Nervosität des kleinen Mädchens verwehrte eine dritte Mutter dem Vater in den ersten Lebensjahren des Kindes jegliche Annäherung, usw. Die Abwehraspekte dieses ohnmächtigen Vaters sind offenkundig. Wenn er mehr oder weniger kastriert ist, gibt es keinen Grund, bewußt zu fürchten, daß man ihn als Sexualobjekt begehren könnte. Nicht nur, daß er abstoßend ist, nein, er zeigt auch keinerlei männliche Kraft. Die Träume dieser Patientinnen enthüllen weitere Aspekte dieser Passivität, die dem Vater angekreidet wird. Es tauchte eine ganze Reihe von Träumen auf, in denen sich die Träumende in einer erschreckenden oder gefährlichen Situation befand, während der Vater die Szene beobachtete, ohne einzugreifen.

Karen träumt: »Ich sah, wie ein kleiner Junge vor ein Auto lief. Am Steuer saß eine Frau, sie kommt direkt auf ihn zu und fährt ihn um, er bleibt regungslos liegen. Obwohl mein Vater selbst Arzt ist, bleibt er einfach stehen und sagt, er wisse nicht, wo ich Hilfe finden könnte. Ich überschütte ihn mit Vorwürfen und sage, daß er wegen unterlassener Hilfeleistung gehängt werden könnte. Ich nehme das Kind und bringe es zu einer Ärztin. Sie besprengt das Kind mit Äther. Ich rufe weiter nach meinem Vater und sage ihm, daß er mir helfen soll.«

Karens Assoziationen enthalten zornige Anschuldigungen gegen ihren Vater, und biographische Einzelheiten lassen auf eine Identität zwischen dem verletzten Jungen und der Träumenden schließen. Durch andere Assoziationen erkennt sie, daß die Ärztin mich repräsentiert. Wir wollen nun die tiefere Bedeutung des Traumes rekonstruieren, soweit sie für unser Thema relevant ist. Der Unfall des kleinen Jungen bedeutet eine Kastration, und die Patientin fordert ihren Vater auf, den Schaden wiedergutzumachen. Der »Kastrator« indessen ist eine Frau, und an eine Frau wendet sie sich im weiteren Verlaufe mit der Bitte, das verletzte Kind zu behandeln. Zum Äther[1] fielen ihr folgende Assoziationen ein: »entweder schläfert einen das bis zur Unempfindlichkeit ein, so daß man überhaupt keinen Schmerz mehr fühlt, oder aber es führt zum Tode.« Die Analytiker-Mutter bietet nur zwei Lösungen: Sie kann einen in den Schlaf wiegen und in die glückliche Situation des Säuglings zurückversetzen, oder aber die gleiche Behandlung bringt einen in Lebensgefahr. Mit ihren zweifelhaften Geschenken erscheint sie auf lange Sicht gefährlicher als der Vater mit seinen Verweigerungen. In dieser gefährlichen Situation mit der Mutter, die unbewußt die Gestalt des Todes annimmt, kümmert der Vater sich nicht um die Hilferufe seiner Tochter. Die phallische Forderung, die sie einst stellte, ist zu einem Hilferuf geworden.

In einem bestimmten Punkt zeigt ein Traum von Olivia eine bedeutsame Ähnlichkeit mit dem soeben beschriebenen. Sie träumt, daß sie zusieht, wie eine Katze ihre Jungen gebärt. Die kleinen Kätzchen kommen mit geöffneten Augen zur Welt, und im Traum realisiert sie, daß das ihren sicheren Tod bedeutet. Sie versucht verzweifelt, sie zu retten, indem sie sie zunächst in einen kleinen Kasten legt. Aber die Kätzchen erstikken langsam. Schließlich bringt sie sie mitsamt ihrer Mutter nach draußen in den Schnee. Dort trifft sie ihren Vater und bittet ihn, ihr zu helfen; er antwortet, daß er zu beschäftigt ist. Sie läuft schnell zu den Kätzchen zurück und stellt fest, daß sie alle tot sind, ihre Mutter auch. Beim Erzählen dieses Traumes und der damit verknüpften Gedanken bricht Olivia in Tränen aus. Die Kätzchen, die wegen ihrer geöffneten Augen sterben müssen, hingen unmittelbar mit einer frühen Erinnerung an die Urszene zusammen, als sie im Alter von zwei Jahren im Zimmer ihrer Eltern schlief (sie beschrieb ihre Mutter als eine Katze, die sich gerade das Mäulchen leckte). Aber alle anderen Assoziationen bezogen sich auf ihren Ein-

druck, ihr Körperinneres sei zerstört (seit mehreren Monaten litt sie unter anderem unter Amenorrhö), und die Kätzchen repräsentierten nicht nur sie selbst, sondern auch ihre ungeborenen Kinder. Der Vater soll im Traum die Situation retten, in der ihre Weiblichkeit auf dem Spiel steht. Er rührt sich nicht; was daraus folgt, erscheint in Gestalt des Todes.
So also ist das Bild vom Vater, jeder bewußten libidinösen Bindung beraubt, verstümmelt und zugleich mit unlustvollen und bedrohlichen Zügen ausgestattet. In allen späteren Erzählungen der Patientinnen wurde das Gefühl deutlich, der Vater habe sie schon als kleine Mädchen im zartesten Alter entschlossen und unwiderruflich abgelehnt. Die Schwierigkeiten der ödipalen Situation warfen das Mädchen dann in eine anale Position zurück, der Vater wurde als libidinöses Objekt vertrieben und ging verloren, um später als internes Objekt wieder dem Ich des Kindes einverleibt zu werden; zugleich wurde er im Unbewußten mit den eigenen Exkrementen des Kindes gleichgesetzt. Von nun an wird das Begehren nach dem Vater und seinem Penis als sadistischer Akt erlebt, der das Gefühl erzeugt, ein Verbrechen begangen zu haben. Diese Phantasie führt zu Rachephantasien, in denen der Vater Vergeltung übt. Die ödipalen Schuldgefühle werden durch das Bestehen einer engen präödipalen Mutterbindung noch verstärkt. Die Mutter erscheint als diejenige, die jede Annäherung an den Vater verbietet und den vom Mädchen zugegebenen Widerwillen gegen ihn ermutigt, als sei dieser ein diesem zugedachtes Geschenk.

Selbstbild und Vaterbild

Sehen wir nun zu, was diese Patientinnen über sich selbst sagen.
Zu Beginn ihrer Analyse hatte Olivia immer die gleichen Sachen an: fleckige Blue-Jeans und dicke, weite Pullover. Sie klagte über ihre weibliche Umgebung, die ihr Aussehen kritisierte und sie dazu bewegen wollte, anmutigere Kleider zu tragen. »Ich fühle mich so häßlich. Wegen meiner Aufmachung sehen mich alle von oben herab an. Ich bin wirklich häßlich und nicht altersgemäß. Unmöglich, daß Sie meine Analyse weitermachen wollen oder daß Sie sich für mich interessieren.« Gereizt fragt sie mich, ob auch elegant gekleidete Frauen zu

mir kommen. Dann fängt sie an zu weinen und sagt, daß sie schmutzig, ungeschickt und abstoßend ist und nicht weiß, wie sie es anders machen soll. »Aber ich käme mir so lächerlich vor, wenn ich angezogen wäre wie die anderen Frauen. Ich kann es nicht ertragen, wenn sie über ihre Fetzen und ihre Schminke reden. Mein ganzes Leben lang hat meine Mutter mich gezwungen, mich für Empfänge zurechtzumachen. Ich fühlte mich krank und gereizt.«

Olivia liefert uns hier eine Menge wichtiger Informationen. Zunächst wendet sie einige Beschreibungen von ihrem Vater auf sich selbst an. In ihrem Unbewußten ist das eine Darstellung ihrer eigenen Annäherungsversuche an ihn; man könnte sagen, daß sie dabei im körperlichen Bereich Züge ihres Vaters annimmt. Aber diese Nähe wird als etwas von der Mutter und den anderen Frauen Verbotenes empfunden. Olivia drückt auch ihre Befürchtung aus, die Analytikerin könnte sie wegen dieser Züge der unbewußten Identifikation mit ihrem Vater verwerfen. Dennoch ist ganz klar, daß sie nicht bereit ist, sich diese Identifikation nehmen zu lassen. Ihre eigene Einstellung zu diesen Äußerungen erweist sich als konflikthaft: Erstens zeigt sie eine Ambivalenz gegenüber einem Teil ihres Ich. (Hier könnten wir einen Vergleich zur virilen Frau herstellen, die sich bewußt durch ihre Identifikation mit ihren männlichen Idealen und Aktivitäten *aufgewertet* fühlt.) Zweitens sieht Olivia aufgrund tiefer Schuldgefühle (dieser Prozeß zeugt von quasi melancholischen Zügen dieser Einverleibung) die Vorwürfe der Analytikerin voraus. Sie leidet unter der Furcht vor Kritiken von anderen Frauen oder unvorteilhaften Vergleichen mit ihnen. (Hier könnten wir einen zweiten Vergleich zur virilen Frau ziehen, die die gleiche Verletzbarkeit aufweist, wenn sie von *Männern* entwertet wird, während sie sich bei Vergleichen mit anderen Frauen beleidigt fühlt.) Drittens konstituieren diese »analen« Züge offensichtlich ein wesentliches Element von Olivias Identität, das sie ihrer Meinung nach beibehalten muß, auch wenn es heftige Kämpfe kostet.

Ungefähr zur gleichen Zeit enthüllte sie zahlreiche Aspekte ihrer »sadistischen« Identifikation mit dem Vater. Längere Zeit trug sie einen breiten Armreifen aus Kupfer, weil sie meinte, er verleihe ihr einen »äußeren Schein von Kraft und Grausamkeit«. Wenn sie ausging, versteckte sie ein langes Messer in ihrer Tasche, um sich vor Angriffen von Männern, denen sie begegnen könnte, zu schützen. Lange Zeit schien sie an diese Gefahren wirklich zu glauben und bat mich, die Polizei zu verständigen, wenn sie nicht zu ihrer Sitzung käme. So ergänzten sich ihre erotisch-analen Eigenschaften durch bedrohliche Kraft und Mordgedanken. Daß sie es war, die das Messer besaß, daß sie als die gefährliche Person erscheinen könnte, war ihr keinen Augenblick bewußt.

An dieser Stelle könnte man darauf aufmerksam machen, daß die unbewußte Identifikation mit dem »schmutzigen« und »abstoßenden« väterlichen Phallus die heftigste Mißbilligung der Mutter zur Folge hatte, und daß unter dieser Voraussetzung auch der Wunsch, alle Männer fernzuhalten, unter das gleiche Verdikt fallen müsse. Die Patientin verfügte über eine ganze Sammlung von Geschichten über erschreckende und brutale Begegnungen mit Männern, die ihr teilweise von ihrer Mutter erzählt worden waren. Daher betrachtete sie ihre Vorsichtsmaßnahmen nicht nur als eine notwendige Verteidigung, sondern auch als etwas, das ihrer Mutter gefiel. Gleichgültig, welche Haltung der Mutter zugesprochen wurde, sie führte auf jeden Fall *zum inneren wie zum äußeren* Ausschluß der heterosexuellen Welt.

Hier nun das Selbstproträt von Karen. »Ich bin nur ein Haufen Scheiße und werde auch von allen Leuten so behandelt. Meine Freundin Paula dachte das nicht. Dadurch habe ich verstanden, daß sie mich wirklich liebte.« Nicht ganz sicher, ob die Analytikerin sie lieben wird, fügt sie zu ihrer Verteidigung hinzu: »Ich habe schon seit Wochen kein Bad mehr genommen, aber das ist mir vollkommen egal. Ich stinke wie ein Iltis und fühle mich wohl dabei.« Diese verzweifelte Bindung an die Produkte und Gerüche ihres Körpers, die sie offensichtlich stark narzißtisch besetzt, ergänzt sie durch entsprechende Kleidung. Wenn sie es zu bestimmten Anlässen für unumgänglich erachtete, sich ein »weibliches Aussehen« zu geben, empfand sie heftige Angst und Übelkeit. Als Antwort auf eine Bemerkung von mir, daß sie es wohl für unangemessen und verboten hielte, sich wie eine Frau zu kleiden, rief sie verwundert: »Sind Sie verrückt? Ich eine Frau? Das ist wirklich ein guter Witz!« Sie brach in Lachen aus, unmittelbar danach in Schluchzen.

Auch hier zeigt sich, daß diese junge Frau mit sich selbst genauso umgeht wie mit ihrem Vater, und zwar in eben den Punkten, die ihr zufolge ihre Liebe, ihr Vertrauen und ihren Respekt ihm gegenüber unmöglich machen. Sie trug kein Messer bei sich wie Olivia, aber sie wob an einer Unzahl von Phantasien, in denen sie Männer umbrachte, und die sie bei anderen Gelegenheiten auch in Form der Angst, ein Mann könne sie töten, rückprojizierte.

»Ich möchte jemanden töten, egal wen, ich möchte ihm ein Messer in den Bauch stoßen. Manchmal habe ich Lust, Männer mit den nackten Händen zu erwürgen.« Sie macht eine illustrierende Geste. »Letzte Nacht habe ich von R. geträumt. [Einem Mann, der sich vor ihr exhibiert hatte, als sie 5 Jahre alt war.] Ich teilte ihn mit einer Axt in Stücke. Es kam eine Unmenge Blut, Eingeweide und Eiter heraus, ich zerstückelte ihn immer weiter und wühlte mit der Axt darin herum. Trotzdem wollte er nicht sterben.« Dieser Traum, einen Mann, der sich immer wiederherstellte, in Stücke zu zerlegen, war ein ständig sich wiederholendes Thema in Karens Traumleben. In anderen Augenblicken projizierte sie diese Impulse auf die anderen. Überzeugt, daß ein Mann sie ermorden würde, grauste ihr vor dem Gedanken, auf die Straße zu gehen. Bisweilen dehnten sich die Befürchtungen sogar auf die leblose Welt aus. In panischer Angst, ein Haus könnte auf sie stürzen, hielt sie sich in vorsichtiger Entfernung von großen Gebäuden. Ebenso stark fürchtete sie, Opfer eines Flugzeugabsturzes oder anderer Katastrophen zu werden. Erinnern wir uns nur an ihre häufige Phantasie über ihren Vater, der sich von hinten an sie heranschlich, um ihr den Kopf abzuschneiden: Unschwer lassen sich darin quälende Ängste als Strafe für ihr Begehren nach dem Vater erkennen, die ihr zugleich die phantasmatische Realisierung eines sadistischen Koitus ermöglichen. (Dieses Beispiel erinnert an Freuds Beschreibung einer Kompromißbildung in *Ein Kind wird geschlagen*, 1919, wo das Geschlagenwerden eine Strafe für die verbotene genitale Beziehung und zugleich ein regressiver Ersatz dieses Aktes ist.)

Der ursprünglich phallische Vater wurde mit analem Erotismus umgeben und das Ganze vom Sadismus dominiert. Interessant ist die Feststellung, daß der prägenitale Erotismus in einem bestimmten Punkt eine Spaltung seiner aktiv-aggressiven Komponente aufwies. Die unbewußte erotisch-anale Bindung an den Vater wurde als eine ziemlich wichtige narzißtische Qualität aufrechterhalten, konnte sich jedoch in der vorliegenden Form nicht mit irgendeinem aktiven Wunsch, vom Vater etwas aufzunehmen oder zu empfangen, vermischen. Das Gefühl, das statt dessen aufkam: sich gegen anale und sadistische Angriffe *wehren* zu müssen, diente als feste Abwehr gegen jederlei heterosexuelle Wünsche.

Es war vorherzusehen: In bestimmten Phasen der Behandlung zeigten diese Patientinnen in ihren Träumen und Phantasien manchen rezeptiven analen Wunsch. In gewissem Maße konnte die Analyse eine Integration der infantilen Triebregungen und die entsprechende narzißtische Bestätigung gewährleisten. (Hier ist zu bemerken, daß die Integration der erotisch-analen Triebe für die Entwicklung der weiblichen Genitalität schlechthin eine wichtige Rolle spielt.) Diese Bewußtwerdung weckte in den Patientinnen heterosexuelle Wünsche, insbesondere den Wunsch, ein Kind zu haben. Die Wünsche lösten ihrerseits lebhafte Unruhe und hypochondrische, mit Depressionen einhergehende Ängste aus. Um sie zu analysieren, widmete man sich in der folgenden Behandlungsphase der Mutterbeziehung und den (ödipalen und präödipalen) Ängsten vor dem Bruch mit der Mutter-Imago, einem Bruch, dessen mögliche Verwirklichung Zerstücklungsängste hervorrief.

Ein Traum von Olivia steht unmittelbar unter dem Einfluß ihrer erotisch-analen Vorstellungen und erhellt zugleich zahlreiche andere Aspekte der ursprünglichen ödipalen Beziehung. »Ich träumte, daß ich am Strand von X entlanglief, wo ich als Kind immer meine Ferien verbrachte. Ich bemerke einen Penis, der an meinem Körper befestigt ist. Einige Männer laufen hinter mir her und werfen mit Kugeln nach mir. Alle diese Kugeln dringen in meinen Anus ein. Ich bin sehr krank und gelange zu einem Haus, wo ich von einer Gruppe von Ärzten untersucht werde. Ich habe keinen Penis mehr. Sie sehen sich aufmerksam eine Röntgenaufnahme von meinen Gedärmen an. In meinem Rectum befindet sich eine riesengroße schwarze Ratte. Sie ist sehr dunkel und rührt sich nicht, in gewisser Weise ist sie sogar prächtig, wie aus Stein gehauen, wie die Flachreliefs im Schloß von Blois. Als ich die Ratte sehe, möchte ich schreien. Die Ärzte sagen mir, ich müsse sie ausbrechen, sonst würde sie mich vergiften. In diesem Augenblick realisiere ich, daß ich sie durch Brechen nicht loswerden kann. Bei der geringsten Bewegung würde ich die Ratte verlieren und daran sterben. Schreckensgelähmt wachte ich auf und hatte Angst, mich zu bewegen.«

Die Ratte, mit den Emblemen eines Königs versehen, repräsentiert die phallische Wirkungsfähigkeit des väterlichen Penis (Macht, Vollständigkeit). Sie befindet sich jetzt in ihrem Anus und wird mit der Kotsäule assoziiert. Die im Traum verborgenen unbewußten Gedanken geben uns Hinweise auf die Bedeutung der Brechphobie und andere Aspekte der Struktur und Geschichte dieser Patientin. Die Ärzte im Traum repräsentierten die Mutter der Patientin, die sie in ihrer Kindheit während endloser »Darmkrankheiten« gepflegt hatte; sie repräsentierten gleichzeitig die Analytikerin, die in der fraglichen Zeit als Mutter angesehen wurde und ihr verbot, irgend etwas Wertvolles in ihrem Körperinnern aufzubewahren. Trotzdem kann sie nicht überleben, wenn sie die Ratte verliert.

Eva und andere Patientinnen lieferten viele Beispiele mit ähnlichen Assimilationen der »bösen« Züge. Eine typische Bemerkung von Eva weist jedoch einen erstaunlichen signifikanten Unterschied auf: Sie stellte *bewußt* einen Zusammenhang zwischen dieser Art von Identifikation und ihrem Vater her. »Ich bin meinem Vater so ähnlich. Ich habe die gleichen schlechten Eigenschaften, und außerdem sehe ich genauso aus wie er. Meine Schwester, die ist hübsch. Als ich klein war, hielten mich alle für einen Jungen.« Die erotische Bedeutung dieser Bindung an den Vater blieb ihr unbewußt; aber das bewußte Akzeptieren gemeinsamer Züge hing damit zusammen, daß sie ihre (heterosexuellen und homosexuellen) Phantasien vorwiegend durch zwanghaftes Stehlen ausdrückte, weniger durch offene Homosexualität. Das unbewußt erotisierte Stehlen war von ihrem libidinösen Objekt weiter entfernt und konnte deshalb vom Ich besser toleriert werden. So konnten die Identifikationen mit dem Vater bewußt bleiben. Das bei Eva schon einige Jahre andauernde zwanghafte Stehlen verschwand vollständig, nachdem es in der Analyse möglich geworden war, über ihre homosexuellen Strebungen und deren Verbindung zur väterlichen Imago zu sprechen. Wir werden später noch auf bestimmte Aspekte der Beziehung zwischen Kleptomanie und Homosexualität eingehen.

Eine andere wichtige Seite der Beziehung zur Vater-Imago ist die Tatsache, daß die Überich-Vorwürfe sich nicht nur gegen die Patientin selbst richteten, sondern außerdem auf alle männlichen Gestalten *rückprojiziert* wurden, die dadurch als Verfolger erschienen. Diese Kranken waren überzeugt – manchmal sogar ganz fest überzeugt –,daß sie der Gefahr ausgesetzt waren, Morden, Vergewaltigungen oder anderen Brutalitäten zum Opfer zu fallen. Eine Patientin glaubte beispielsweise lange Zeit, ihr Vater ließe sie von der Polizei beschatten. Ein gewisser Grad von Verfolgungsschuld war bei all diesen Patientinnen in zahlreichen subtileren Formen zu finden.

Was lassen die kurzen klinischen Beispiele über die Beziehung zur väterlichen Imago erkennen? In erster Linie können wir keine Spur von dem entdecken, was wir gewöhnlich in der Beziehung einer Tochter zu ihrem Vater für normal halten. Wir finden auch nicht den gleichen Konflikt, der bei gewöhnlichen Neurosen zu beobachten ist, nämlich den Konflikt zwischen den auf den Vater gerichteten libidinösen Triebregungen und den Verhaltensmodi, mit denen das Ich die konflikthaften Repräsentationen zu bekämpfen oder sie einer Lösung zuzuführen sucht. Selbst in den Träumen der Patientinnen bleibt dieser Verhaltensaspekt relativ verschleiert. Wenn wir uns noch einmal an den Traum erinnern, in dem der kleine Junge von einem Auto angefahren wird, während der Vater unbeweglich und tatenlos zusieht, sehen wir, daß sich das Begehren nach der phallischen Kraft des Vaters in der besonderen Form eines Hilferufs äußert – der vorab im Dienste der Unabhängigkeitsbestrebung gegenüber der präödipalen Mutter steht. Die bedrohlichen Aspekte dieser letzteren Beziehung sind offenkundig. Dem Vater scheint im Traum die Rolle desjenigen zuzufallen, der auf den Hilferuf nicht reagiert.
Was ist in der Psyche des kleinen Mädchens vorgegangen, was verbirgt sich bei den Patientinnen, von denen hier die Rede ist? Wie jedes andere kleine Mädchen hat die Kranke die Urszene introjiziert und ließ sich in ihren Phantasien vom Vater und seinem Penis besitzen, während sie gleichzeitig in verschiedenen Weisen über ihre Mutter verfügte. Wir könnten hier an Freuds Hinweis erinnern, daß der totale Ödipuskomplex seine

positiven *und* seine negativen Formen umfaßt. Das kleine Mädchen beschränkt sich nicht auf den Wunsch, sich vom Vater besitzen zu lassen; es möchte ihn selbst besitzen. Zugleich möchte es seine Mutter besitzen wie auch deren Besitz sein. Es strebt danach, die Rolle beider Eltern in der Urszene zu übernehmen, und die phantasmatische Befriedigung seiner Triebe ist sowohl passiv als auch aktiv. Daß solche Phantasien in unterschiedlichem Maße von phallischen, analen und oralen Wünschen durchzogen sind, ist für unser Thema im Augenblick unwichtig. Das Schicksal dieser Triebe soll uns einige Hinweise auf die Struktur der erwachsenen Persönlichkeit und ihre Vermischung in einem System von Objektbeziehungen vermitteln. Die Unbeständigkeit der väterlichen Imago haben wir schon beschrieben. In der weiteren Geschichte dieser Patientinnen wurde der Vater wahrscheinlich auf dem Höhepunkt der klassischen ödipalen Phase als äußeres Liebesobjekt aufgegeben. (Die Geburt eines jüngeren Geschwisters ist für drei dieser Patientinnen erheblich.) Dann wird das verworfene Liebesobjekt introjiziert, um nie wieder verlassen zu werden; als Liebesobjekt ist es allerdings in seiner sadistischen und analen Verkleidung – erotisch und feindselig zugleich – unkenntlich. In der Welt des homosexuellen Mädchens existiert nur ein einziger Mann; kein anderes männliches Objekt wird je seinen Platz einnehmen. Den Vater zu verlassen, entspricht also in keiner Weise der ursprünglichen Lösung vom Liebesobjekt, wie wir sie bei normalen Frauen finden, die ihre frühe Vaterbindung sowohl *im narzißtischen Sinne* als auch *in ihren heterosexuellen Wünschen* integriert haben und als Erwachsene eine stabile sexuelle Beziehung zu einem Mann herstellen werden. Von diesen Frauen wurde der Vater auch nicht als einzig mögliches externes Liebesobjekt beibehalten und später auf alle anderen Männer projiziert, wie wir es bei den virilen Frauen annehmen, mit denen wir uns zu Anfang dieser Arbeit beschäftigt haben. Wir haben gezeigt, daß virile Frauen ihren Vater als integralen Bestandteil ihres Lebens bewahren und dies durch eine Vielzahl von Identifikationen ausdrücken, vorausgesetzt, daß er niemals Objekt genitaler Triebregungen sein wird. Dank dieser Klausel können die Objektbeziehungen aufrechterhalten werden. Die Analyse der von uns beschriebenen Fälle bringt andere Strukturen hervor: Der Vater ging als Liebesobjekt verloren, da die Objektbeziehung auf einen besonderen Identifikationstyp regrediert war. Da die Introjektion eine pathologische Form annimmt, erfährt die jeder Identifizierung inhärente Ambivalenz eine übermäßige Verstärkung, die dem Ich permanente Angriffe des Über-Ich zuzieht und die dennoch ein notwendiges Element für seine Kohäsion sein wird. Die Angriffe, die die Homosexuelle gegen sich selbst richtet, haben ungefähr die gleiche Qualität wie die klassischen Vorwürfe des Melancholikers. Sie repräsentieren Attacken gegen den interiorisierten Vater, der narzißtisch besetzt und zugleich eifersüchtig verteidigt wird. Wie wir schon gesehen haben, spielt auch die Verfolgungsschuld eine wesentliche Rolle. Die Kranken zeigen ein »prä-genitalisiertes« Über-Ich im Zusammenhang mit einer extremen Ichverarmung und Ichschwäche. (Wir verfügen hier nicht über genügend Platz, um derartig verarmte Leben detailliert zu beschreiben.)

Wir bleiben weiterhin mit der Frage konfrontiert, warum das Mädchen darauf angewiesen war, seinen Versuch, eine für seine Reifung und seine Entwicklung lebenswichtige Sache zu interiorisieren, mit einer qualvollen Ichschwächung zu bezahlen. Bis jetzt haben wir dafür nur eine partielle Erklärung geben können. Wenn wir die Natur der Beziehung des Mädchens zur Mutter-Imago näher untersucht haben, werden wir eine umfassendere Begründung zu finden suchen.

Wir könnten uns allerdings auch fragen, ob ein solches Ich nicht eine psychotische Struktur aufweist. Psychotische Abwehrstrukturen liegen vor. Wir haben zahlreiche Beispiele von quasi wahnhaften Ängsten und somatischen Erfahrungen, die auf psychotische Weise wiedergegeben werden. Die Verleugnung gewinnt die Oberhand über die sexuelle Realität. Die Realitätsprüfung, insbesondere in bezug auf die *männliche Welt*, ist unzuverlässig. Dennoch: Dieses gestörte Ich ist kein psychotisches Ich. Was wir beobachten können, ist ein begrenzter Zusammenbruch der Ichstruktur. In seiner Totalität ist das Ich nicht getroffen; uns scheint freilich, daß wir hier, genau wie Freud in bezug auf den Fetischismus, von einer Ich-Spaltung sprechen können.

Wir werden sehen, daß die Mutter in extrem idealisierter Form wahrgenommen wird und gewöhnlich als schön, begabt und verführerisch gilt. In diesem Namen wird sie alsbald für eine Person gehalten, die all das ist, was ihre Tochter nicht ist – eine ungleiche Situation, die ohne Widerspruch akzeptiert wird; in dieser Hinsicht gibt es keinen bewußten Neid. Darüber hinaus wird die Mutter zu einer Gestalt, die einen totalen Schutz vor den Gefahren des Lebens bietet, von denen die Patientin bedroht werden könnte. Zugleich ist die Mutter selbst ständig Gefahren ausgesetzt; häufig wird ihr baldiger Tod befürchtet. In der Phantasie wird sie zum Opfer tödlicher Unfälle, Beute brutaler Angriffe, oder aber sie ist bedroht, vom Vater verlassen bzw. exzessiv dominiert zu werden. Dem Vater werden sexuelle oder andere illoyale Forderungen der Mutter gegenüber zur Last gelegt.

Es ist verständlich, daß die Identifikation mit einer solchen Mutter-Imago einige Schwierigkeiten bereitet, und zwar aus zwei Gründen: *Erstens* waren die Patientinnen überzeugt, daß ihre Strebungen im narzißtischen Bereich zum Scheitern verurteilt waren. Die Mutter besaß Gaben wie Schönheit, Intelligenz und Talent, die sie selbst ganz einfach »bei der Geburt nicht bekommen hatten«. Erst viel später erfuhren wir, daß sie sich keineswegs berechtigt fühlten, ihrer Mutter das zu nehmen, was sie selbst brauchten. *Zweitens* bestand auf heterosexueller Ebene überhaupt kein Verlangen nach einer Identifikation mit einem Wesen, das eine derart gefährliche und/oder unglückliche Rolle zu spielen schien. Bei keiner der Patientinnen gab es auch nur die Spur eines bewußten Eindruckes, die Mutter könne durch den Besitz des Vaters als Liebesobjekt an Wert gewinnen. Zu Beginn der Analyse hätte man das bewußte Verlangen dieser Kranken einzig und allein auf den Wunsch zurückführen können, den Vater radikal zu eliminieren und eine zärtliche und dauerhafte Beziehung zwischen Mutter und Tochter zu errichten. Gegenwärtig war dieser zuletzt genannte Wunsch in manchen Fällen noch an die Mutter gebunden oder auf andere weibliche Sexualpartnerinnen übertragen, die als Muttterersatz dienen mußten. In der Initialphase der Übertragungssituation wiederholten sich ständig verschiedene Bearbei-

tungen derselben Phantasie. Die begleitenden unbewußten aggressiven Elemente waren in der Analyse deutlich zu erkennen. Sehen wir zu, was diese Patientinnen über ihre Mutter sagen.
»Sie war so begabt und so schön! Alle bewunderten sie. Sie ist rein und unschuldig. Sie kann absolut nicht verstehen, daß man etwas Schlechtes denken kann. Ich wollte immer in ihrer Nähe sein. Wenn sie ausging, quälte mich die Vorstellung, ihr könne etwas zustoßen. Ich blieb die ganze Nacht wach, bis ich sie heimkommen hörte.« Die Patientin fügt noch hinzu: »Das einzige Unglück ist, daß sie nicht verstehen kann, was es heißt, krank zu sein. Sie selbst war nie krank. Manchmal frage ich mich, ob meine Magenleiden und die ganze anfällige Gesundheit nicht Versuche waren, sie nahe bei mir zu halten. Es kam mir vor, als wäre sie nie da, wenn ich sie brauchte. Ich erinnere mich, wie ich als Kind einige Stunden länger als die anderen warten mußte, bis sie mich von der Schule abholte. Ich fürchtete, daß sie niemals kommen werde.«
Eine andere sagte: »Ich liebte sie so sehr, daß ich jeden Pfennig sparte, um ihr Blumen zu kaufen.« (Später stahl dieselbe Kranke ihrem Vater Geld, um ihren Freundinnen in der Schule Geschenke zu machen.) »Wenn sie meine kleine Schwester versorgte, machte mich das Verlangen halb krank, genauso behandelt zu werden. Manchmal versuchte ich, krank zu werden, um mit ihr zu Hause bleiben zu können.« In anderen Augenblicken beschrieb diese Patientin ihre Mutter als distanziert, als jemanden, der nicht zärtlich ist und »an Stelle von Liebe Sachen« gibt.
Ein weiteres Beispiel mag genügen. »Meine Muter ist sehr schön, die ganze Familie bewundert sie. Aber sie verhielt sich sehr distanziert. Sie wollte von niemandem berührt werden. Trotzdem war sie eine Chance für uns, mein Vater war nur ein totes Gewicht. Ich war der Liebling meiner Mutter, aber ich konnte mich ihr nie nähern. Ich kann mich nicht erinnern, daß sie mich jemals in den Arm genommen hat, aber ich glaube, ich war selbst schuld daran.«
Schon diese wenigen, zufällig herausgegriffenen Beispiele lassen erkennen, daß die Mutter als ein Ideal angesehen wird, das man bewundern, aber nie erreichen kann. In ihren idealisierten Aspekten wurde die Mutter nicht interiorisiert und assimiliert, und in diesem Sinne bleibt sie außerhalb des Ich. Es ist

auch nicht möglich, sich ihrer Liebe ganz zu versichern, es sei denn mittels einer Krankheit oder indem man sich selbst immer wieder bestätigt, daß sie einen unbedingt braucht und daß man vielleicht auf Kosten anderer Familienmitglieder von ihr vorgezogen wird.

Das Material zeigt einen weiteren Zug, der konstant zu sein scheint: Das Mädchen hat den Eindruck, daß die Mutter den Vater insgeheim verschmäht und abwertet. In einigen Fällen, in denen die Eltern nach außen eine harmonische Ehebeziehung unterhielten, glaubte die Patientin trotzdem, daß ihre eigene Verleumdung des Vaters von der Mutter akzeptiert und gutgeheißen wurde. Ihre Vorstellungen von der Einstellung ihrer Mutter zum Vater äußerten sich in Erinnerungen, beispielsweise in dieser: Eine Patientin erzählte, daß die Mutter ihr half, ihre Schulnoten zu fälschen, ehe sie sie ihrem Vater zeigte; damit wurde unterstellt, daß der Vater seiner Tochter, die in der Schule schlecht war, Schreckliches zufügen würde. Jene andere Mutter habe ich schon genannt, die gemeinsam mit ihrer Tochter Pläne ausheckte, um den Vater in Geldangelegenheiten zu betrügen. Eine weitere Patientin sagte, daß ihre Mutter dem Vater den Zutritt zu ihrem Schlafzimmer verbot, wenn sie krank war, weil seine Anwesenheit angeblich die Asthmaanfälle begünstigte. Ein Beispiel anderer Art, aber mit den gleichen Auswirkungen auf das Denken des Mädchens ist das einer Mutter, die in der Kindheit der Patientin regelmäßig mit ihren beiden Töchtern über die Zweckmäßigkeit einer Scheidung von ihrem Vater sprach.

In allen diesen Beispielen wird der Vater für eine gefährliche und unerwünschte Person gehalten, die in den Augen von Mutter und Tochter gleichermaßen Mißtrauen und Überlistung verdient. Ein bezeichnender Faktor muß noch hinzugefügt werden: Das Mädchen konnte berechtigterweise annehmen, daß es ohne die Komplizenschaft und den Schutz der Mutter einer realen Gefahr ausgesetzt wäre. In den frühen Phasen der Analyse war diese Gefahr nicht immer explizit, da der Akzent auf die unerläßliche Anwesenheit der Mutter gelegt wurde. Dem Leser wird vermutlich nicht entgangen sein, daß der Vater in diesen Fällen die Grenzen zu *akzeptieren* scheint, die seiner Beziehung zur Tochter gezogen werden. Im Unbewußten der Patientinnen konnte dem Vater dieses Verhalten

nie verziehen werden; seine Haltung wurde nicht nur als eine Abweisung der Tochter erlebt, sondern auch als ohnmächtige Unterwerfung unter die Mutter.
Die meisten meiner Patientinnen glaubten, ihre Eltern hätten keinen Geschlechtsverkehr mehr. Dabei stützten sie sich auf umständliche Beweisführungen. In zwei Fällen, in denen klar war, daß die Vermutung falsch war, dachte die eine Patientin, ihre Mutter würde beim Geschlechtsverkehr brutal angegriffen, während die andere von ihrer Mutter gelernt hatte, daß Frauen am Geschlechtsverkehr nicht aktiv teilnehmen, daß das alles passiert, während sie schlafen. (Diese Patientin litt seit einigen Jahren unter hartnäckiger Schlaflosigkeit und konnte nicht allein in ihrer Wohnung schlafen. Wenn sie in der Nacht aufwachte, mußte eine Frau in der Nähe sein.) Obwohl sie anziehend auf Männer wirkte, akzeptierte die Mutter im Geiste dieser Patientinnen keine heterosexuellen Beziehungen und schien sie in dem Maße, in dem ihre eigene Tochter betroffen war, sogar zu mißbilligen. Die Patientinnen erinnerten sich lebhaft an Berichte über Vergewaltigungen und andere physische Überfälle durch Männer, die gelegentlich direkt mit der Mutter verknüpft wurden.
Ehe wir nun auf die entscheidenden Momente der Mutter-Imago eingehen, wollen wir kurz zusammenfassen, was in der Initialphase der Analyse über diese Imago ausgesagt wurde. Während der Vater über all das verfügt, was böse, schmutzig und gefährlich war, wurde die Mutter, zumindest auf der bewußten Ebene, als konfliktfreies Objekt festgehalten. Sie bestärkt das kleine Mädchen in seiner Ablehnung des Vaters. Sie ist die Quelle aller Sicherheit, einer Sicherheit, die später bei den anderen Frauen gesucht werden muß, die zu sexualisierten Liebesobjekten werden. Dem Ausschluß des Vaters folgt die Preisgabe aller Männer. Der Ausdruck von Heterosexualität wird vom Mädchen nicht nur als etwas ihm selbst Verbotenes empfunden, sondern auch als etwas Unannehmbares für die Mutter. Das Mädchen hegt keinerlei bewußte Eifersucht gegenüber der Mutter, die in der Erinnerung des Kindes mit kostbaren weiblichen Attributen ausgestattet ist; das Mädchen hofft, später durch die Liebe zu einer anderen Frau einige dieser Attribute zu gewinnen. Der einzige Mißklang, der in der Initialphase der Analyse vernehmbar ist, rührt von der Erfah-

rung her, daß die Mutter in gewissem Maße kalt, distanziert und wenig einfühlsam ist; aber auch dieser Zug ist dem Mädchen kein Motiv für Ressentiments. Die Patientinnen hielten sich ausnahmslos für Kinder, die ihre Mutter tief enttäuscht hatten und deshalb nicht geliebt werden konnten. Wie könnte man erwarten, daß eine solche Mutter eine derart verkommene und in ihren Manieren wenig feminine Tochter akzeptiert, die oft noch durch anfällige Gesundheit behindert und trotz überdurchschnittlicher Intelligenz häufig eine schlechte Schülerin war?

Immerhin lassen sich zwischen den Zeilen der Berichte zwei Themen herauslesen, die auf einer unbewußten Ebene auf eine ganz anders getönte Beziehung zur mütterlichen Imago hinweisen. Eines dieser Themen, das sich offensichtlich auf das Bild der Mutter als Quelle von Sicherheit bezieht, kommt in einer ständigen Sorge um die Gesundheit der Mutter, ihre Sicherheit und ihr Wohlergehen zum Ausdruck. Quälende Bilder von ihrer Zerstückelung oder ihrem Tod verpflichten das Mädchen, immer bei ihr zu sein, um sie zu beschützen. In zweien meiner Fälle wurden diese Ängste ohne Modifizierung auf die späteren weiblichen Partnerinnen übertragen, bei den anderen wurden sie in der Übertragung häufig artikuliert. Erst in einem fortgeschrittenen Stadium der Analyse wurde deutlich, daß die Ängste schon in der Kindheit vorhanden gewesen waren. Die permanente Befürchtung, das Liebesobjekt könne durch eine Katastrophe zerstört werden, einem sadistischen Akt oder einer tödlichen Krankheit zum Opfer fallen, läßt uns eine extrem ambivalente Einstellung zur geliebten Mutter bzw. zum Muttterersatz annehmen. Zu Beginn der Analyse war es natürlich unmöglich, dieses Material auf die ambivalenten Gefühle zurückzuführen. Das hätte für die betroffene Analysierte notwendigerweise die restlose Zerstörung ihrer Persönlichkeit und ihrer Objektwelt bedeutet. Sie konnten zunächst nur als Vorstellungen von Selbstbestrafung und erst viel später als magische Mittel zur Beherrschung gefährlicher Impulse und schließlich auch als Barriere gegen die Heterosexualität verstanden werden. Das zweite Thema, das mit frappierender Regelmäßigkeit wiederkehrte, zeigte die Mutter als eine Persönlichkeit, die eine rigide Kontrolle ausübt, pedantisch auf Ordnung bedacht und peinlich genau in den Vorkehrungen ist, die

Gesundheit und Sauberkeit betreffen. Eine Bemerkung von Karen symbolisiert dieses besondere Bild. »Meine Mutter verabscheute alles, was mit meinem Körper zu tun hatte. Wenn ich defäzierte, benahm sie sich, als handele es sich um Gift. Jahrelang lebte ich in der Überzeugung, daß meine Mutter nicht defäzierte. Heute noch fällt es mir schwer, daran zu glauben.« Eine andere Patientin erinnerte sich, daß es ihr verboten gewesen war, von derlei Bedürfnissen zu sprechen; im zartesten Alter hatte man sie dazu erzogen, höflich zu hüsteln, um auf diese Phänomene aufmerksam zu machen, auch wenn es um ihre eigene Person ging. In diesem Zusammenhang fällt mir noch eine Kranke ein, deren Mutter Wert darauf legte, daß Verstopfungen »Rückenschmerzen« genannt wurden. Auf diese Beziehungen zur »analen Mutter« werden wir noch zurückkommen, um ihre Auswirkungen auf das Mißlingen der Integration der analen Libidokomponenten in die Persönlichkeit zu untersuchen.

Um die tieferen Dimensionen der Beziehung zur Mutter-Imago zu verstehen, müssen wir auf das Material eingehen, das nach einer relativ langen Zeit der Analyse zum Vorschein kommt. Sogar die Hinweise auf die Mutter als eine Person, die eine strenge Kontrolle ausübt und sich im physischen Bereich ablehnend verhält, werden mit einer gewissen Verspätung preisgegeben. Unabhängig davon, ob die ambivalenten Gefühle gegenüber der Mutter in der Übertragung sichtbar werden oder direkt an Kindheitserinnerungen anknüpfen, sie werden stets als Angriffe auf die einzige Quelle der Sicherheit gefaßt und implizieren so die Gefahr, einem Objekt entrissen zu werden, mit dem man auf fast symbiotische Weise verbunden ist. Der tiefere Sinn der mütterlichen Ablehnung der eigenen Person als *physisches* Wesen wird in der Analyse nur unter größter Mühe ans Licht gebracht und häufig zunächst in Form von Phantasien der Liebe zum Körper eines *anderen* geäußert. Die homosexuelle Patientin liefert vorläufig nur eine detaillierte Beschreibung der minuziösen Erforschung des weiblichen Körpers und aller Zärtlichkeiten und Liebkosungen, die sie einer Partnerin ihres eigenen Geschlechts zuteil werden läßt oder aber mit der Analytikerin realisieren möchte. Wenn sie begreift, daß die leidenschaftliche sinnliche Zuwendung zum Körper des anderen alle Liebe enthält, die sie unbewußt für ihren eigenen Körper wünscht, kommt es zu einer Explosion von Angst und zur Erinnerung an das Verhalten der Mutter gegenüber dem Körper des Mädchens und dessen Funktionen. Zwei Patientinnen glaubten, daß die Beharrlichkeit, mit der ihre Mutter ihnen hübsche Kleider angezogen hatte, nur ein vergeblicher Versuch gewesen war, ihren für häßlich, deformiert und schmutzig gehaltenen Körper zu verstecken.

In diesem Zusammenhang ist auch die Analyse der Kastrationsangst von Belang; sie nimmt einen besonderen Platz in der Analyse der weiblichen Homosexualität ein. Es fällt auf, daß der Penisneid diesen Patientinnen in aller Regel völlig *bewußt* ist, während er in der Mehrzahl der Frauenanalysen zunächst unbewußt ist und sich meist in der Erinnerung an einem früheren Wunsch festmacht, ein Knabe zu sein, an der Eifersucht gegenüber Männern im Erwachsenenalter und an dem Wunsch, über den Penis des Mannes zu verfügen oder durch zahllose sexuelle Abenteuer Penisse zu »sammeln«. Die Homosexuelle träumt häufig, einen Penis zu besitzen; in bewußten Phantasien masturbiert sie mit einem eigenen Penis; mitunter stellt sie einen »Penis« her und befestigt ihn an ihrem Körper etc. Dieser »Penis« gehört niemandem aus dem Register der Objektbeziehungen; er kann mit dem von Winnicott (1951) beschriebenen »Übergangsobjekt« verglichen werden, das die Mutter und zugleich ein Eigentum des Kindes repräsentiert.

Die Bedeutungen des Penisneides als Wunsch, das zu haben, was man weder besitzen kann noch zu besitzen wagt, einschließlich der männlichen und zugleich weiblichen Wünsche und seiner Wichtigkeit als psychische Repräsentation des interiorisierten Vaters, entbehren hier jeder Entwicklung. Das homosexuelle Mädchen hat die Besetzung des Penis als Organ im Besitz des Mannes so stark abgezogen, daß sie seinen phallischen Wert mit einem fäkalen Objekt assimiliert. Eine Kranke lieferte eine ausdrucksvolle Schilderung dieser Machtübertragung vom Penis auf seine anale Repräsentation. Sie erinnerte sich an ein verblüffendes Erlebnis mit ihrem Vater im Alter von etwa sechs Jahren. Als sie eines Tages unerwartet die Toilettentür öffnete, sah sie ihren Vater auf dem WC sitzen und defäzieren. Sie war schockiert, weil sie bis dahin angenommen hatte, daß *nur Frauen defäzieren.* »Warum sollte er defäzieren? Er hatte doch einen Penis!« Sie hatte ihren Vater im Besitz seines Penis gelassen, aber anal, so könnte man sagen, hatte sie ihn »kastriert«.

Der Penisneid ist nicht einfach als Wunsch zu verstehen, etwas, das man gesehen hat oder nicht besitzt, selbst haben zu wollen. (Wir erinnern hier an die kontroverse These über den Penisneid als sekundäre Bildung; vgl. Jones, Horney, Klein.) Durch ihren besonders bewußten Penisneid ermöglicht die Homosexuelle einen Einblick in bestimmte andere spezifisch weibliche Bedeutungen dieses Neides. Eine Patientin erzählte zum Beispiel, daß sie sich gegen Ende ihrer Adoleszenz häufig einen »Penis« bastelte, ihn unter ihrer Kleidung versteckte und ihn liebkoste, sobald sie allein war. Zu einem bestimmten Zeitpunkt der Therapie, als sie die mit diesen Erinnerungen verknüpfte Schuldgefühle analysierte, überkam sie plötzlich der Wunsch, sich wieder einen solchen Penis zu machen. Sie erzählte: »Am Abend habe ich mir aus ein paar Kleinigkeiten einen Penis gebastelt, genau wie früher, in meiner Jugend. Ich streichelte damit über meinen Körper und war sehr erregt, mein Gesicht war purpurrot. Plötzlich überkam mich ein ganz fremder Impuls, ihn in das Innere meines Körpers zu stoßen. Das hat mich fürchterlich erschreckt.« Die vaginalen Empfindungen und die Wünsche, die sie beschrieb, machten ihr Angst. Sie glaubte, wenn sie den Versuchungen nachgäbe, würde ihrem Körper etwas Schlimmes zustoßen, als setzte sie ihr Leben aufs Spiel. Bisher hatte der »Penis« dazu gedient, den Weg zu den genitalen Wünschen zu versperren. Sie erinnerte sich auch, daß das Benutzen eines »Penis« in ihrer Kindheit die klitoriden Empfindungen abgeschwächt hatte.

Um einen tieferen Wunsch zu verdecken, flüchtet die Homosexuelle sich in die Phantasie, eine männliche Rolle gegenüber einer Frau einzunehmen; das könnte auch als Versuch einer narzißtischen Wiederherstellung aufgefaßt werden. Unbewußt sucht sie sich selbst auf Kosten einer anderen Frau zu vervollständigen. In gewissem Sinne will sie die andere werden. Die zugrunde liegende Phantasie kann sich auf unterschiedliche Weise ausdrücken. Man kann sich vervollständigen, indem man Mutter und zugleich Kind ist. Man kann den Mutterersatz, den introjizierten väterlichen Penis, von der anderen bekommen; oder aber man kann sich auf magische Weise an ihren weiblichen Qualitäten beteiligen, die sich aus Anziehungskraft, kreativen Funktionen und »inneren Schätzen« zusammensetzen, die der Mann sich nutzbar machen kann; die Leistungsfähigkeit dieser Qualitäten erscheint als phallische Macht – es besteht einige Hoffnung, sie in sich aufzunehmen. Wahrgenommen werden diese Qualitäten in Form von weiblicher Schönheit der Partnerin, künstlerischen oder musikalischen Talenten, Fähigkeiten, sich in der Welt zu bewegen etc., etc. – Qualitäten, deren die Patientin sich selbst für beraubt hält. Zur gleichen Zeit geht das Bild von der idealisierten Partnerin in ein anderes Bild über, das jene genauso zerstört und ohnmächtig zeigt, wie die Patientin sich selbst vorkommt. In solchen Augenblicken besteht die Tendenz, Phantasien über die *Wiederherstellung* der Partnerin (ursprünglich der Mutter) zu entwickeln. Die Patientin hält sich dann gewöhnlich für jemanden, der sich in einem wesentlichen Punkt von ihrer Partnerin unterscheidet, der selbst etwas besitzt, das er verschenken kann. Zwei meiner Analysierten sprachen von ihrem Eindruck, daß sie einer Frau Kostbares zu bieten hätten, das kein Mann je geben könnte. Vielleicht hängt dieser Eindruck mit der besonderen Vorstellung vom interiorisierten väterlichen Phallus und mit dem Gefühl zusammen, daß dessen Manifestationen im eigenen Verhalten von der Partnerin voll akzeptiert werden (obwohl sie von der Mutter dieser Patientinnen immer abgelehnt wurden). Wir werden später noch einmal darauf zurückkommen. Auf jeden Fall wird die Beziehung zur Partnerin als integrale Komponente der Ichstabilität empfunden, und die Angst, vom Liebesobjekt verlassen zu werden, findet ihresgleichen nur in der Angst, was der Freundin passieren könnte, wenn sie von der Patientin selbst verlassen würde. Die Angst vor dem Verlassenwerden zieht Selbstmordphantasien unmittelbar nach sich.

Das bringt uns auf einen anderen wichtigen Punkt der Beziehung zum Urobjekt. Die Mutter, die anfangs einziges Objekt und einziger Faktor von Stabilität und Integration im Leben der Patientin war, erscheint in den Träumen, Übertragungen und Erinnerungen als eine dynamische Kraft, die jede Bewegung, jede Aktivität und jeden Ausdruck von erotischen Wünschen, auf welcher Stufe auch immer, verhindert. In dem Maße, in dem sich die mütterliche Imago in der Vorstellung der Kranken verändert, entwickeln sich Haßgefühle und Aggressivität. Ausgehend von der Rolle des Beschützers, wird die Mutter zu einem Gefängnis, aus dem man nie mehr entkommt. Dem Wunsch, sich davon freizumachen, folgt unverzüglich die Furcht vor totalem Verlust, der dem Tode vergleichbar ist. Das Interesse für den Mann und den Vater taucht wieder auf und löst ebenfalls Angst aus. In jener Phase der Analyse, in der sie Erfahrungen ödipaler Wünsche wiedererlebten und von weiblichen narzißtischen Strebungen und heterosexuellen Phantasien überquollen, wurden zwei Patientinnen plötzlich krank. Die eine bekam unerklärliche Fieberschübe, die Symptome der anderen äußerten sich durch Brechen und Übelkeit. Beide klagten über lähmende Müdigkeit. Mehrere Wochen lang litten sie unter heftigen seelischen und physischen Ängsten, so daß eine behutsame und langwierige Analyse notwendig wurde. Die zugrunde liegenden Zerstückelungsphantasien, die sich auf solch störende Weise somatisch auszudrücken suchten, mußten aufgeklärt werden.

Wie wir sehen, berührt die zusammenfassende Beschreibung derjenigen Ängste, die durch die ersten auf heterosexuelle Wünsche gerichteten Schritte ausgelöst werden, die äußersten Grenzen des körperlichen Ich. Das wirft einiges Licht auf die Hartnäckigkeit der Bindung an die Mutter-Imago. Wir wollen nun versuchen, die Natur dieser infantilen Bindung zu rekonstruieren. Auf unbewußter Ebene erleben diese Patientinnen ihre Mutterbindung als unerläßliches Element für deren Funktionieren. Wenn es zulässig ist, zu behaupten, daß sie den mütterlichen Phallus repräsentieren, könnte man das Erleben ihrer Beziehung zur Mutter ebensogut als eine Situation beschreiben, in der sie sich wie Fäkalobjekte einer Herrschaft unterworfen fühlen, die zum Zweck der Belohnung und Erhöhung der Mutter funktioniert. Die Anamnese der ersten Lebensstadien zeigt Erinnerungen an eine sehr frühe Errichtung von Ichkontrollen, die, weit davon entfernt, das kleine Kind zu befreien, es abhängiger denn je von der Mutter machen. Wir könnten sagen, diese Frauen verstehen sich selbst als Arme und Beine der Mutter. Dieses Bild entnehme ich einem Traum einer meiner Patientinnen, in dem sie buchstäblich »als Beine der Mutter« erschien. Wie sollte ein Bein sich vom Körper trennen, wie könnte es eine unabhängige Existenz führen? Und wie sollte der

Körper funktionieren, wenn die Beine ihn verlassen würden? In diesem Dilemma befindet sich die Homosexuelle, wenn sie zu wünschen beginnt, die enge Bindung an die Mutter aufzulösen. Sie steht zwei erschreckenden Situationen gegenüber. Läßt die Angst, nur ein Teil eines amputierten Körpers zu sein, nach, so wird sie sofort durch die Angst ersetzt, die Mutter könne sich rächen – oder sterben.

Die zweite Gefahr bei der Befreiung von der symbiotischen Mutterbindung (durch einen Identifikationsprozeß mit der Mutter) besteht darin, daß die Frau sich nun aufs neue mit den Problemen konfrontiert sieht, eine Frau mit allen Rechten und Bedrohungen zu sein, die mit der heterosexuellen Welt verbunden sind. Der Versuch, von der Mutter autonom zu werden, impliziert die Begegnung mit dem Vater als genitalem Liebesobjekt – eine Begegnung, deren Mißlingen mit dem Risiko verknüpft ist, das Ich einer tiefen Regression auszusetzen.

In dieser Phase ihrer Analyse hatte eine meiner Patientinnen Gelegenheit, ihren Vater nach langen Jahren der Trennung wiederzusehen. Sie kleidete sich mit aller Sorgfalt und Eleganz für ihr gemeinsames Abendessen. Sie erzählte ihrem Vater, daß sie seit drei Jahren eine Analyse machte. Er sagte überrascht, er sei zwar von der Notwendigkeit überzeugt, zweifele aber an der Möglichkeit einer Besserung, weil er sie im psychischen Bereich schon immer für retardiert gehalten habe. Dann begann er, ihre Kleidung zu kritisieren, und meinte, auch der Schmuck passe nicht zu ihr. Die Patientin erlitt einen Schwindelanfall, schleppte sich zur Garderobe und klammerte sich an den Spiegel, in dem sie ihr eigenes Bild zu fassen suchte: »Das Gesicht, das ich sah [erzählte sie mir], war das Gesicht eines vollkommen fremden Wesens. Ich dachte, ich würde anfangen zu schreien. Unbestimmte Zeit verharrte ich in dieser Stellung, wiederholte meinen Namen und versuchte, mich auf meinen eigenen Körper zu besinnen.« Bei der Analyse der Bedeutung dieser Depersonalisierungserscheinung stellte sie eine tiefgreifende Frage: »Gibt es bei der *Frau* etwas Ähnliches wie eine Kastration, ich meine etwas, das für die Frau genauso schrecklich ist wie für den Mann der Verlust seines Penis?«

Das Gefühl eines immerwährenden Ausschlusses von der Rolle des vom Vater begehrten Objektes ist eine Kastration. Unmittelbar nach dieser Episode erlebte die junge Frau eine Phase tiefster Depression. Trotzdem war sie einige Monate später in der Lage, folgendes zu sagen: »Ich kann meinem Vater den Haß und die Ablehnung mir gegenüber verzeihen. Ich glaube, in gewissem Sinne hatte er Angst, mich zu sehr zu lieben. Zugleich machte er Bemerkungen wie ein eifersüchtiger Liebhaber.« Aller Wahrscheinlichkeit nach waren diese Überlegungen von Grund auf ehrlich. Wie dem auch sei, sie waren auf jeden Fall ein Versuch, den destruktiven realen Eindruck zu korrigieren und so eine väterliche Imago herzustellen, von der die Patientin eine Unterstützung ihrer Identität als Frau erwarten durfte.

Zwei der Patientinnen gaben in der Übertragung eine anschauliche Schilderung von der komplexen ursprünglichen Mutterbindung und den Gefahren, die der Wunsch nach einem Bruch beinhaltet, so schrecklich die Aufrechterhaltung dieser Beziehung auch sein mag. »Meine Gefühle Ihnen gegenüber sind untragbar. Ich glaube, ich habe noch niemanden in der Welt so gehaßt oder geliebt wie sie, es fällt mir schwer, darüber zu sprechen. Wenn ich Sie liebe, schmeißen Sie mich raus, und ich verliere Sie für immer. Wenn ich Sie hasse, zerstören Sie mich.« Zeitweise war es dieser Patientin unmöglich, Haß und Liebe zu unterscheiden. Lieben bedeutete entweder, daß sie mich verschlingt, oder aber, daß sie in mir verschwindet. Der Haß garantierte mehr Sicherheit. Es schien ihr auch wichtig, daß ich sie hassen *müßte*. Mich auf die Gefahr hin zu lieben, selbst geliebt zu werden, bedeutete, von mir verdaut und anschließend »rausgeschmissen«, wie Exkremente von mir abgetrennt zu werden. Wenn sie mit meinem Haß rechnen konnte, konnte sie auch ihre eigenen gewalttätigen und aggressiven Regungen mir gegenüber ohne allzu große Schuldgefühle tolerieren. »Sie müssen mich hassen«, sagte sie, »sonst sind Sie auch homosexuell, und dann bin ich verloren. Entweder zerstören Sie mich, oder aber Sie binden mich für immer an sich, wie es meine Mutter getan hat.« – Die andere Patientin erzählte die folgenden Phantasien: »Meine Mutter und ich sind miteinander vermischt. An einem Extrem sind wir durch den Mund verkittet, an dem anderen durch die Vagina. Wir bilden einen Ring aus vereisten Stahlgliedern. Wenn er bricht, zerreißt es uns beide.« Diese Phantasie wiederholte sich in mehreren Sitzungen und erfuhr folgende Modifizierungen: »Als ich zum ersten Mal eine andere Frau liebte, habe ich diesen Ring zerbrochen. Aber vor dem Bruch existierte nur eine einzige Vagina, und sie war im Besitz meiner Mutter. Mit ihren Eisfingern hat sie meine Vagina für immer verschlossen.«

In dem Maße, in dem diese erschreckende symbiotische Einheit ans Licht kommt und die Mordphantasien im Zusammenhang mit der introjizierten Urszene verständlich werden, können wir eine fortschreitende Integration der Vorstellung vom introjizierten väterlichen Phallus beobachten; zugleich vollziehen sich eine »Genitalisierung« des Penisneides und eine Verstärkung der weiblichen Identifikationen.

Die neuen Ängste, die mit dem ersten Versuch einer Beziehung zum Mann bewältigt werden müssen, zeigen zwar noch Spuren des früheren Terrors, ähneln aber in vielen Dingen den gewöhnlichen neurotischen Ängsten anderer Patientinnen – der Angst, weniger anziehend zu sein als andere Frauen oder in der Beziehung zum Mann nichts ihm Gleichwertiges bieten zu können. Die homosexuellen Erfahrungen können nun in einer neuen Dimension analysiert werden. Die von analysierten Frauen häufig ausgedrückte schuldhafte Angst, wegen masturbatorischer Betätigungen niemals mehr sexuelle Lust mit einem Mann empfinden zu können, äußert sich hier in folgender Form: »Weil ich klitoride, orale oder anale Erfahrungen mit Frauen geteilt habe, bin ich für immer der Möglichkeit beraubt, einen vaginalen Orgasmus mit einem Mann zu erleben.« Das erinnert an Jones' Konzept von der *Aphanisis:* die Angst vor totalem Verlust der sexuellen Lust. Diese Angst, die in vielen Strukuren zu finden ist, spielt in der Homosexualität eine bedeutsame Rolle und kommt in dem Augenblick wieder zum Vorschein, in dem die Kranke mit ihren heterosexuellen Wünschen konfrontiert wird. Den Verlust ihres Anrechtes auf sexuelles Vergnügen mit einem Mann fürchtete sie dieses Mal mit der Begründung, sie habe gewagt, unter dem Einfluß schuldhafter ödipaler Phantasien zu masturbieren. Zugleich beschäftigt sie sich mit ihrer Liebesfähigkeit. Die destruktiven Aspekte oralen oder analen Ursprungs und die zwanghaften Elemente in ihren früheren Liebesbeziehungen zu Frauen bringen sie auf den Gedanken, daß sie niemals irgend etwas wirklich geliebt hat. Aber indem ihr das klar wird, verbessert sich ihre Fähigkeit zu reiferen Beziehungen, die auf einer festen Identität, auf dem Gefühl ihrer Komplementarität zum Manne und dem Wunsch nach einer wirklich reziproken Beziehung basieren.

Selbstbild und Mutterbild

Wir haben gesehen, daß alle diese Patientinnen am Anfang ihrer Therapie fürchteten, physisch nicht anziehend zu sein, und glaubten, sie könnten nicht geliebt werden. Unter der Annahme, ihnen fehle es an Weiblichkeit, verglichen sie sich zu ihren Ungunsten mit ihrer Mutter, die ausnahmslos von allen wegen ihrer Schönheit, ihrer Intelligenz und ihrer Talente für reizvoll in ihrer Wirkung auf Männer gehalten wurde – aber trotz solcher Reize wurde sie als eine Person wahrgenommen, die keine eigenen sexuellen Wünsche hat. In keinem dieser hochgeschätzten Punkte existierte eine Identifikation mit der Mutter; im Gegenteil, die Patientinnen fühlten sich von Männern verachtet, ihren Angriffen sowie mysteriösen Katastrophen und Krankheiten ausgesetzt (durch projektive Identifikation fürchteten sie bisweilen, auch ihre Mutter könne den Männern zum Opfer fallen).
Da die Urszene für einen oralen oder analen sadistischen Vorgang gehalten wurde, wurde die Beteiligung der Mutter an einem solchen Akt generell geleugnet, wobei die Wahrheit auf der Realitätsebene keine Rolle spielte. Zugleich bemerkte man den Wunsch, sich selbst und die Mutter vor derartigen Überfällen zu schützen. So konnte ein sekundärer Vorteil gewonnen werden: Wenn die Mutter in bezug auf ihr heterosexuelles Verhältnis zum Vater weder Interesse noch Bedürfnisse zeigte, konnte das Mädchen sich selbst für den wesentlichen Vaterersatz in den Augen der Mutter halten. Hinter diesem Eindruck eines vitalen Bedürfnisses der Mutter und einer symbiotischen Einheit mit ihr verbargen sich widersprüchliche Empfindungen. Unbewußt glaubten sich alle Patientinnen von ihrer Mutter beraubt und entleert. Sie fühlten sich also ihres eigenen Besitzes und aller vitalen Lebensbedürfnisse entblößt. Die Unmöglichkeit, etwas Gutes oder Wertvolles in sich zu behalten, war zum Teil eine Antwort auf den unbewußten ausdrücklichen Befehl der Mutter, ihr alles *zurückzuerstatten*, sowohl den

introjizierten Vater als auch die eigene Weiblichkeit. Den gleichen Sinn kann man der phobischen Angst beimessen, die von fast allen Patientinnen geäußert wurde: an einem Ort zu urinieren oder zu defäzieren, wo sie gehört werden könnten. Sich von der Mutter beim Brechen, Defäzieren oder Urinieren überraschen zu lassen bedeutete, den Raub des väterlichen Phallus zu verraten, sowie den eigenen Vollzug der Urszene und die spätere libidinöse Besetzung dieser Akte. (Diese Phobie führte zu Lähmungen der Bewegungsfreiheit.)

In diesem Zusammenhang kommt reichhaltiges Material zum Vorschein. Es zeigt die Mutter, wie sie häufige Waschungen vornimmt, wie sie ihrer Tochter jahrelang die tägliche Einnahme von Abführmitteln verordnet, oder wie sie immer wieder in belastender Weise herausstreicht, wie stark die Gesundheit gefährdet ist, wenn man einschläft, ohne defäziert zu haben. Die Defäkation war ein Verbrechen; aber auch die Zurückhaltung des Kotes war ein Verbrechen. Bei einer Patientin führte der Wunsch, sich das, was als Repräsentant des väterlichen Phallus eliminiert worden war, wieder einzuverleiben, zu lebhaften Ängsten vor dem Geruch ihrer Exkremente. Während der Dauer der Defäkation hielt sie stets den Atem an; sie glaubte, damit die inständigen Bitten ihrer Mutter zu erfüllen. Jene Mutter, die dem Kinde sein Recht auf die eigenen Stoffe verwehrte, war zugleich die Mutter, die den Zugang zum Vater und seinem Penis versperrte. Besitz, Leistungsfähigkeit und Autonomie sind Privilegien der Mutter; das Kind fühlt, daß jede Rivalität mit ihr in Form eines analen, phallischen oder genitalen Erwerbs verboten ist. Das Kind glaubt sich gezwungen, sich auf das unorganisierte anale Stadium zu beschränken – übrigens auch die einzige Möglichkeit, wieder mit dem Vater zusammenzukommen.

Der Diebstahl und die Imagines der Eltern

Im Zusammenhang mit dem Gefühl, aller phallischen und analen Schätze *beraubt* zu sein, möchte ich einen Aspekt des zwanghaften Stehlens untersuchen, der uns helfen könnte, den homosexuellen Wunsch besser zu verstehen. Zwei kleptomane Patientinnen beschrieben identische *Umstände* als notwendige

Voraussetzung für die Ausführung von Diebstählen in Warenhäusern. »Es macht mir überhaupt keinen Spaß, bei dem kleinen halbblinden Schmuckhändler zu stehlen, der um die Ecke wohnt. Ich mache es nur in großen Warenhäusern, wo geübte männliche Hausdetektive herumlaufen. Mein Triumph, vor ihrer Nase Sachen wegzunehmen, geht über alles hinaus, was man sich nur vorstellen kann.« Eine andere sagte: »Im Grunde steckt mein Wunsch dahinter, alles zu stehlen, was mein Vater mir verweigert hat.« Auf den ersten Blick erkennen wir in solchen Diebstählen »phallische« Objekte, die dem Vater oder seinen Substituten gegen ihren Willen geraubt werden. Die Patientinnen konnten spontan sehr gut realisieren, daß sie sich dem zwanghaften Raub »eines Penis« hingaben; zugleich triumphierten sie über ihren Vater oder den Detektiv, deren im Raub implizierte Kastration sie bewunderten. Die gestohlenen Artikel indessen waren meist elegante Wäsche, Kleider, Schmuckstücke, Handtaschen etc., lauter Artikel, die der Aufwertung der Weiblichkeit dienen. Die weitere Analyse brachte hervor, daß es sich oft um die gleichen Objekte handelte, die die Mutter selbst trug – Objekte, die für magische weibliche Attribute gehalten wurden, die die Mutter der Tochter verweigerte. Zugleich symbolisierten diese Attribute das unerläßliche Zubehör, um in den Augen des Vaters anziehend zu erscheinen. Die gestohlenen Objekte repräsentierten ebenfalls Dinge, die der Mutter gegen ihren Willen geraubt wurden. Häufig wurden sie einer anderen Frau geschenkt, in einem Fall sogar der Mutter selbst. So enthüllte das Geschenk den Wunsch nach symbolischer Wiederherstellung in Verbindung mit einem zweiten Wunsch, die Weiblichkeit durch ihren Raub an einem unbewußten Muttterersatz zu absorbieren. Die geheimnisvolle Macht, mit der die Mutter den Vater anzog, Kinder zur Welt brachte, sowie ihre Fähigkeit, durch Zufuhr von Nahrung, Wärme und Bequemlichkeit Leben zu erhalten, erschienen hier als Phallus. Das ist eine der vielen Bedeutungen, die man dem Terminus der »phallischen Mutter« zuschreiben kann. Ruth M. Brunswick sagte in einem Aufsatz, den sie zusammen mit Freud (1940) schrieb: »Der Terminus ›phallische Mutter‹ ist die beste Bezeichnung für die allmächtige Mutter, die alles kann und über alle Wertattribute verfügt.« Wenn einem das Recht verwehrt scheint, sich mit ihr zu identifizieren, kann man sich

gezwungen fühlen, die Mutter anzugreifen und ihr all das zu rauben.
Die gestohlenen Objekte repräsentierten also den Phallus unter seinem doppelten väterlichen und mütterlichen Aspekt. In diesem Sinne reproduzierten sie genau das, was in der homosexuellen Beziehung gesucht und symbolisch wiedergefunden wird. Der Diebstahl hat verschiedene unbewußte Bedeutungen. Er ist der Penis des Vaters, der dem Mädchen verweigert und der Mutter gegeben wird. Er ist auch ein Raub der Mutter selbst unter den Augen des Vaters. (Der Vater als Rivale wird betrogen.) Und schließlich wird der Mutter das Wesen ihrer Weiblichkeit geraubt. Wenn das Mädchen diese Qualität als ihren eigenen Besitz beansprucht, wähnt es sich von der Mutter bedroht, die ihm eben diesen Besitz unvermeidlich rauben und gleichzeitig den Zugang zum Vater versperren wird. So realisiert es in verdichteter Form verschiedene Ziele. Es kastriert den Penis des Vaters und damit sein Anrecht auf die Mutter; es kastriert die Mutter durch den Wunsch, die Männlichkeit des Vaters zu besitzen; zugleich stiehlt es der Mutter deren Weiblichkeit, da es im Unbewußten den Wunsch hegt, diese Weiblichkeit wiederzuerlangen, um dem Vater zu gefallen. Dieses letzte Ziel allerdings ist verschleiert; wie wir schon dargelegt haben, zieht das Mädchen es vor, das gestohlene magische Objekt einer anderen Frau zu schenken und so die in diesem Wunsch verborgenen Gefahren zu vermeiden – das heißt, die Mutter durch eine Identifikation mit ihr zu zerstören und dem Vater wieder als Frau gegenüberzustehen. Die Homosexuelle weist einer anderen Frau die begehrte Rolle zu, während sie selbst den Platz des Vaters einnimmt und die Rolle des Liebhabers spielt, der seiner Geliebten hart erworbene Geschenke macht. Im Unbewußten freilich erweisen sich diese Gaben als betrügerisch. Jeder Diebstahl ist ein Spiel innerhalb eines Spieles – ein ödipales Drama, das ein präödipales Drama enthält: der Wunsch, eine Phantasie von der Urszene zu spielen, und zugleich ein letzter Versuch, sich selbst wieder in Besitz zu nehmen. Unter diesem Gesichtspunkt ist die Kleptomanie ein direktes Äquivalent der sexuellen Perversion und wie sie ein Mittel, die (narzißtische und phallische) Kastrationsangst zu bewältigen. Von einigen Patientinnen wird der Zwang, der Akt des Diebstahls und seine Folgen, bewußt erotisiert

wahrgenommen. (M. Schmideberg hat 1956 unter Berufung auf zwei Fälle männlicher Patienten auf die Beziehung zwischen Straftaten und Perversionen wie Fetischismus und Exhibitionismus aufmerksam gemacht.)
Ich möchte nun auf eine unbewußte Diebstahls-Phantasie einer homosexuellen Patientin eingehen, die unter einer Brechphobie litt. Nach einigen Jahren Analyse gelang es ihr eines Tages, den auslösenden Faktor für ihre plötzlichen Schwindelanfälle, Übelkeiten und Erstickungsgefühle zu fassen. Das geschah unter folgenden Umständen: Bei einem Empfang stand sie im Mittelpunkt der Unterhaltung, als sich ein anziehender Mann der Gruppe näherte und die Aufmerksamkeit auf sich lenkte. Daraufhin wurde ihr übel, sie konnte kaum noch atmen, so daß sie sich schließlich zurückziehen mußte. Erst als sie nach Hause kam, wurde ihr klar, daß sie vor dem Auftauchen der Symptome kurz heftige Eifersucht und mörderische Wut gegen diesen Mann empfunden hatte. Daraus konnte sie entnehmen, daß sie den Unbekannten in der Phantasie kastriert und sich seinen Penis einverleibt hatte; unmittelbar danach entsetzte sie der Gedanke, das Gestohlene zurückgeben zu müssen. Solche »Diebstähle« bezogen sich nicht ausschließlich auf den »väterlichen« Phallus – reichhaltiges Material, hauptsächlich von Deckerinnerungen, erhärtet diese Behauptung. Ein erstes Ereignis bezog sich auf dic Zeit, als die Kranke zwei Jahre alt war und beobachtete, wie ihr Vater das Bett ihrer Mutter verließ. Sie erinnerte sich, daß ihre Mutter ein ähnliches Lächeln im Gesicht hatte wie die Mona Lisa, »diese Art von Lächeln, das man in den Gesichtern von Verliebten sieht, die offensichtlich etwas vom anderen in sich bergen. Ich erinnere mich, daß ich geweint habe und von meiner Mutter aus meinem Kinderbett geholt wurde. Sie gab mir ein Spielzeug, und ich mußte mich damit zufriedengeben. Aber *sie* hatte, was ich mir wünschte.« In derselben Sitzung fiel ihr eine andere Szene ein: Sie saß aufrecht in ihrem Bett, während ihre Eltern sich zum Ausgehen anzogen. Sie übergab sich in der Überzeugung, nun würde die Mutter bei ihr bleiben; aber es half nichts. Ihr ganzes Leben hatte sie geglaubt, ihre Mutter besitze exzeptionelle weibliche Gaben, die sie selbst nicht bekommen habe. Sie erinnerte sich, daß sie als Kind ständig Sachen von ihrer Mutter haben wollte und nie glücklich war über das, was sie bekam. In Wirklichkeit wünschte

sie den Phallus der Mutter *und* den des Vaters; doch sie erwartete, daß ihr beide von der Mutter gegeben würden. Das Erbrechen, das zum Gegenstand einer Angst wird, die sie den größten Teil ihres Lebens zu bekämpfen hat, ist nicht nur ein Äquivalent für ein unbewußtes Eingeständnis eines Raubes am Vater, eines Raubes, von dem sie annahm, er würde sie für immer aus der Gesellschaft verbannen, falls sie tatsächlich erbrechen müßte; es ist auch ein Wunsch, der Mutter das Geraubte zurückzugeben. Dieser Bezug zur Mutter erklärt sich auch dadurch, daß die Phobien und somatischen Erscheinungen in diesem Fall, wie in jedem anderen, eng mit der Beobachtung von Schwangerschaftssymptomen zusammenhängen.

Wir sehen, daß die Identifikation mit der Mutter praktisch auf jede Art und Weise als verboten empfunden wird. Hinter den Erinnerungen, daß die Mutter ihre Tochter von Grund auf, innen wie außen, »sauber« sehen wollte, taucht der Gedanke auf, daß sie gleichwohl nicht das Recht hatte, anziehend oder verführerisch zu wirken. Die Vorstellung einer Rivalität mit der Mutter hat Ängste zur Folge. Erwägungen dieser Art kamen in der Erinnerung der Patientinnen nicht vor. Die einzige Möglichkeit eines beunruhigenden Gefühls von Vollständigkeit bestand darin, sich an die Mutter zu klammern. Wir haben bereits dargelegt, daß die Trennung eine Gefahr für das Mädchen zu enthalten schien. Auf einer unbewußten Ebene deckte die Trennung außerdem den Aspekt einer Gefahr, die die Integrität der Mutter bedrohte. Hier ist man versucht zu vermuten, daß diese unglücklichen Kinder sich in Funktion der Abwehr und Struktur ihrer Mutter organisiert haben; manche ihrer somatischen Erscheinungen lassen eine Schwäche ihres Körperichs annehmen, die auf frühe Kindheitserlebnisse zurückgehen kann. Eine Patientin beschrieb häufig das Gefühl, verloren zu sein, nicht zu wissen, wo ihr Körper aufhörte, und sich in ein Nichts aufzulösen. Wenn sie allein war, überkam sie bisweilen eine panische Angst, sie schlug mit dem Kopf gegen die Wände, um zu fühlen, daß sie wirklich existierte. Als die Freundin, mit der sie zusammenlebte (und an die sie sich genauso hoffnungslos gebunden fühlte wie früher an ihre Mutter), eines Tages unerwartet verreisen mußte, konnte die Patientin ihre Angst nur beherrschen, indem sie brennende Zigaretten auf ihrem Handrücken ausdrückte – der Wunsch, das Liebesobjekt durch diese

Wendung gegen die eigene Person vor einer zornigen Destruktion zu bewahren, ist offensichtlich. Aber ihre Sicherheit konnte sie nur durch das Empfinden ihrer eigenen Körpergrenzen zurückgewinnen, das die Depersonalisierungserscheinungen beseitigte. Der plötzliche Verlust eines narzißtischen Objektes hatte den Verlust ihres eigenen Identitätsgefühls bewirkt.
Diese Kranke, die bis zum Alter von sechs Jahren in dem Glauben gelebt hatte, daß Männer nicht defäzieren, zeigte noch andere somatische Verwirrungen, die nie einer Realitätsprüfung unterzogen worden waren. In den ersten Monaten ihrer Analyse sprach sie von ihrer Klitoris immer als von ihrem »Penis« und von ihrer Vagina als »After«, ohne daß sie mir im geringsten zu verstehen gab, daß sie diese Worte im figurativen Sinne gebrauchte. Eines Tages, als sie vom Menstruationsblut im Anus sprach, machte ich sie darauf aufmerksam, daß sie Anus und Vagina für äquivalente Organe zu halten schien. Sie antwortete: »Na, und! Was ist denn da für ein Unterschied? Oh, ich nehme an, es ist nicht genau das gleiche, aber innen sind sie doch miteinander verbunden, nicht wahr?« Sie nahm an, daß sie durch die Klitoris urinierte und daß der Penis beim Koitus direkt bis zum Uterus vordringt. (Wir sehen, daß die Frau keineswegs vor jenen fürchterlichen Phantasien geschützt ist, die Männer häufig in ihrer Vorstellung von der Vagina entwickeln.)
Beide soeben beschriebenen Patientinnen litten zu bestimmten Zeiten unter schweren körperlichen Gleichgewichtsstörungen, wenn sie sich beispielsweise in einer Menge befanden oder eine Treppe heruntergingen; oder aber sie hatten Angst, wenn sie durch eine Tür gehen wollten, vor die Mauer zu laufen. Solche Ängste vor dem Verlust der eigenen Körperbeherrschung, die nicht nur die Körperöffnungen betrafen, sondern auch die Grenzen des Körpers selbst, weisen darauf hin, daß hinter der Phantasie vom Verlust des introjizierten Vaters eine Angst existierte, auf einen nahezu undifferenzierten Zustand zu regredieren, wo einzig die Gegenwart der Mutter die Unterscheidung von Selbst und Außenwelt wiederherstellen konnte.
Ein beherrschender Charakteraspekt dieser Patientinnen, der meiner Ansicht nach unmittelbar mit der Mutter-Imago zusammenhängt, ist ihre Unfähigkeit, ihr Leben zu organisieren – manchmal sogar in den kleinsten Details. Häufig machten

sie den Eindruck, in einer chronischen Unordnung und Verwirrung zu leben. Die Unmöglichkeit, eine konstruktive Arbeit fertigzustellen, ihre Papiere in Ordnung zu bringen oder ihre Koffer zu packen, reflektieren die gleiche Ungenauigkeit und die gleiche Unfähigkeit, eine kohärente Tätigkeit zu bewältigen, zu ordnen oder zu gestalten. Das kommt ihrer Unfähigkeit sehr nahe, eine kohärente Vorstellung vom Körper selbst zu gewinnen. Dort stieß man auf das gleiche Gefühl von Unvollständigkeit, von Undefiniertheit, den gleichen Eindruck von Verletzbarkeit und Unfähigkeit. – Hier sehen wir die Fixierung an eine Mutterbeziehung, die die Integration der analen Libidokomponenten nicht zuläßt. Nichts konnte vollendet oder in seiner Vollendung bewahrt werden. Es war, als müßten diese Patientinnen permanent beweisen, daß sie ohne die konstante Hilfe der Mutter nichts tun konnten. Anders zu handeln, hätte den Bruch mit der Mutter bedeutet. Deshalb war es gefährlich und verboten, diesen Schritt zu tun. Es war immer noch besser, ein abhängiges Kind zu bleiben. Das hängt auch mit einer Eigenschaft der Mutter solcher Patientinnen zusammen, die das Kind vor Freunden herauszustellen trachtete, und zwar einzig zu Gunsten des mütterlichen Narzißmus. In dieser Situation läuft das Ich-Ideal Gefahr, auf die Mutter projiziert zu werden, ohne jemals wieder den Weg zur Interiorisierung zu finden. Folglich bildet der Wunsch, die Erwartungen des Ideals *der Mutter* zu erfüllen, das eigene Ich-Ideal. Es ist die Verlängerung des unbewußten Wunsches, die Rolle des Phallus der Mutter zu spielen; aber die energetische Besetzung stammt dieses Mal aus Triebkomponenten der analen Phase. Alles, was unternommen wird, muß einem anderen gelten, niemals sich selbst. So wird der Konflikt vermieden, und das Ich versucht statt dessen, ein wesentliches Element des Ich des Mittlers zu werden.

Wir wollen nun die klinischen Feststellungen über die Mutter-Tochter-Beziehung zusammenfassen: Das Mädchen scheint den ödipalen Kampf schnell aufgegeben zu haben. Es ist zu bestimmten Positionen der präödipalen Phase zurückgekehrt, wo die oralen und analen prägenitalen Ziele Anhaltspunkte boten. Aber diese infantilen prägenitalen Ziele artikulieren sich gegenüber der Mutter ganz anders als gegenüber dem Vater. Wie wir schon gesehen haben, wurde das Problem des Vaters durch eine Vertreibung und einen Objektverlust gelöst, was schließlich zu Versuchen führte, ihn durch primitive Einverleibungsprozesse auf analer Ebene wiederzugewinnen. Das libidinöse Ziel dieser Prozesse ist eine Liebe unter dem Aspekt des Verschlingens; der Besitz wird mit der Verstümmelung des Objektes bezahlt. Im Vergleich dazu befindet sich die Struktur der Mutterbeziehung auf einem höheren Niveau. Das Ich verzichtet auf seine aggressiven Ziele und die Vertreibung des Objektes und wünscht, es zu bewahren. Im Falle der homosexuellen Frau hat der Wunsch, die Mutter als Liebesobjekt beizubehalten, ganz offensichtlich energische Maßnahmen von dem unreifen Kind gefordert. Die Angst vor konflikthaften Phantasien in bezug auf die Mutter-Imago ist so zwingend, daß das Mädchen der Mutter glühende Liebe bezeugt, die allem Anschein nach unbedingt und frei von Ambivalenz ist. Es scheint plausibel, daß das Mädchen schon als Kleinkind sein Ich so strukturieren mußte, daß es den neurotischen Abwehrmaßnahmen, die der Persönlichkeit der Mutter inhärent waren, entsprach. Wie dem auch sei, dank der Errichtung einer symbiotischen Beziehung scheint die Tochter ihre Liebesbeziehung zur Mutter aufrechtzuerhalten, die sie zu einem Partialobjekt der Mutter macht, die darüber herrschen und verfügen kann. Im übrigen wird die Mutter als diejenige Person empfunden, die den Zugang zum Vater verbietet. Das hat zur Folge, daß der Status des Mädchens als Partialobjekt den Gedanken impliziert – oft sogar ganz bewußt –, die Rolle des Vaters zu übernehmen. Auf diese Weise kann das Mädchen vielleicht seine Beziehung zu Mutter erotisieren; aber diese Beziehung wird ihrerseits durch den Eindruck vereitelt, daß die Mutter jede sexuelle Regung ablehnt. Die Mütter, die in ihren physischen Beziehungen zu den Kindern keine Zärtlichkeiten bekunden, verbieten dadurch die Integration der normalen Homosexualität gegenüber der Mutter. Obwohl unterstellt wird, daß die Mutter kraft all ihrer Qualitäten eine große Anziehungskraft auf Männer ausstrahlt, scheint sie doch in ihren Sexualbeziehungen den Vater wie auch jeden anderen Mann abzulehnen. Sie erscheint als begehrenswert, aber ihrer eigenen Sexualwünsche beraubt.

Die einzig mögliche Beziehung zum Vater liegt in einer pathologischen Introjektion, während jede Identifizierung mit der

Mutter unmöglich erscheint – nicht nur im Hinblick auf die homosexuellen Beziehungen, sondern auch zu Gunsten der Strukturierung des Selbstbildes der Patientin auf narzißtischer Ebene. Der Wunsch, sich von der Mutter zu trennen und durch eine Identifikation mit ihr zu ihrer Rivalin zu werden, wird als sadistischer Akt aufgefaßt, der dem Ich gefährlich wäre. Die Mutter ist als Identifikationsobjekt ebenso unerreichbar wie als Sexualobjekt. Die Verteidigungsmaßnahmen des Ich gegen den Durchbruch der ursprünglichen sadistischen Regungen gegenüber der Mutter-Imago werden durch die Idealisierung und das zwanghafte Bedürfnis, in ihrer Nähe zu bleiben, illustriert. Gegen die unbewußten Phantasien, die auf ihre Zerstörung abzielen, erheben sich lebhafte Ängste um ihre Person. Durch ihr Verhalten umgibt das Mädchen ihre Mutter mit Ergebenheit und Zuvorkommenheit; so versichert es seiner Mutter die konstante Wiederherstellung und bezahlt mit einer Verarmung der eigenen Aktivität, der Unvollkommenheit und Leere seines Wesens. Das Mädchen scheint für immer in dem geschlossenen Kreis der Mutter-Tochter-Beziehung gefangen zu sein. Angesichts einer derartigen ödipalen Struktur scheint es nur einen einzigen Ausweg für die Verkümmerung des emotionalen Lebens, diese Verkrüppelung des Körperbildes, für die verqueren Strebungen der Libido zu geben, einen Ausweg, der eine Entfaltung des sozialen Lebens erlaubt: die homosexuelle Beziehung.

Die homosexuelle Beziehung und ihre Bedeutung

Unter den wenigen veröffentlichten psychoanalytischen Aufsätzen über die weibliche Homosexualität scheint kein einziger hervorzuheben, daß das Mädchen mit seinem Entschluß, eine homosexuelle Beziehung einzugehen, einen Versuch unternimmt, sich von der Mutter zu befreien. Obwohl das Subjekt nun alle seine Strebungen und seine mit der Mutter-Imago verbundenen homosexuellen Ängste auf ein Substitut verlagert, macht die Analyse der Patientinnen deutlich, daß diese Verschiebung bewußt als *ein heimlicher Sieg über die Mutter* erscheint. Die Angst vor der Reaktion der Mutter, wenn sie diese Beziehung entdeckt, verbirgt die brennende Hoffnung, ihr zu zeigen, daß sie von ihrem Platz verdrängt worden ist. Eine Patientin sagte mir: »In gewisser Weise kommt es mir vor, als hätte ich meiner Mutter ganz entschlossen Gelegenheit gegeben, meine Liebe zu X. zu entdecken. Sie war ungeheuer wütend darüber, aber insgeheim machte mich das glücklich, als wollte ich sie für irgend etwas bestrafen. Wenn sie erst erfahren wird, daß mein Analytiker eine *Frau* ist, wird sie das umbringen!«

Eine zweite Quelle des Triumphs liegt darin, daß die neue Beziehung außer der Ersatzfunktion in den emotionalen Bedürfnissen einen *erotischen Wert* hat. Der Muttersatz erlaubt und teilt die sexuellen und masturbatorischen Aktivitäten, die stets als von der Mutter verboten empfunden worden waren. Nun ist auch die Dreiecksbeziehung, die nie so recht toleriert worden war, nicht mehr zu fürchten. In allen Fällen, die wir untersucht haben, war der Vater zwar als Liebesobjekt verloren, aber real war er immer gegenwärtig. Selbst wenn die Mutter – wie in der Mehrzahl der Fälle – den Vater und seine Autorität zu verleumden schien, repräsentierten die Eltern ein zusammengehöriges Paar. Der Vater blieb also stets ein potentieller Rivale wie auch ein verbotenes Liebesobjekt. Die Kranke »beweist« nun, daß männliche Personen und männliche Sexualorgane in ihrem Leben überhaupt keine Rolle spielen.

Die Tatsache, daß das Mädchen sich in seinem Wesen dem interiorisierten »analen« Vater anpaßte, war stets eine Konfliktquelle zwischen Mutter und Tochter. Die permanenten Kritiken der Mutter wegen der fehlenden Weiblichkeit ihrer Tochter, die keine reizvolle Kleidung tragen will, die an den Geselligkeiten nicht teilnimmt oder sich weigert, sich so zu verhalten wie jedermann etc. – alle diese Eigenschaften, sich schmutzig, unordentlich, verrückt, gedankenlos oder »originell« zu geben, werden, im Gegensatz zur Mutter, von der Partnerin voll akzeptiert und manchmal hoch geschätzt. Das ist einer derjenigen Aspekte, die solchen Beziehungen Festigkeit verleihen. Denn versteckt in diesem brutalen und unbedachten anal-erotischen »Kind«, das diese Patientinnen für ihre Umgebung herauskehren, befindet sich der interiorisierte Vater. Und genau das wollte die Mutter und oft auch die übrige Umwelt der jungen Frau nie akzeptieren. *Die Partnerin dagegen nimmt es mit offenen Armen entgegen.*

Ein umrahmendes Beispiel dieser Art gegenseitiger Teilnahme lieferte eine Patientin, die unter panischer Brechangst litt. Sie lebte mit einer Frau zusammen, zu der sie eine enge und zärtliche Beziehung unterhielt. Sie hatten früh am Abend eine Menge Wein getrunken, und die Patientin merkte plötzlich, daß ihr übel wurde. Sie bat ihre Freundin, sie solle irgend etwas dagegen tun. Als Antwort nahm die Freundin ihren Kopf zwischen die Hände, so daß sie sich übergeben konnte. Als alles vorbei war, sagte die Patientin: »Jetzt können Sie mich nie mehr lieben.« Daraufhin beugte die Freundin ihr Gesicht über das erbrochene Essen und – zum Zeichen der Liebe und des Akzeptierens – küßte sie es. Dieser für die Patientin ungewöhnliche Austausch beeindruckte sie nachhaltig und verlieh ihr und ihrem Körper ein nie gekanntes Gefühl von Sicherheit. In ihren Augen bedeutete dieses Erlebnis die integrale Annahme aller sadistischen und erotischen verdrängten Phantasien.

Außer dem Eindruck, in allem, was in der Beziehung zur Mutter inakzeptabel war, akzeptiert zu werden, versucht die Homosexuelle, *ihren eigenen Körper durch den Körper einer anderen Frau zu begreifen.* Häufig stand das sexuelle Lustgeschenk an die Partnerin im Mittelpunkt der Sexualphantasien und -praktiken. Die volle Realisierung des Körperichs ging mit dem Versuch einher, das Ich zu vervollständigen. Meist wurde eine solche Frau zum Liebesobjekt gewählt, die über diejenigen Qualitäten zu verfügen schien, die den Patientinnen vermeintlich fehlten.

Bis hierher sind wir ausschließlich auf die konstruktiven Aspekte der homosexuellen Beziehungen eingegangen; aber offensichtlich werden nur wenige grundlegende Konflikte durch die neue Beziehung gelöst, so daß aufs neue ein geschlossener Kreis entsteht. Für das Unbewußte ist die weibliche Partnerin wieder eine Mutterfigur, und mit der Zeit werden sich all die Konflikte an ihr festmachen, die mit der Mutter-Imago zusammenhängen. Einer der wichtigsten Konflikte ist die Ambivalenz, die in der Analyse nur langsam zum Vorschein kommt. So werden beispielsweise die gleichen phobischen Ängste um die geliebte Person deutlich, das Bedürfnis nach Überfürsorglichkeit und Herrschaft über die Bewegungen der anderen (manchmal auch das Bedürfnis, sie zu tyrannisieren und zu dominieren). Bewußt besteht ebenfalls die Befürchtung – dieses Mal auf die geliebte weibliche Freundin bezogen –, wieder zum Partialobjekt zu werden. Daraus resultiert der innige Wunsch, für die Partnerin ein lebenswichtiges Interesse zu erfüllen. Das veranlaßte einige meiner Patientinnen, bei bestimmten Gelegenheiten Aufgaben und Funktionen der anderen zu übernehmen, um für sich selbst die Rolle des abhängigen und dominierten Elementes zu vermeiden, was ebenfalls masochistische Gefahren enthielt. Manche dieser Patientinnen verwendeten einen großen Teil ihrer Energie darauf, auf Kosten ihrer eigenen Aktivitäten und persönlichen Interessen für eine andere Frau das zu tun, was in Wirklichkeit ihr eigener Wunsch und ihr eigenes Bedürfnis war. So wiederholten sie die ursprüngliche Situation mit der Mutter, wo das kleine Mädchen sich mit dem Ziel »produzierte«, die Bedürfnisse der Mutter zu befriedigen.

Das Ich dieser Patientinnen benutzt die Wege der Kindheit und sucht auf diese Weise seine unsichere Integrität zu bewahren – dieses Mal allerdings in einem homosexuellen Kontext. Der drohende Verlust der Partnerin führt zu schweren Störungen der narzißtischen Libido des Ich. Das Beispiel der Frau, die brennende Zigaretten auf ihren Händen ausdrückte, um die unvorhergesehene Abwesenheit ihrer Freundin ertragen zu können, vermittelt einen Eindruck von dem Ausmaß der Störung in der Besetzung der Grenzen des Körperichs. Die Verlassenheitsängste können auch Selbstmordimpulse hervorrufen. Während das Ich in der homosexuellen Beziehung gestärkt wird, erfahren die sexuellen Ängste insgesamt keine Milderung.

Eine Patientin gab eine lebhafte Schilderung von Phantasien über ihre Sexualorgane. Sie litt unter vaginaler und klitorider Frigidität und glaubte nicht zu wissen, an welcher Stelle sich ihre Vagina befindet. Außerdem stellte sie sich vor, ihre Vagina könne sich zusammenziehen und wie ein Messer schneiden. Häufig wiederholte sie eine bestimmte Phantasie: ein zerstückeltes Kind zu gebären. Schuld daran waren die Kontraktionen ihrer Vagina, der sie sowohl Zahnfunktionen als auch anale Sphinkterfunktionen zuschrieb. Die gleiche schreckliche Vorstellung projizierte sie auf die Vagina anderer Frauen. Sie erinnerte sich an ihre erste homosexuelle Erfahrung mit einer älteren Frau; sie selbst war 18 Jahre alt. Die Bitten ihrer Partnerin nach klitorider Stimulierung hatten sie erregt, und sie war glücklich, ihre Freundin auf diese Weise zu liebkosen. Als sie jedoch eines Tages aufgefordert wurde, ihre Finger in die Vagina der Freundin einzuführen, schreckte sie entsetzt zurück. »Ich war sicher, meine Finger würden in ihr bleiben und man müßte einen Chirurgen holen, um uns zu trennen. Ich hatte solche Angst, daß ich ihre Bitte nicht erfüllen konnte.« Die Tatsache, daß der Vater dieser Kranken Chirurg war, hilft, den Sinn dieser Phantasie zu entschlüsseln. Die Vagina wurde nicht nur für ein gefährliches und schneidendes Organ gehalten, sondern das Einführen der Finger in die Vagina der Freundin repräsentierte überdies einen unbewußten Wunsch nach ähnlichem Sexualkontakt mit ihrer Mutter, was unverzüglich andere Ängste im Zusammenhang mit ihrer Beziehung zur Mutter weckte: die Befürchtung, so eng mit ihr zu verschmelzen, daß sie sich nicht wieder freimachen könnte. Nach der Vorstellung der Patientin würde das Sexualorgan der Mutter sie definitiv als phallisches Organ an die Mutter binden, und nur ein Wesen mit den Fähigkeiten ihres Vaters wäre in der Lage, sie aus dieser Fusion zu befreien. Gleichzeitig besaß diese junge Frau überhaupt kein Selbstbild im Sinne einer positiven phallischen Bewertung. Einmal machte sie folgende Bemerkung: »Es wäre besser gewesen, man hätte mich in die Toilette geworfen – das Wasser hätte mich längst weggespült. Ich bin nichts wert.« Ihre »phallische« Qualität drückte sich regressiv in einer analen Form aus; sie sprach sich selbst den Wert der fäkalen Stoffe zu, glaubte aber weiterhin, die Zerstörung sei ihr Schicksal.

Wenn sie sich in einer weiblichen Rolle vorstellte, verspürte sie nach ihren eigenen Angaben nur eine einzige Lust gegenüber dem Penis: hineinzubeißen und ihn herunterzuschlucken (ihn zu verdauen). Ihre Phantasie von der Geburt eines zerstückelten Kindes deutet darauf hin, daß das penisähnliche Kind auf gleiche Weise wie die Exkremente ausgestoßen würde. Außerdem glaubte sie, ihr Körper würde, falls sie auch nur die geringste sexuelle Empfindung zuließe, explodieren. So dienten ihr die homosexuellen Beziehungen zur Stillegung ihrer Sexualorgane und damit zur Bewahrung ihrer Objektbeziehungen, ja des Lebens selbst.

Schluß

Wir wollen versuchen zu präzisieren, was unsere Untersuchung zum Verständnis der Bedeutung der homosexuellen Beziehung für das Ich beigetragen hat. Wie wir dargelegt haben, kommen in der homosexuellen Beziehung die gleichen libidinösen und aggressiven Triebe ins Spiel, die jedes andere menschliche Wesen auf irgendeine Art benutzen und integrieren muß; wie Freud schon sagte: »Jede Einzelperson weist [vielmehr] eine Vermengung ihres biologischen Geschlechtscharakters mit biologischen Zügen des anderen Geschlechts und eine Vereinigung von Aktivität und Passivität auf, sowohl insofern diese psychischen Charakterzüge von den biologischen abhängen als insoweit sie unabhängig von ihnen sind« *(Drei Abhandlungen zur Sexualtheorie).* Das führt zu dem Konzept von der *psychischen Bisexualität,* und so glauben wir auch die Worte Freuds verstehen zu dürfen, die dieser Arbeit vorangestellt wurden. Auch wir nehmen an, daß die »Bisexualität« ein fundamentales Element des heterosexuellen Lebens ist.

Konsequenterweise stellt sich nun folgende Frage: Warum muß ein kleines Mädchen seinen für die psychosexuelle Entwicklung so wichtigen Versuch, eine Identifikation mit dem Vater zu interiorisieren, mit einer Verzerrung des ganzen Wesens bezahlen? Die Mutter, die den Zugang zum Vater versperrt, hat dessen Platz eingenommen. Hier zeigt sich die mangelnde Integration des durch den »Penisneid« repräsentierten Wunsches – und vor allem seiner Symbolisierung im Unbewußten. Dieser Mangel spielt eine wichtige Rolle im psychischen Leben und Körperempfinden der homosexuellen Frau. Der Penisneid hat bei diesen Patientinnen die Besonderheit, sich auf einen *realen* Penis zu beziehen – das heißt, daß ihr Wunsch auf den Penis als *Sache* gerichtet ist und jede phallische Bedeutung von ihm abgezogen wird. Es geht nicht mehr um den Phallus als Zeichen von Macht, Begehren, Vollständigkeit und Hoffnung, sich mit dem Vater zu identifizieren. Seiner eigentlichen männlichen Bedeutung entledigt, wird der Penis bestenfalls zu einem *Übergangsobjekt*: ein signifikantes Spielzeug, das zwar noch einige mütterliche Funktionen erfüllt, aber auch einen Besitz des kleinen Kindes darstellt.

Das entstehende Ich entbehrt jedes narzißtischen Erwerbs: der normalen homosexuellen Beziehung zur Mutter wie auch der narzißtischen Identifikation mit dem Vater. Dieses doppelte Mißlingen der Identifizierungen schwächt das Ich und seine Funktionen und verhindert heterosexuelle Objektbeziehungen. Angesichts dieses Mangels auf der Ebene der Identifikationen sucht das Mädchen in der Homosexualität verzweifelt nach strukturierenden Beziehungen.

Die Störungen der sexuellen Identifikation führen zu einer Verzerrung des Ich und einem Verlust des Identitätsgefühls, bis zu Störungen des körperlichen Erlebens selbst. Das Über-Ich findet zu seiner allmächtigen und sadistischen archaischen Form zurück. Archaische Abwehrmechanismen, Negationen, Projektionen, Abwehr durch Wahn und Verleugnung kommen ins Spiel. Das Ich ist bedroht. Der Depression oder dem Verlust des Realitätssinnes stehen alle Türen offen.

Wir bewegen uns nicht mehr im Bereich der klassischen Neurosen. Zwar finden wir hysterisch-phobische Abwehrmechanismen und in der homosexuellen Beziehung selbst eine zwanghafte Form von Beziehung – wo zumindest das Objekt bewahrt wird, obgleich von starker Ambivalenz geprägt. Aber das Ich ist kein neurotisches Ich; man kann tatsächlich von einer *Spaltung* sprechen: von einer Spaltung der *Ichstruktur* im Freudschen Sinne, und ebenfalls von einer Spaltung auf der Ebene der *Objekte* im Sinne Melanie Kleins (das begehrte, gute, idealisierte Objekt wird auf die Frau projiziert, das gefürchtete, böse, verfolgende Objekt wird auf den Mann projiziert). Die Spaltung geht mitten durch die Struktur, die ich hier klarzumachen versuche. Die phobische Abwehr hat versagt. Die mit der Vater-Imago zusammenhängende Verdrängung ist instabil geblieben. Außerdem ist der Vater Träger aggressiver Reaktionen geworden, die ursprünglich mit der Mutter verbunden waren, die als solche verdrängt und später auf dasjenige Objekt projiziert wurden, das sie abzulehnen schien. Um diesen Mangel zu beheben, greift das Mädchen zu einer regressiven Identifikation mit einem Partialobjekt-Vater, der mit ebenso kostbaren wie bedrohlichen analen Qualitäten ausgestattet ist. Angesichts des Bedürfnisses, den Vater in die eigene Identität einzuverleiben, ist das Mädchen gezwungen, seine weiblichen Wünsche zu verdrängen. Diese ökonomische Position, dieser Kurzschluß des Ödipuskomplexes, kann, wie die Klinik zeigt, zu einem Realitätsverlust im Hinblick auf die männliche Welt führen – einem Verlust, der sich durch die Gefahr, von der Mutter wieder als Partialobjekt integriert zu werden, noch verschlimmert. Genau davor schützt sich die Frau durch ihre homosexuelle Beziehung – eine wirksame Barriere, so zerbrechlich sie auch sein mag.

Allerdings enthält die neue Situation auch neue Gefahren. Denn obwohl der verdrängte Wunsch der Homosexuellen an den Vater gerichtet ist, erwartet sie dessen Erfüllung trotzdem von der Mutter, und zwar ohne eine Identifikation mit der Mutter, die eine unerläßliche Voraussetzung für die Beziehung zum Manne ist. Die homosexuelle Beziehung ist also voller versteckter Bedeutungen. Die Frau stellt eine doppelte Forderung an die Partnerin, die das ausfüllen soll, was die Mutter verweigert hat. Als das Mädchen sich gezwungen sah, sich vom Vater abzuwenden, fand es nicht einfach ihr erstes Liebesobjekt wieder, sondern es glitt zurück von einer Dreiecksbeziehung zu einer *dem Anschein nach* binären Beziehung. Im Schutze dieser Regression hat sich das Mädchen des begehrten Objektes bemächtigt. Man kann sagen, sein Ich »schmückt« sich von nun an mit diesem Objekt – einem Objekt, von dem es immer den Eindruck haben wird, es gestohlen zu haben. Zwar befindet sich das Mädchen in einer der frühen Mutter-Kind-Beziehung genau nachgebildeten Quasi-Verschmelzung, doch mit dem Unterschied, daß das phallische Wirkungsvermögen des väterlichen Penis nicht mehr im Besitz der Mutter ist. Es ist ein Erbe des Mädchens geworden, das fortan in ständiger Angst lebt, es wieder zu verlieren. Gewissermaßen geschützt durch die Identifikation mit dem väterlichen Phallus, die es zwischen sich selbst und die Mutter schiebt, braucht es die vollendete Verschmelzung nicht mehr zu fürchten, um so weniger, als es jetzt glaubt, *alles in sich zu bergen, was für die Mutter wesentlich ist.* Das Mädchen ist in der Lage, der Mutter das zu bieten, was diese von ihm erwartet; es ist der »Phallus« der Mutter, jedoch mit analen Qualitäten, die nur die Mutter manipulieren kann. In dem entscheidenden Augenblick, in dem die Tochter die Mutter wegen einer anderen Frau *verläßt,* ist die Kastration vollbracht – ein Augenblick des Triumphes! Einer anderen, einem Muttterersatz, will sie sich nun als Inkarnation all dessen anbieten, was dieser fehlt. Doch hier beginnt das Drama von neuem. In aufwendigen Kämpfen versucht sie, die zerbrechliche Identität, die nicht die ihre ist, zu bewahren. Hinter ihrem Versuch, die andere zu vervollständigen, verbirgt sich die Phantasie, sich selbst auf Kosten der anderen zu ergänzen. Nun setzt das große Glücksspiel ein: In einer Umkehrung der Mutter-Kind-Beziehung bemüht sie sich, ihre Partnerin auf die Rolle des Partialobjektes zu reduzieren, das nur sie manipulieren kann. Offensichtlich fürchtet sie, sich selbst als Partialobjekt wiederzufinden. Durch eine Trennung von der Partnerin könnte sie alles verlieren. Tritt eine solche Trennung nicht ein, so kann sie mit Hilfe der homosexuellen Beziehung ein labiles Gleichgewicht bewahren.

Auch wenn die Gefahr, die dieser Beziehung inhärent ist, das Schutzsystem nicht zerreißt, wird die homosexuelle Beziehung gleichwohl in Zukunft einen tief verdrängten Wunsch in bezug auf die Vater-Imago verdecken. Dieser Wunsch droht ständig ans Licht zu kommen. Unbewußt strebt sie danach, ihre weiblichen Wünsche zu erfüllen; aber der Platz ist besetzt. Unter der Deckung einer Beziehung zu einer anderen Frau bewahrt sie den väterlichen Phallus. Aber der phantasmatische Besitz dieses Phallus wird mit einem hohen Preis bezahlt – sie muß auf immer verzichten, das begehrte Objekt eines Mannes zu werden. Genau das ist meiner Ansicht nach die Kastration der Frau. So teuer sie sein mag, so kann die Identifikation mit dem Phallus weder das Ich und seine Funktionen voll erfüllen noch das Schicksal als Frau realisieren. Der Pakt, den die homosexuelle Frau mit ihren Eltern-Imagines geschlossen hat, besiegelt ihre eigene Kastration.

Zum Schluß sei die Frage gestellt, wie die psychische Ökonomie einzuschätzen ist, die die Frau durch eine homosexuelle Beziehung herzustellen sucht. Wir glauben sagen zu können, daß es sich um einen Versuch handelt, ein narzißtisches Gleichgewicht aufrechtzuerhalten: Die Homosexuelle entgeht einer von der Mutter-Imago geforderten symbiotischen und gefährlichen Identifikation und bewahrt gleichzeitig die unbewußte Identifikation mit dem Vater, das wesentliche Element dieser zerbrechlichen Struktur. Auf klinischer Ebene ist es ein Versuch, sich gegen tiefe Depressionen und mögliche Dissoziationen zu schützen. Die homosexuelle Beziehung trägt dazu bei, die Identität des Subjektes und die Kohäsion des Ich zu bewahren.

1 Die Frau, die »das Kind mit Äther besprengt«, repräsentierte im Unbewußten der Patientin auch den Urin der Mutter. Viele Monate später gelang es der Patientin, über erotische Phantasien zu sprechen, in denen sie den Urin der Partnerin trank. Auch die erschreckenden destruktiven Aspekte des Urins spielten eine wichtige Rolle. Ein Detail, das die Kranke erwähnte, bezog sich auf eine kurze Beziehung zu einem Mann einige Jahre vor der Analyse. Sie hatte ihn gebeten, in ihre Vagina zu urinieren, und sich davon ein ekstatisches Vergnügen erwartet. In den Phantasien dieser Patientin spielte die Äquivalenz zwischen Penis und Brust eine wichtige Rolle. In der Analyse durchlebte sie eine Periode intensiver »Ödipifizierung«, im Laufe derer sie die Phantasie äußerte, mich meiner Brust zu berauben, um sie in ihre Vagina zu schieben.

Frauenforschung und Feminismus im Suhrkamp Taschenbuch Verlag

Aus der Zeit der Verzweiflung. Zur Genese und Aktualität des Hexenbildes. Beiträge von Gabriele Becker, Silvia Bovenschen, Helmut Brackert, Sigrid Brauner, Ines Brenner, Gisela Morgenthal, Klaus Schneller, Angelika Tümmler. es 840

Johann Jakob Bachofen: Das Mutterrecht. Eine Untersuchung über die Gynaikokratie der alten Welt nach ihrer religiösen und rechtlichen Natur. Eine Auswahl, herausgegeben von Hans-Jürgen Heinrichs. stw 135

Seyla Benhabib: Selbst und Kontext. Kommunikative Ethik im Spannungsfeld von Feminismus, Kommunitarismus und Postmoderne. Aus dem Amerikanischen von Isabella König. es 1725

Berühmte Frauen. Kalender 1996. Von Luise F. Pusch. st 1996

Silvia Bovenschen: Die imaginierte Weiblichkeit. Exemplarische Untersuchungen zu kulturgeschichtlichen und literarischen Präsentationsformen des Weiblichen. es 921

Briefe berühmter Frauen. Von Liselotte von der Pfalz bis Rosa Luxemburg. Herausgegeben von Claudia Schmölders. it 1505

Judith Butler: Das Unbehagen der Geschlechter. Aus dem Amerikanischen von Kathrina Menke. es 1722

Caroline Walker Bynum: Fragmentierung und Erlösung. Aus dem Amerikanischen von Brigitte Große. es 1731

Dekonstruktiver Feminismus. Literaturwissenschaft in Amerika. Herausgegeben von Barbara Vinken. es 1678

Denksachen. Zur theoretischen und institutionellen Rede vom Geschlecht. Herausgegeben von Gesa Lindemann und Theresa Wobbe. es 1729

Denkverhältnisse. Feminismus und Kritik. Herausgegeben von Elisabeth List und Herlinde Studer. es 1407

Feminismus. Inspektion der Herrenkultur. Ein Handbuch. Herausgegeben von Luise F. Pusch. es 1192

Nancy Fraser: Widerspenstige Praktiken. Macht, Diskurs, Geschlecht. es 1726

Das Geschlecht der Natur. Feministische Beiträge zur Geschichte und Theorie der Naturwissenschaften. Herausgegeben von Barbara Orland und Elvira Scheich. es 1727

Geschlechtsverhältnisse und Politik. Herausgegeben vom Institut für Sozialforschung Frankfurt. Redaktion: Katharina Pühl. es 1730

Susan Griffin: Frau und Natur. Das Brüllen in ihr. Aus dem Amerikanischen von Renate Stendhal. es 1405

Barbara Hahn: Unter falschem Namen. Von der schwierigen Autorschaft der Frauen. es 1723

104/1/7.95

Frauenforschung und Feminismus im Suhrkamp Taschenbuch Verlag

Die Hexen der Neuzeit. Studien zur Sozialgeschichte eines kulturellen Deutungsmusters. Herausgegeben von Claudia Honegger. es 743

Luce Irigaray: Ethik der sexuellen Differenz. es 1362

– Speculum. Spiegel des anderen Geschlechts. Aus dem Französischen übersetzt von Xenia Rajewsky, Gabriele Ricke, Gerburg Treusch-Dieter und Regine Othmer. es 946

Ann Jones: Frauen, die töten. Aus dem Amerikanischen von Ebba D. Drolshagen. es 1350

Die Listen der Mode. Herausgegeben von Silvia Bovenschen. es 1338

Mütter berühmter Männer. Zwölf biographische Portraits. Herausgegeben von Luise F. Pusch. it 1356

Psychoanalyse der weiblichen Sexualität. Herausgegeben von Janine Chasseguet-Smirgel. Aus dem Französischen übersetzt von Grete Osterwald. es 697

Luise F. Pusch: Alle Menschen werden Schwestern. Feministische Sprachkritik. es 1565

– Das Deutsche als Männersprache. Aufsätze und Glossen zur feministischen Linguistik. es 1217

Rechtsalltag von Frauen. Herausgegeben von Ute Gerhard und Jutta Limbach. es 1423

Reflexionen vor dem Spiegel. Herausgegeben von Farideh Akashe-Böhme. Mit zahlreichen Abbildungen. es 1724

Adrienne Rich: Um die Freiheit schreiben. Beiträge zur Frauenbewegung. Aus dem Amerikanischen von Barbara von Bechtolsheim. es 1583

Heidi Rosenbaum: Formen der Familie. Untersuchung zum Zusammenhang von Familienverhältnissen, Sozialstruktur und sozialem Wandel in der deutschen Gesellschaft des 19. Jahrhunderts. stw 374

Giselher Rüpke: Schwangerschaftsabbruch und Grundgesetz. Eine Antwort auf das in der Entscheidung des Bundesverfassungsgerichts vom 25. 2. 1975 ungelöste Verfassungsproblem. Nachwort von Peter Schneider. es 815

Werner Schiffauer: Die Gewalt der Ehre. Erklärungen zu einem deutsch-türkischen Sexualkonflikt. st 894

Schreibende Frauen. Frauen – Literatur – Geschichte. Vom Mittelalter bis zur Gegenwart. Herausgegeben von Hiltrud Gnüg und Renate Möhrmann. st 1603

Schwestern berühmter Männer. Zwölf biographische Porträts. Herausgegeben von Luise F. Pusch. Redaktionelle Mitarbeit: Jutta Wasels. st 2348

104/2/7.95

Frauenforschung und Feminismus im Suhrkamp Taschenbuch Verlag

Bram van Stolk / Cas Wouters: Frauen im Zwiespalt. Zwischen Frauenhaus und Zuhause: Beziehungsprobleme im Wohlfahrtsstaat. Übersetzt von Michael Schröter. Mit einem Vorwort von Norbert Elias. stw 685

Töchter berühmter Männer. Neun biographische Portraits. Herausgegeben von Luise F. Pusch. st 2349

Von fremden Stimmen. Weibliches und männliches Sprechen im Kulturvergleich. Herausgegeben von Susanne Günthner und Helga Kotthoff. es 1721

Wahnsinnsfrauen. Herausgegeben von Sibylle Duda und Luise F. Pusch. Erstausgabe. st 1876

Wahnsinnsfrauen II. Neue Portraits. Herausgegeben von Sibylle Duda und Luise F. Pusch. st 2493

Ingeborg Weber-Kellermann: Die deutsche Familie. Versuch einer Sozialgeschichte. st 185

Uwe Wesel: Der Mythos vom Matriarchat. Über Bachofens Mutterrecht und die Stellung von Frauen in frühen Gesellschaften vor der Entstehung staatlicher Herrschaft. stw 333

Wie männlich ist die Wissenschaft? Herausgegeben von Karin Hausen und Helga Nowotny. stw 590

104/3/7.95

Psychoanalyse, Psychologie, Sozialpsychologie in der edition suhrkamp

Calasso, Roberto: Die geheime Geschichte des Senatspräsidenten Dr. Daniel Paul Schreber. Aus dem Italienischen von Reimar Klein. es 1024

Die wilde Seele. Aufsätze zur Ethnopsychoanalyse Georges Devereux'. Herausgegeben von Hans Peter Duerr. es 1235

Foucault, Michel: Psychologie und Geisteskrankheit. Übersetzt von Anneliese Botond. es 272

Denken und Existenz bei Michel Foucault. Herausgegeben von Wilhelm Schmid. es 1657

Spiele der Wahrheit. Michel Foucaults Denken. Herausgegeben von François Ewald und Bernhard Waldenfels. Übersetzt von Hans-Dieter Gondeck. es 1640

Goffman, Erving: Asyle. Über die soziale Situation psychiatrischer Patienten und anderer Insassen. Aus dem Amerikanischen von Nils Lindquist. es 678

Köhler-Weisker, Angela / Klaus Horn / Johann August Schülein: Auf der Suche nach dem wahren Selbst. Eine Auseinandersetzung mit Carl R. Rogers. es 1808

Kristeva, Julia: Fremde sind wir uns selbst. Aus dem Französischen von Xenia Rajewsky. es 1604

Laing, Ronald D.: Phänomenologie der Erfahrung. Aus dem Englischen übersetzt von Klaus Figge und Waltraud Stein. es 314

Mahony, Peter: Der Schriftsteller Sigmund Freud. Aus dem Englischen von Helmut Junker. es 1484

de Mause, Lloyd: Grundlagen der Psychohistorie. es 1175

Mitscherlich, Alexander: Krankheit als Konflikt. Studien zur psychosomatischen Medizin 1. es 164

– Die Unwirtlichkeit unserer Städte. Anstiftung zum Unfrieden. es 123

Moser, Tilmann: Besuche bei den Brüdern und Schwestern. es 1686

– Eine fast normale Familie. Über Theater und Gruppentherapie. es 1223

– Repressive Kriminalpsychiatrie. Vom Elend einer Wissenschaft. Eine Streitschrift. es 419

– Romane als Krankengeschichten. Über Handke, Meckel und Martin Walser. es 1304

– Verstehen, Urteilen, Verurteilen. Psychoanalytische Gruppendynamik mit Jurastudenten. es 880

Niederland, William G.: Folgen der Verfolgung: Das Überlebenden-Syndrom Seelenmord. es 1015

313/1/3.95

Psychoanalyse, Psychologie, Sozialpsychologie in der edition suhrkamp

Psychoanalyse der weiblichen Sexualität. Herausgegeben von Janine Chasseguet-Smirgel. Aus dem Französischen übersetzt von Grete Osterwald. es 697

Raimbault, Ginette: Kinder sprechen vom Tod. Klinische Probleme der Trauer. Aus dem Französischen übersetzt von Rainer Harnisch. es 993

Sechehaye, Marguerite: Tagebuch einer Schizophrenen. Selbstbeobachtungen einer Schizophrenen während der psychotherapeutischen Behandlung. Aus dem Französischen übersetzt von Eva Moldenhauer. es 613

313/2/3.95

Soziologie, Ethnologie, Anthropologie in der edition suhrkamp

Adorno, Theodor W.: Gesellschaftstheorie und Kulturkritik. es 772
– Kritik. Kleine Schriften zur Gesellschaft. Herausgegeben von Rolf Tiedemann. es 469
Anthropologie nach dem Tode des Menschen. Herausgegeben von Dietmar Kamper und Christoph Wulf. es 1906
Armut im Wohlstand. Herausgegeben von Diether Döring, Walter Hanesch und Ernst-Ulrich Huster. es 1595
Zeit der Armut. Von Stephan Leibfried, Lutz Leisering u.a. es 1923
Authentizität und Betrug in der Ethnologie. Herausgegeben von Hans Peter Duerr. es 1409
Beck, Ulrich: Die Erfindung des Politischen. es 1780
– Gegengifte. Die organisierte Unverantwortlichkeit. es 1468
– Risikogesellschaft. Auf dem Weg in eine andere Moderne. es 1365
– Die Suche nach der sozialen Wirklichkeit. es 1961
Beck, Ulrich / Anthony Giddens / Scott Lasch: Reflexive Modernisierung. es 1705
Blok, Anton: Die Mafia in einem sizilianischen Dorf. 1860-1960. Eine Studie über gewalttätige bäuerliche Unternehmer. Übersetzt von Holger Fliessbach. es 1082
Böhme, Gernot: Anthropologie in pragmatischer Hinsicht. Darmstädter Vorlesungen. es 1301
Bourdieu, Pierre: Rede und Antwort. Aus dem Französischen von Bernd Schwibs. es 1547
– Soziologische Fragen. Aus dem Französischen von Hella Beister und Bernd Schwibs. es 1872
– »Die Wirklichkeit ist relational«. Ein Lesebuch. Herausgegeben von Bernd Schwibs. es 1842
Bovenschen, Silvia: Die imaginierte Weiblichkeit. Exemplarische Untersuchungen zu kulturgeschichtlichen und literarischen Präsentationsformen des Weiblichen. es 921
BRD ade! Vierzig Jahre in Rück-Ansichten. Herausgegeben von Otthein Rammstedt und Gert Schmidt. es 1773
Brunkhorst, Hauke: Der Intellektuelle im Land der Mandarine. es 1403
Dekonstruktiver Feminismus. Literaturwissenschaft in Amerika. Herausgegeben von Barbara Vinken. es 1678
Die wilde Seele. Aufsätze zur Ethnopsychoanalyse Georges Devereux'. Herausgegeben von Hans Peter Duerr. es 1235
Doehlemann, Martin: Absteiger. Die Kunst des Verlierens. es 1955
Doi, Takeo: Amae – Freiheit in Geborgenheit. Zur Struktur japanischer Psyche. Mit einem Vorwort von Elmar Holenstein. Aus dem Amerikanischen von Helga Herborth. es 1128

305/1/3.95

Soziologie, Ethnologie, Anthropologie in der edition suhrkamp

Dröge, Franz / Thomas Krämer-Badoni: Die Kneipe. Zur Soziologie einer Kulturform oder »Zwei Halbe auf mich!«. es 1380

Duerr, Hans Peter: Frühstück im Grünen. Essays und Interviews. es 1959

– Satyricon. Essays und Interviews. es 1346

– Traumzeit. Über die Grenze zwischen Wildnis und Zivilisation. es 1345

Norbert Elias über sich selbst. Ein biographisches Interview mit Norbert Elias von A. J. Heerma van Voss und A. van Stolk. Norbert Elias: »Notizen zum Lebenslauf«. es 1590

Engler, Wolfgang: Die ungewollte Moderne. Essays. es 1925

– Die zivilisatorische Lücke. Versuche über den Staatssozialismus. es 1772

Esser, Josef: Nachruf auf den Standort Deutschland. es 1926

Favret-Saada, Jeanne: Die Wörter, der Zauber, der Tod. Der Hexenglaube im Hainland von Westfrankreich. Aus dem Französischen übersetzt von Eva Moldenhauer. es 981

Fletcher, George P.: Notwehr als Verbrechen. Der U-Bahn-Fall Goetz. Aus dem Amerikanischen von Cornelius Nestler-Tremel. Mit einem Nachwort von Klaus Lüderssen. es 1648

Spiele der Wahrheit. Michel Foucaults Denken. Herausgegeben von François Ewald und Bernhard Waldenfels. Übersetzt von Hans-Dieter Gondeck. es 1640

Fuchs, Peter: Westöstlicher Divan. Zweischneidige Beobachtungen. es 1953

Gemeinschaften. Positionen zu einer Philosophie des Politischen. Herausgegeben von Joseph Vogl. es 1881

Das Gewalt-Dilemma. Gesellschaftliche Reaktionen auf fremdenfeindliche Gewalt, Rechtsextremismus und ethnisch-kulturelle Konflikte. Herausgegeben von Wilhem Heitmeyer. es 1905

Goffman, Erving: Asyle. Über die soziale Situation psychiatrischer Patienten und anderer Insassen. Aus dem Amerikanischen von Nils Lindquist. es 678

Gross, Peter: Die Multioptionsgesellschaft. es 1917

Habermas, Jürgen: Legitimationsprobleme im Spätkapitalismus. es 623

Häußermann, Hartmut / Walter Siebel: Die Zukünfte der Städte. es 1432

– Dienstleistungsgesellschaften. es 1964

305/2/3.95

Soziologie, Ethnologie, Anthropologie in der edition suhrkamp

»Hauptsache, ich habe meine Arbeit«. Mit Beiträgen von Henri Bents, Hans-Hermann Braune, Birgit Geissler, Dierk Juelich, Enno Neumann, Mechthild Oechsle und Rainer Zoll. Herausgegeben von Rainer Zoll. es 1228

Hijiya-Kirschnereit, Irmela: Das Ende der Exotik. Essays zur japanischen Kultur und Gesellschaft der Gegenwart. es 1466

Jahoda, Marie / Paul F. Lazarsfeld / Hans Zeisel: Die Arbeitslosen von Marienthal. Ein soziographischer Versuch über die Wirkungen langandauernder Arbeitslosigkeit. Mit einem Anhang zur Geschichte der Soziographie. es 769

Jenseits der Utopie – Theoriekritik der Gegenwart. Herausgegeben von Stefan Müller-Doohm. es 1662

Jones, Ann: Frauen, die töten. Aus dem Amerikanischen von Ebba D. Drolshagen. es 1350

Kinderwelten. Herausgegeben von Christa Berg. es 1624

Kindheit als Fiktion. Von Heinz Hengst, Michael Köhler, Barbara Riedmüller, Manfred Max Wambach. es 1081

Kindheit in Europa. Zwischen Spielplatz und Computer. Herausgegeben von Heinz Hengst. es 1209

Kleinspehn, Thomas: Warum sind wir so unersättlich? Über den Bedeutungswandel des Essens. es 1410

Kößler, Reinhart / Henning Melber: Chancen internationaler Zivilgesellschaft. es 1797

Kritische Theorie und Kultur. Herausgegeben von R. Erd, D. Hoß, O. Jacobi und P. Noller. es 1557

Kritische Theorie und Studentenbewegung. Herausgegeben von Wolfgang Kraushaar. es 1517

Kultur und Konflikt. Herausgegeben von Jan Assmann und Dietrich Harth. es 1612

Lefèbvre, Henri: Einführung in die Modernität. Zwölf Präludien. Aus dem Französischen übersetzt von Bernd Schwibs. es 831

Leggewie, Claus: Kultur im Konflikt. Multikulturalismus, Rechtsradikalismus und Demokratietheorie. es 1960

Lévi-Strauss, Claude: Das Ende des Totemismus. Aus dem Französischen übersetzt von Hans Naumann. es 128

– Mythos und Bedeutung. Fünf Radiovorträge. Gespräche mit Claude Lévi-Strauss. Herausgegeben von Adelbert Reif. es 1027

List, Elisabeth: Die Präsenz des Anderen. Theorie und Geschlechterpolitik. es 1728

Die Listen der Mode. Herausgegeben von Silvia Bovenschen. es 1338

305/3/3.95

Soziologie, Ethnologie, Anthropologie in der edition suhrkamp

Marcus, Steven: Umkehrung der Moral. Sexualität und Pornographie im viktorianischen England. Aus dem Amerikanischen übersetzt von Angela Praesent und Ann Anders. es 903

Maruyama, Masao: Denken in Japan. Eingeleitet und aus dem Japanischen übertragen von Wolfgang Schamoni und Wolfgang Seifert. es 1398

de Mause, Lloyd: Grundlagen der Psychohistorie. es 1175

Der Mensch als Risiko. Zur Logik von Prävention und Früherkennung. Herausgegeben von Manfred Max Wambach. Übersetzungen aus dem Französischen und Italienischen von Christa Schulz. es 1153

Mythos Metropole. Herausgegeben von Gotthard Fuchs, Bernhard Moltmann und Walter Prigge. es 1912

Mythos ohne Illusion. Mit Beiträgen von Jean-Pierre Vernant, Marcel Detienne, Pierre Smith, Jean Pouillon, André Green und Claude Lévi-Strauss. Aus dem Französischen von Ulrike Bokelmann. es 1220

Nakane, Chie: Die Struktur der japanischen Gesellschaft. Aus dem Englischen von Jobst-Mathias Spannagel und Heide Günther-Spannagel. es 1204

Obsessionen. Kollektive Gewißheiten im wissenschaftlichen Zeitalter. Herausgegeben von Michael Jeismann. es 1902

Oevermann, Ulrich: Sprache und soziale Herkunft. Ein Beitrag zur Analyse schichtenspezifischer Sozialisationsprozesse und ihrer Bedeutung für den Schulerfolg. es 519

Radkau, Joachim: Technik in Deutschland. Vom 18. Jahrhundert bis zur Gegenwart. NHB. es 1536

Rationale Beziehungen? Geschlechterverhältnis im Rationalisierungsprozeß. Herausgegeben von Dagmar Reese, Evi Rosenhaft, Carola Sachse und Tilla Siegel. es 1802

Rechtsalltag von Frauen. Herausgegeben von Ute Gerhard und Jutta Limbach. es 1423

Riskante Freiheiten. Zur Individualisierung von Lebensformen in der Moderne. Herausgegeben von Ulrich Beck und Elisabeth Beck-Gernsheim. es 1816

Schmid, Wilhelm: Was geht uns Deutschland an? Ein Essay. es 1882

Segbers, Klaus: Der sowjetische Systemwandel. es 1561

– Transformationen in Rußland. es 1883

Sieferle, Rolf Peter: Die Krise der menschlichen Natur. Zur Geschichte eines Konzeptes. es 1567

Sohn-Rethel, Alfred: Soziologische Theorie der Erkenntnis. Mit einem Vorwort von Jochen Hörisch. es 1218

305/4/3.95

Soziologie, Ethnologie, Anthropologie in der edition suhrkamp

Steffen, Katharina: Übergangsrituale einer automobilen Gesellschaft. es 1609

Vobruba, Georg: Jenseits der sozialen Fragen. es 1699

Vor der Jahrtausendwende: Berichte zur Lage der Zukunft. 2 Bände. Herausgegeben von Peter Sloterdijk. es 1550

Die Wiederkehr des Körpers. Herausgegeben von Dietmar Kamper und Christoph Wulf. es 1132

Zoll, Rainer: Alltagssolidarität und Individualismus. Kommunikative Alltagskultur. es 1776

– Der Doppelcharakter der Gewerkschaften. Zur Aktualität der Marxschen Gewerkschaftstheorie. es 816

Die Zukunft der Aufklärung. Herausgegeben von Jörn Rüsen, Eberhard Lämmert und Peter Glotz. es 1479

Der Zusammenbruch der DDR. Herausgegeben von Hans Joas und Martin Kohli. es 1777

305/5/3.95